陈氏若石足部反射区健康法

Chan's Rwo-Shr Foot Reflexology Health

陈鹤友　朱永华　主编

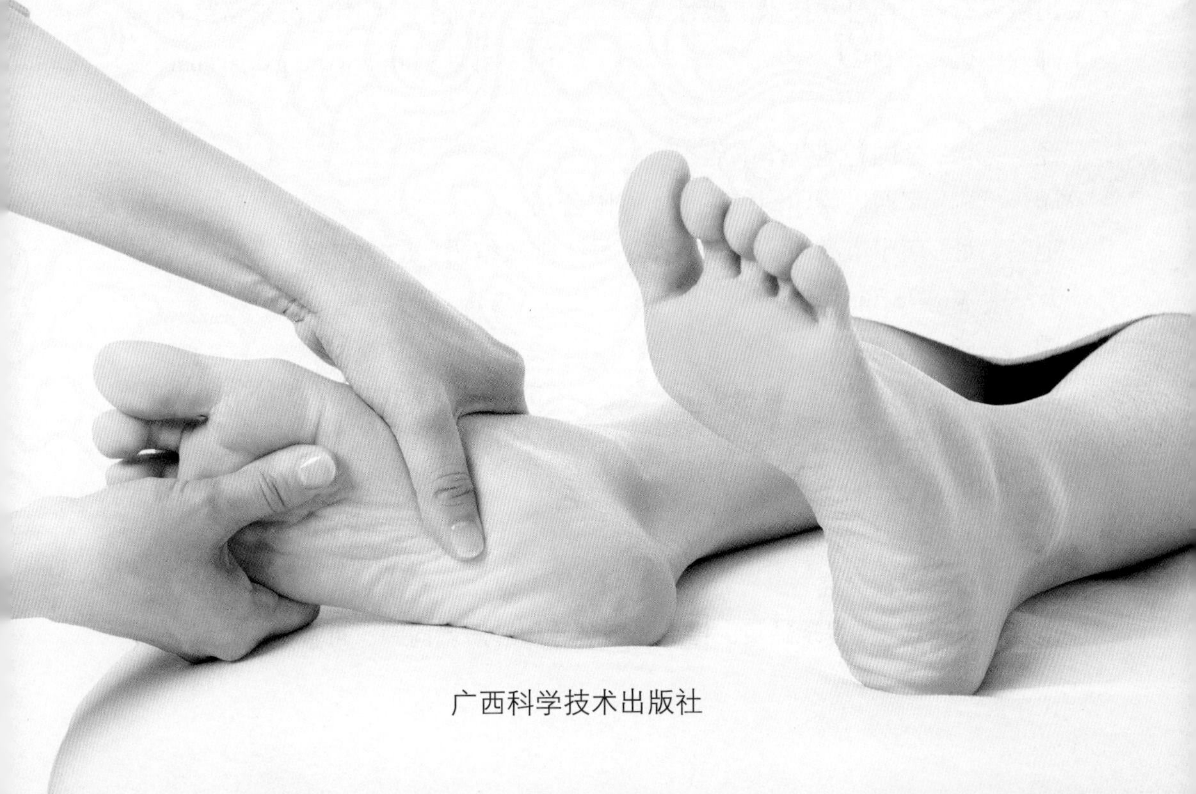

广西科学技术出版社

图书在版编目（CIP）数据

陈氏若石足部反射区健康法 / 陈鹤友，朱永华主编. —南宁：广西科学技术出版社，2020.12
ISBN 978-7-5551-1276-1

Ⅰ. ①陈…　Ⅱ. ①陈…　②朱…　Ⅲ. ①足—按摩疗法（中医）　Ⅳ. ①R244.13

中国版本图书馆 CIP 数据核字（2020）第 229000 号

CHENSHI RUOSHI ZUBU FANSHEQU JIANKANGFA
陈氏若石足部反射区健康法
陈鹤友　朱永华　主编

责任编辑：黎志海　张　珂　　封面设计：韦宇星
责任印制：韦文印　　责任校对：陈庆明

出 版 人：卢培钊
出版发行：广西科学技术出版社　　地　　址：广西南宁市东葛路 66 号
邮政编码：530023　　网　　址：http://www.gxkjs.com

经　　销：全国各地新华书店
印　　刷：广西民族印刷包装集团有限公司
地　　址：南宁市高新区高新三路 1 号　邮政编码：530007
开　　本：787mm × 1092mm　1/16
印　　张：22.5　　字　　数：330 千字
版　　次：2020 年 12 月第 1 版　　印　　次：2020 年 12 月第 1 次印刷
书　　号：ISBN 978-7-5551-1276-1
定　　价：128.00 元

编委会

序

人最重要的是健康，没有健康就没有一切。

保持人体健康的，既不是医院，也不是社会，而是人体自身的调节机能。这个调节机能是大自然赐予的，是与生俱来的，是身体自动优化调节的，也是人人都有的。它自动调节身体的各项生理机能，调节身体对环境的适应性和顺应性，抵御各种致病因素，对健康的失调自动进行修复。即使是医生治病，也需要通过这个调节机能来发挥作用，这个机能是人体健康的真正保护神。抑制、干扰以及过度消耗自动调节机能的各种负面情绪和不良生活方式，均是导致健康失调、产生疾病的原因。

随着年龄的增长和生活压力的增加，人体的自动调节机能也会疲劳或衰退，于是各种身心健康失调的问题就会出现。例如骑手骑马，跑到中途，马累了、饿了、懒了，跑慢了或不跑了，骑手就要用鞭子抽打马的臀部，鞭策它继续奔跑。而人体调节机能的疲劳与衰退，用类似抽鞭子的刺激方法，同样具有很好的效果。于是针灸、推拿、刮痧、拔罐、敷药、放血等物理性的鞭策刺激方法，在民间应运而生，并不断被历代的医者总结、规范，逐步成为规范的医疗保健手段，还进入了医学教育的课堂。

若石健康法则是鞭策促进人体自动调节机能诸多方法中的一朵奇葩。此法运用按摩手法，通过按压足部和小腿的反射区和穴位，鞭策激发人体调节机能的活力，进而达到促进身心健康的效果。

陈鹤友先生对若石健康法情有独钟，数十年来潜心研究，广泛应用，不断创新，全力推广。在诸多医学专业人员的协同下，完善了基础理论，丰富了操作手法，补充了新的反射区和穴位，扩展了应用范围，并将此法推广到全国乃至全世界，进而进入了医学教育的课堂。

20 世纪 70 年代末，陈先生专程从香港来到北京推广若石健康法，在举办第二期学习班的时候，邀请我从中医的角度谈谈此法的健康原理，于是我荣幸地结识了陈先生，也接触到了这一健康方法。此前内地没有人知道足部的系统按摩可以达到促进身心健康的效果。如今足部按摩、足疗、足浴、足道养生等在全国的城市乡村遍地开花，人们在疲劳、病痛之时，普遍接受这些方法来消除疲劳、缓解病痛，我们不能不感恩陈先生 30 多年来，对若石健康法不遗余力的推广和弘扬。

《陈氏若石足部反射区健康法》全面系统地回顾了若石健康法的历史源流，介绍了反射区和补充穴位的名称位置与按摩手法，结合了中西医基础理论和现代营养学知识，了包含了有痛诊断和无痛诊断的方法和要领，涉及穴位、反射区配方研究和大量的病例实践，附录了重要的研究文献，既是一部若石健康法的优秀教科书，也是陈先生多年研究推广此法成果的结晶。此书在编写过程中，毕业于南京中医药大学的朱永华医师对反射区名称进行了规范，绘制了穴位、反射区图谱，并收集整理文献资料，为本书的完善和进入医学教育课堂做出了很大贡献。

在此书即将出版之际，欣然为之序。

北京中医药大学　郝万山教授

前　言

1982 年，吴若石与陈茂雄、陈茂松先生合作，共同创立了“国际若石健康研究会”，会员遍布 40 多个国家和地区。1990 年，若石健康法世界大会在日本东京召开，世界卫生组织（WHO）派代表发表了对国际若石健康研究会理念和研究方向的肯定：若石健康法的方向与世界卫生组织对健康的广义概念是完全一致的；每个人对自己的健康负起责任来；应通过合作研究，将传统医学与现代医学更紧密地结合起来。

自创会以来，足部健康法通过不同渠道在我国内地推广。1988 年，笔者者有幸与国际若石健康研究会执行会长陈茂松先生到北京、广州、哈尔滨等地演讲并举办培训班，推广若石健康法。作为国际若石健康研究会香港分会

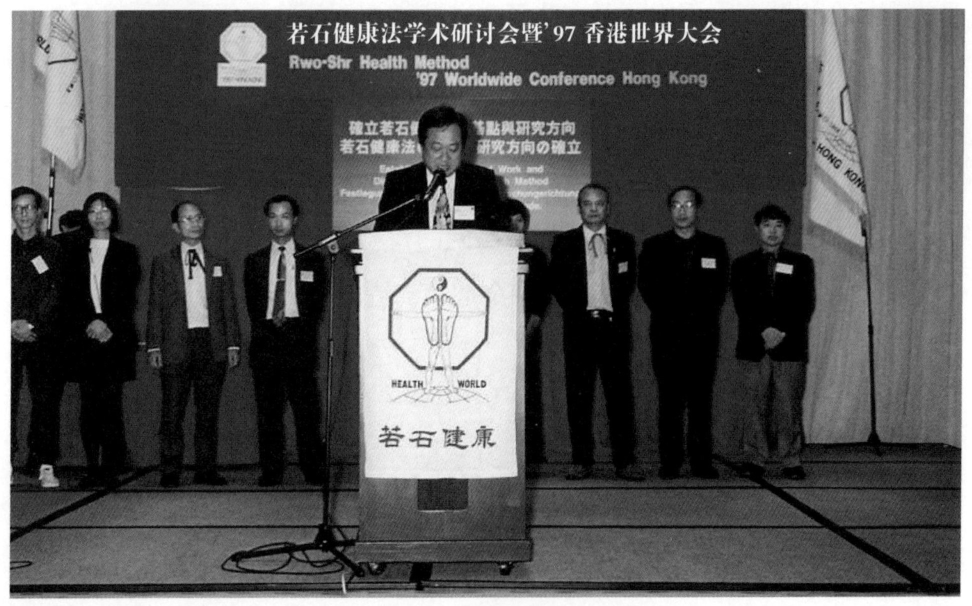

▲　1997 年，香港若石健康法学术研讨会暨世界大会

会长，编者在 1997 年有幸主持举办了“若石健康法学术研讨会暨’97 香港世界大会”，来自 30 多个国家和地区的近 600 人参加了大会。

笔者最早是从陈茂松、陈茂雄先生和吴若石处学习足部健康疗法的，可以说是他们的学生，至今有了许多新的看法和研究。书名用《陈氏若石足部反射区健康法》表示不忘本，再者编者也姓陈，也可算是陈氏之一。

本书概括了许多中外学者的重要论述和最新的研究成果，包含许多医学科普保健原理和知识。主要内容包括足部反射按摩（脚底按摩）古今中外发展的历史、足部反射区最新说明和图解（包括解剖学和经络学）、器官的功能——64 个基本反射区的功能及适应证（补充 6 个）、12 个操作手法、医师的自我保健和与患者沟通技巧以及 41 个中外患者的病例和治疗方案。书中提及足部按摩温度、保健力度、检查力度的量化以及中西医配方，对足部反射区健康法进一步走向医疗殿堂有很大帮助。

自我国实行新一轮医药卫生体制改革以来，医药卫生工作面临第二次转型，从一般性服务向医疗性服务倾斜。时代的发展需要我们不断学习，自我增值，才不会被淘汰。足部保健也面临转型，中低级的足部按摩师已经不太受欢迎，会诊断、能用中西医方法解决一些长期病痛的高级足部按摩师将大受欢迎。本书的出版顺应了时代的要求，人民的健康追求，应大受欢迎。

本书为编者 40 多年行医经验的累积，有理论、有实践、有革新——参考中外各家学说，融会贯通，并有创见，如干细胞和痛点、抗癌细胞反射区的建立。所试验积累的配方，准备经过医院的检验和论证，把可用的配方固定下来，通过“一带一路”倡议推广到全世界，造福全人类。

陈鹤友

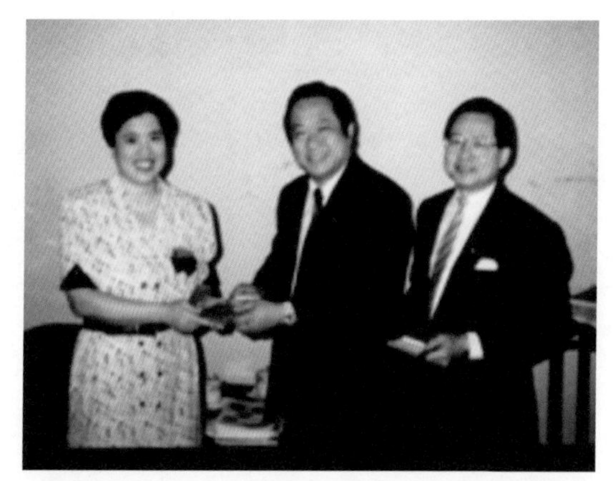

▲ 左起：何界生、陈鹤友、刘清繁

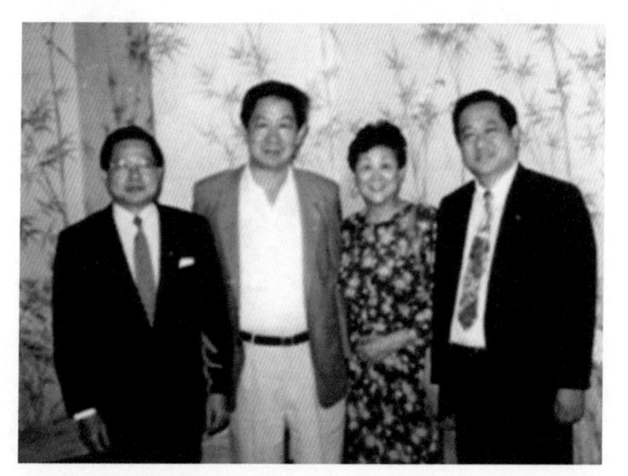

▲ 左起：刘清繁、阎明复、阎明复夫人、陈鹤友

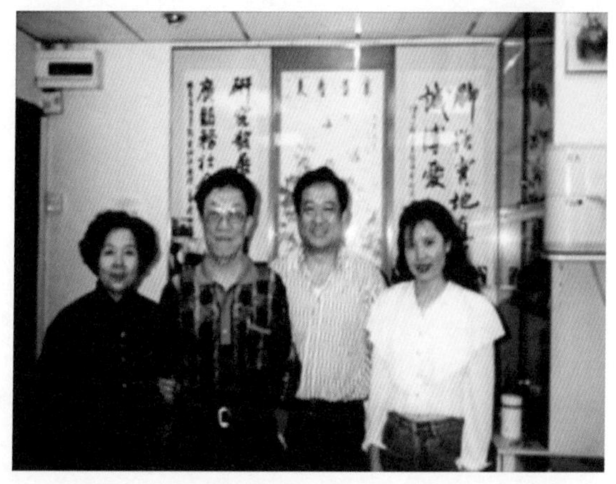

▲ 左起：王蒙夫人、王蒙、陈鹤友、良友

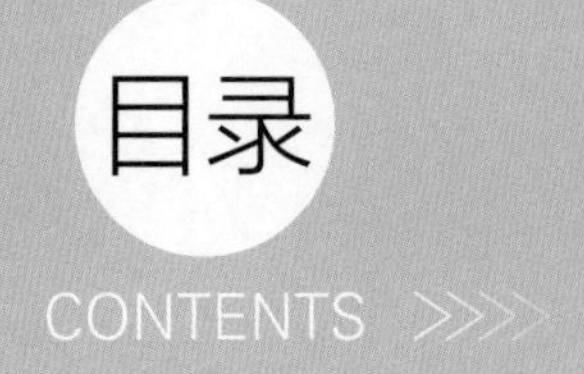

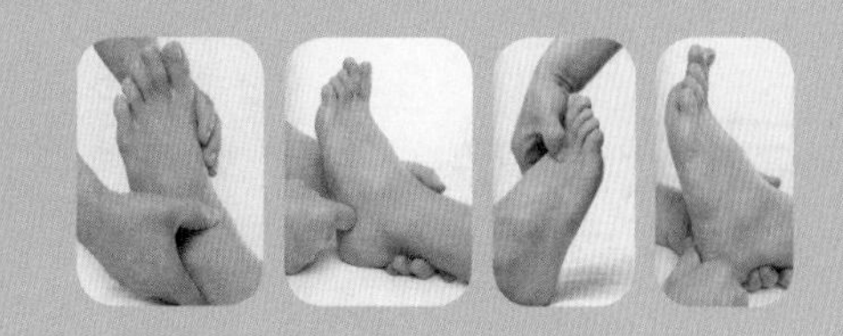

第一章　历史源流

（一）世界古代历史渊源 …… 3

1. 印加文明 …… 3
2. 印度 …… 4
3. 埃及 …… 4
4. 中国 …… 5

（二）中国现代状况 …… 6

1. 台湾学派 …… 6
2. 北京学派 …… 11

（三）外国现代学派 …… 15

1. 克里斯丁·埃谢尔 Christinr Issel（美国） …… 15
2. 威廉·菲兹杰拉德 William Fitzgeralld（美国） …… 16
3. 赖利 J. S. Riley …… 17
4. 尤尼斯·英厄姆 Eunice Ingham …… 17
5. 伦道夫·斯通 Randolph Stone …… 17
6. 多琳·贝利 Doreen Bayly（英国） …… 17
7. 玛格丽特·托伊温 Margrete Teuwen …… 17
8. 戈尔·茨坦 Avram Goldstein …… 17
9. 哈特曼 Hartmann …… 17
10. 戴尔博士 Namikoshi …… 17
11. 乌丁切夫（乌迪内斯）G. N. Udinisev …… 18
12. 英格 Inge Dougans（南非） …… 18

目录 CONTENTS

13. 波林・韦尔斯 Pauline Wills（英国） …… 18
14. 克里斯汀娜・布朗 Christina J. Brown（美国） …… 19
15. 海迪・马莎佛莱特 Hedi Masafret（瑞士） …… 20
16. 安・基南德斯 Ann Gillanders …… 20
17. 莎蒂・若基思 Sandi Rogers …… 20
18. 鲍兹洛夫普 M. Bauzlhofep（俄罗斯） …… 20
19. 纠格・宙诺 Jurgen Jora（德国） …… 20
20. 五十岚康彦（日本） …… 21
21. 德威特・伯尔斯 Dwight C. Byers …… 21

第二章　64 个反射区

（一）概述 …… 25
（二）反射区总图 …… 27
（三）64 个反射区详解 …… 31
1. 肾上腺 Adrenal Gland …… 31
2. 腹腔神经丛（太阳神经丛）Solar Plexus …… 33
3. 肾脏 Kidneys …… 34
4. 输尿管 Ureters …… 37
5. 膀胱 Bladder …… 38
6. 尿道、阴茎、阴道 Urethra、Penis、Vagina …… 39
7. 额窦 Frontal Sinuses …… 41
8. 三叉神经（太阳穴）Temporal Area …… 42

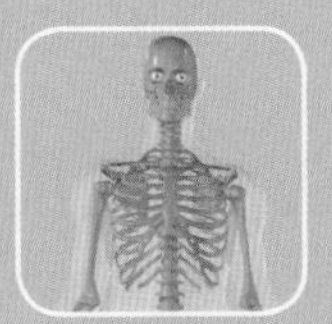
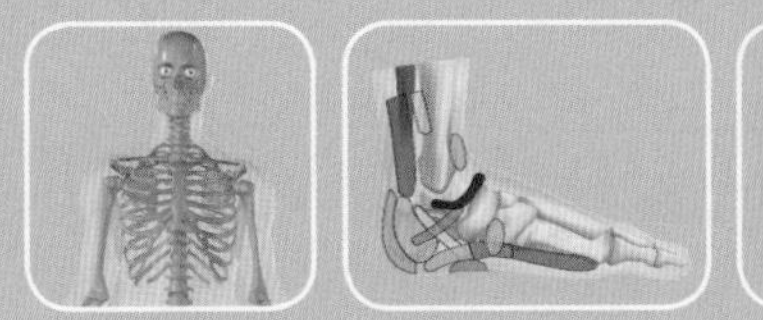
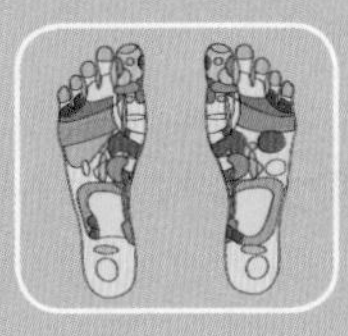

9. 小脑 Cerebellum、脑干 Brainstem …… 43
10. 颈项 Neck …… 45
11. 颈椎 Cervical Vertebra …… 46
12. 鼻 Nose …… 48
13. 大脑 Brain …… 49
14. 脑垂体 Pituitary Gland …… 50
15. 副甲状腺 Parathyroid …… 51
16. 甲状腺 Thyroid Glands …… 52
17. 眼睛 Eye …… 53
18. 耳 Ear …… 54
19. 斜方肌 Trapezoid …… 55
20. 肺、支气管 Lungs Bronchi …… 56
21. 心脏 Heart …… 57
22. 脾脏 Spleen …… 58
23. 胃 Stomach …… 59
24. 胰脏 Pancreas …… 61
25. 特殊抗癌反射区 …… 62
26. 小肠（十二指肠 Duodenum、空肠 Jejunum 及回肠 Ileum）…… 66
27. 横结肠 Transversume Colon …… 67
28. 降结肠 Descending Colon …… 69
29. 乙状结肠 Colon Sigmoideum …… 70
30. 直肠 Rectum …… 72
31. 肛门 Rectum …… 73

目录 CONTENTS

32. 生殖腺（男：睾丸 Testis；女：卵巢 Ovarian）…………………… 74
33. 胸椎（背椎）Dorsal Vertebra ……………………………………… 75
34. 腰椎 Lumbar Vertebra ……………………………………………… 78
35. 荐椎（骶骨）Tuillone Sacrum ……………………………………… 79
36. 肋骨 Ribs ……………………………………………………………… 80
37. 内尾骨 Coccyx ………………………………………………………… 82
38. 前列腺 Prostate、子宫 Uterus ……………………………………… 83
39. 下身淋巴 Lymph-Glands Abdomien ………………………………… 84
40. 髋关节 Hip-Joint ……………………………………………………… 85
41. 腹股沟 Groin …………………………………………………………… 86
42. 坐骨神经 Sciatic………………………………………………………… 87
43. 肩 Shoulder …………………………………………………………… 89
44. 手臂 Arms ……………………………………………………………… 90
45. 肘关节 Elbow Joint…………………………………………………… 91
46. 膝 Knee ………………………………………………………………… 92
47. 外尾骨 Coccyx ………………………………………………………… 93
48. 肩胛骨 Scapular ……………………………………………………… 94
49. 上身淋巴 Lymph-Glands Upper……………………………………… 95
50. 下腹部（女：子宫） …………………………………………………… 97
51. 上颚 Submaxilla Upper jaw…………………………………………… 98
52. 下颚 Maxilla Lower jaw ……………………………………………… 99
53. 扁桃体 Tonsils ……………………………………………………… 100
54. 胸淋巴 Lymph-Glands Cistern ……………………………………… 101

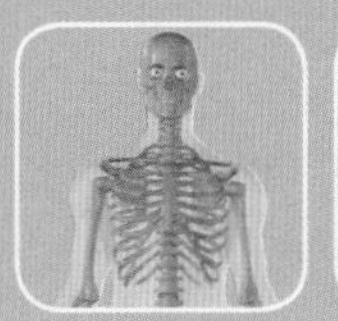
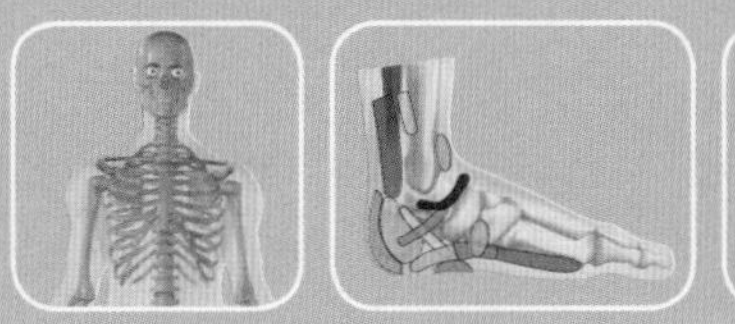
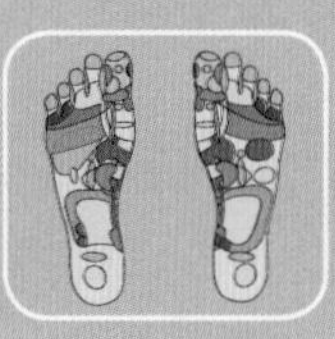

55. 喉 Larynx、气管 Wind pipe …… 102
56. 内耳迷路（平衡器官）Balance organ …… 103
57. 胸部（女：乳房）Chest …… 104
58. 横膈膜 Diaphragm …… 105
59. 解溪穴 Vital Point “Chieh Hsi” …… 106
60. 肝脏 Liver …… 107
61. 胆囊 Gall Bladder …… 108
62. 回盲瓣 Ileocecal Valve …… 110
63. 盲肠（阑尾）Appendix …… 111
64. 升结肠 Ascending Colon …… 112
（四）足底按摩后增强保健效果的穴位 …… 113
1. 太白穴 …… 113
2. 太冲穴 …… 113
3. 阳陵泉穴 …… 114
4. 承山穴 …… 114
5. 风府穴 …… 115
6. 合谷穴 …… 115
7. 委中穴 …… 115
8. 昆仑穴 …… 116
9. 风池穴 …… 116
10. 悬钟穴 …… 117
11. 百会穴 …… 118

目录 CONTENTS

第三章 按摩手法

（一）足底按摩顺序 …… 121
1. 足底 …… 121
2. 内侧 …… 123
3. 外侧 …… 123
4. 脚面 …… 124
（二）检查心脏的三种按摩手法 …… 125
（三）足底按摩前要按摩的 6 个穴位 …… 127
1. 太溪穴 …… 127
2. 三阴交穴 …… 127
3. 阴陵泉穴 …… 128
4. 足三里穴 …… 128
5. 丰隆穴 …… 129
6. 解溪穴 …… 130
（四）涌泉穴及涌泉穴按摩区 …… 131
（五）施力、运气 …… 132
（六）手法十二式 …… 134
（七）64 个反射区按摩手法 …… 137
1. 肾上腺反射区按摩手法 …… 137
2. 腹腔神经丛（太阳神经丛）反射区按摩手法 …… 137
3. 肾脏反射区按摩手法 …… 138

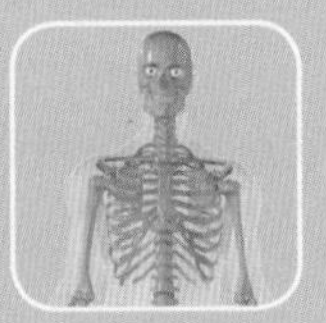
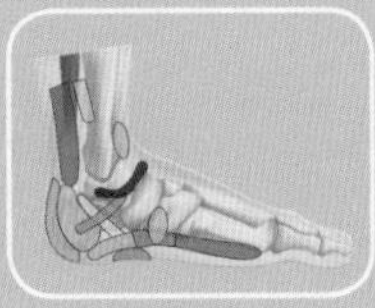
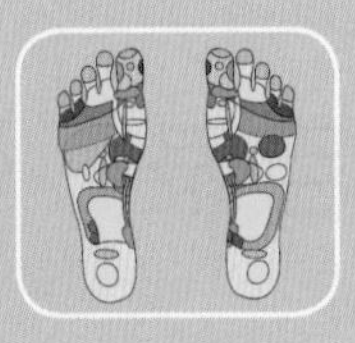

4. 输尿管反射区按摩手法 …… 138
5. 膀胱反射区按摩手法 …… 139
6. 尿道反射区按摩手法 …… 139
7. 额窦反射区按摩手法 …… 139
8. 三叉神经反射区按摩手法 …… 140
9. 小脑、脑干反射区按摩手法 …… 141
10. 颈项反射区按摩手法 …… 141
11. 颈椎反射区按摩手法 …… 142
12. 鼻反射区按摩手法 …… 142
13. 大脑反射区按摩手法 …… 143
14. 脑垂体反射区按摩手法 …… 144
15. 副甲状腺反射区按摩手法 …… 145
16. 甲状腺反射区按摩手法 …… 145
补充一　4 个小额窦反射区按摩手法 …… 146
17. 眼、耳反射区按摩手法 …… 146
18. 补肾按摩手法 …… 149
19. 斜方肌反射区按摩手法 …… 149
20. 肺反射区按摩手法 …… 150
21. 心脏反射区按摩手法 …… 150
22. 脾脏反射区按摩手法 …… 151
23. 胃反射区按摩手法 …… 151
24. 胰脏反射区按摩手法 …… 152
25. 特殊抗癌反射区按摩手法 …… 152

目录 CONTENTS

26. 小肠（十二指肠、空肠及回肠）反射区按摩手法 ………… 153
27. 横结肠反射区按摩手法 ………… 154
28. 降结肠反射区按摩手法 ………… 155
29. 乙状结肠反射区按摩手法 ………… 155
30. 直肠反射区按摩手法 ………… 156
31. 肛门反射区按摩手法 ………… 156
32. 睾丸、卵巢反射区按摩手法 ………… 157
33. 胸椎反射区按摩手法 ………… 157
34. 腰椎反射区按摩手法 ………… 158
35. 荐椎反射区按摩手法 ………… 158
36. 内侧肋骨反射区按摩手法 ………… 159
37. 内尾骨反射区按摩手法 ………… 159
38. 前列腺、子宫反射区按摩手法 ………… 160
39. 下身淋巴反射区按摩手法 ………… 160
40. 髋关节反射区按摩手法 ………… 161
41. 腹股沟反射区按摩手法 ………… 161
补充二 脚侧面直肠、肛门（脚外侧）反射区按摩手法 ………… 162
42. 内侧坐骨神经反射区按摩手法 ………… 162
43. 肩反射区按摩手法 ………… 163
44. 手臂反射区按摩手法 ………… 163
45. 肘关节反射区按摩手法 ………… 164
46. 膝反射区按摩手法 ………… 164
47. 外尾骨反射区按摩手法 ………… 165

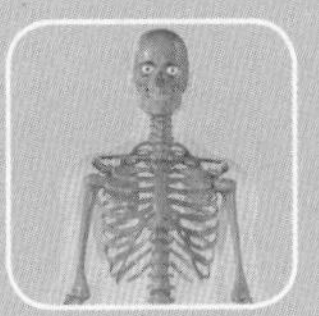
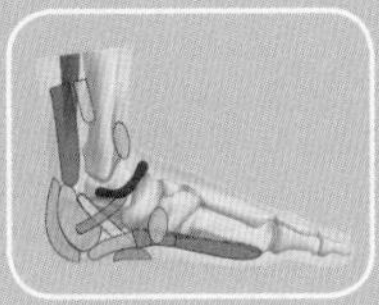
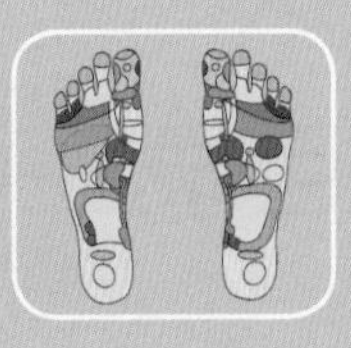

补充三　睾丸、卵巢（脚外侧）反射区按摩手法 …………………… 165
48. 肩胛骨反射区按摩手法 ………………………………………… 166
49. 外侧肋骨反射区按摩手法 ……………………………………… 166
50. 上身淋巴反射区按摩手法 ……………………………………… 167
补充四　外侧髋关节反射区按摩手法 ………………………………… 167
51. 下腹部（女：子宫）反射区按摩手法 ………………………… 168
52. 外侧坐骨神经反射区按摩手法 ………………………………… 168
53. 上颚反射区按摩手法 …………………………………………… 169
54 下颚反射区按摩手法……………………………………………… 169
55. 扁桃体反射区按摩手法 ………………………………………… 170
56. 胸淋巴反射区按摩手法 ………………………………………… 170
57. 气管反射区按摩手法 …………………………………………… 171
58. 喉头反射区按摩手法 …………………………………………… 171
59. 内耳迷路反射区按摩手法 ……………………………………… 172
60A. 胸部（女：乳房）反射区按摩手法…………………………… 172
61A. 横膈膜反射区按摩手法………………………………………… 173
62A. 重复按摩上身淋巴反射区按摩手法…………………………… 173
63A. 重复按摩下身淋巴反射区按摩手法…………………………… 174
64A. 解溪穴反射区按摩手法………………………………………… 174
60B. 肝脏反射区（右脚）按摩手法 ……………………………… 176
61B. 胆囊反射区（右脚）按摩手法 ……………………………… 176
62B. 回盲瓣反射区（右脚）按摩手法 …………………………… 177
63B. 盲肠反射区（右脚）按摩手法 ……………………………… 177

目录 CONTENTS

64B. 升结肠反射区（右脚）按摩手法 ………………………… 178

第四章　人体系统

（一）西医 ………………………… 181
1. 运动系统 ………………………… 181
2. 泌尿系统 ………………………… 182
3. 消化系统 ………………………… 182
4. 内分泌系统 ………………………… 183
5. 生殖系统 ………………………… 184
6. 中枢神经系统 ………………………… 184
7. 呼吸系统 ………………………… 186
8. 免疫系统 ………………………… 186
9. 循环系统 ………………………… 187
10. 感受系统 ………………………… 187
11. 皮肤系统 ………………………… 188
（二）中医 ………………………… 189
1. 阴阳五行 ………………………… 189
2. 虚实补泻，何谓健康 ………………………… 191
3. 生克、表里、子午流注 ………………………… 192
（三）营养 ………………………… 195
1. 蛋白质 ………………………… 195
2. 脂肪 ………………………… 195

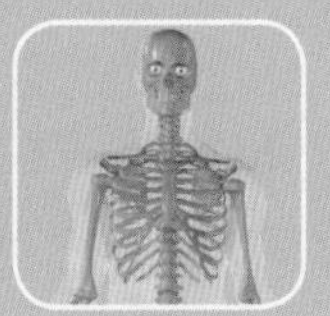
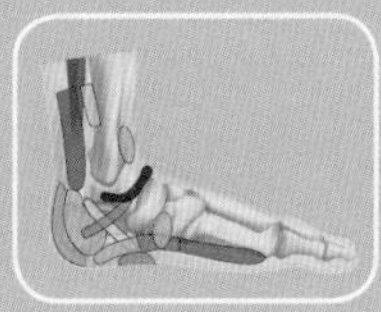
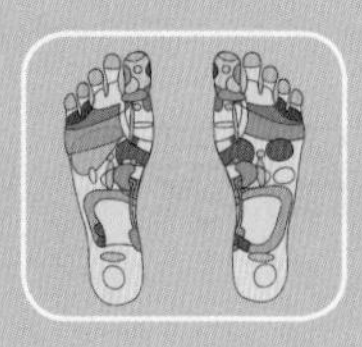

3. 糖（碳水化合物） …… 195
4. 维生素 …… 195
5. 矿物质 …… 196
6. 纤维 …… 196

第五章　诊断

（一）有痛诊断 …… 199
1. 概述 …… 199
2. 有痛诊断的安全门——左脚的心脏反射区 …… 199
3. 有痛诊断的力度选择 …… 201
4. 有痛诊断的问诊 …… 202
5. 痛的种类 …… 202
6. 如何判断有痛诊断是否正确 …… 203
7. 如何体现有痛诊断的重点 …… 203
8. 有痛诊断的比较诊断 …… 203
9. 如何克服有痛诊断的困难 …… 204
（二）无痛诊断 …… 205
（三）保健指标的量化 …… 208

第六章　病例

（一）失眠 …… 213

目录 CONTENTS

（二）膝关节疼痛 …… 213
（三）便秘 …… 214
（四）青春痘 …… 214
（五）湿疹 …… 215
（六）前列腺炎 …… 215
（七）尿失禁 …… 216
（八）牛皮癣 …… 217
（九）糖尿病 …… 217
（十）胃痛 …… 218
（十一）癫痫 …… 218
（十二）脑神经死亡 …… 219
（十三）头痛 …… 220
（十四）减肥 …… 221
（十五）声音沙哑 …… 221
（十六）咳嗽 …… 222
（十七）脑卒中（不良于行） …… 222
（十八）脚气 …… 223
（十九）高血压病 …… 223
（二十）血癌 …… 224
（二十一）静脉曲张 …… 224

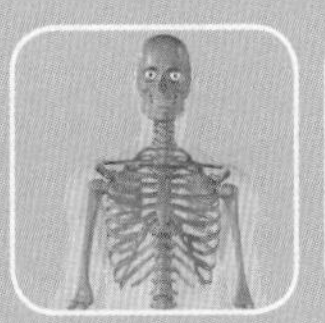
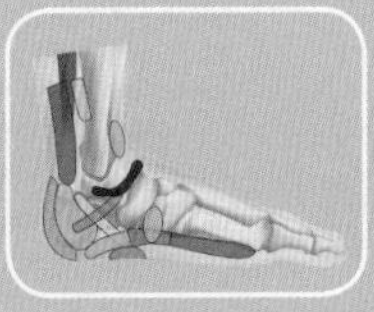
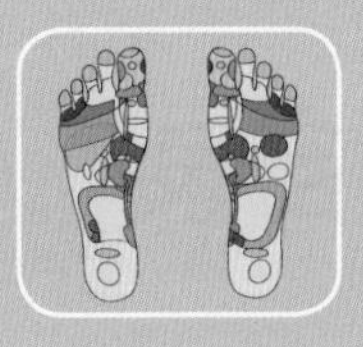

（二十二）风湿性关节炎 …… 225
（二十三）嘴歪（颜面神经问题） …… 225
（二十四）局部中风 …… 226
（二十五）肺气管炎 …… 226
（二十六）抽筋 …… 227
（二十七）不孕 …… 227
（二十八）头部受伤 …… 227
（二十九）心脏病 …… 228
（三十）性功能差 …… 228
（三十一）眼和耳毛病 …… 229
（三十二）子宫肌瘤 …… 229
（三十三）痛经 …… 230
（三十四）飞蚊症 …… 230
（三十五）心身性失眠 …… 230

附录

附录一　重要论文或摘录 …… 235
若石健康法文化与中国传统医学 …… 235
若石健康法的全息生物学基础 …… 274
失眠新区的探讨和治疗失眠的疗效观察 …… 285
研究“若石健康法”的快捷方式 …… 290

目录 CONTENTS

帕金森病与若石健康法 …………………………………………… 296
经络规律是生物全息律的特例 …………………………………… 310
全息胚的多型性与全息胚之间联系的多样性 …………………… 311
全息胚器官 ……………………………………………………… 311
全息胚是应激单位 ……………………………………………… 312
附录二　病历表 ………………………………………………… 320
附录三　课程内容参考 ………………………………………… 324
附录四　辅助教具 ……………………………………………… 326
附录五　最新配方研究 ………………………………………… 330

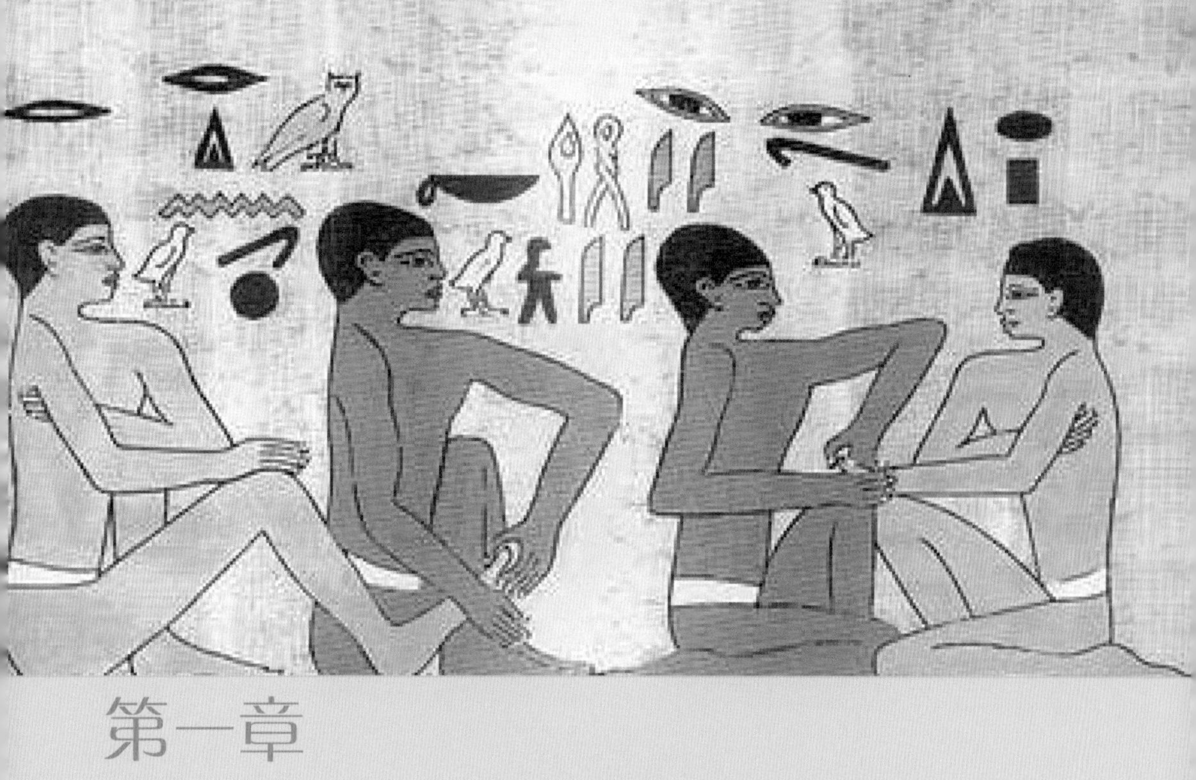

第一章

历史源流

（一）世界古代历史渊源

1. 印加文明

根据英国波林·韦尔斯（Pauline Wills）的《The Reflexology Manual》(《手足按摩时尚疗法》）所述，有关手足按摩区域疗法，可追溯到公元前 12000 年，起源于印加文明，后来传到了北美的印第安人聚居区。美国 Christine Issel 在

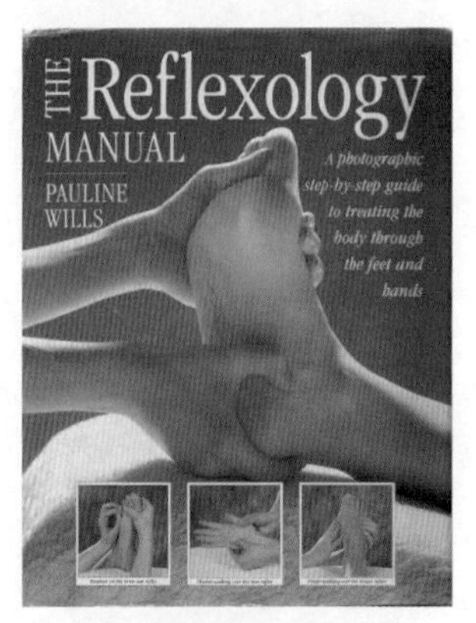

《手足按摩时尚疗法》英文版

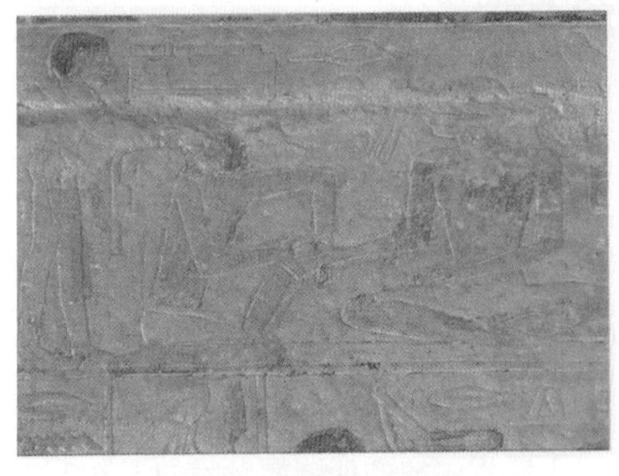

印加文明描绘手部按摩

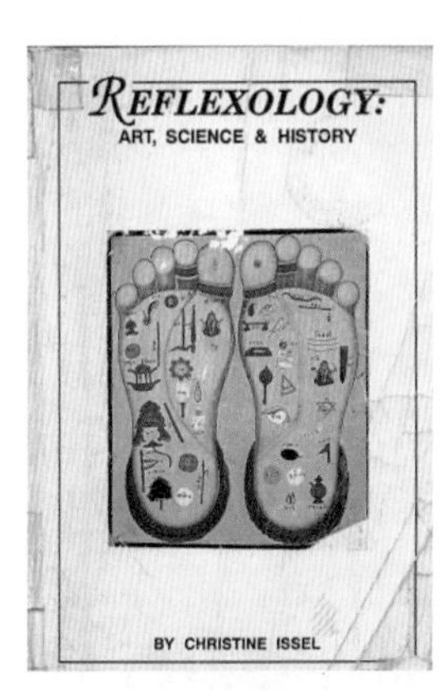

印加人传给印第安人的脚底反射图

《Reflexology：Art，science & history》一书中绘画了印加人传给印第安人的脚底反射图。

2. 印度

在印度的佛教文化中有一种类似足疗法的舞蹈，距今已有7000年历史，该舞蹈上半身动作是最早的瑜伽动作，双眼平视前方，双手一上一下；下半身动作是双脚一跳一踩，这动作被认为是印度“最早的脚底按摩”。2000年前，印度即有释迦牟尼的足印（下图），图中太阳花纹处被认为是中国传统医学中的涌泉穴或西方所说的肾反射区。

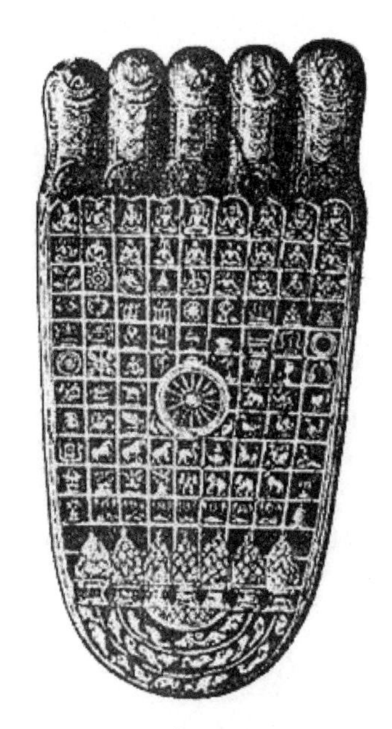

释迦牟尼足印

3. 埃及

埃及关于足部与健康的关系据说最早记录在尼罗河的芦尾上，有6500年历史。在4330年前，埃及金字塔的壁画上就描绘了一个故事，奴隶给法鲁王做足底按摩和手部按摩时，法鲁王问：“怎么这么痛？”奴隶回答：“痛完您就知道有什么结果了！”奴隶很聪明，不敢说“痛完你的病就会马上好了”，万一没有马上好怎么办？欺骗法鲁王是要被杀头的。

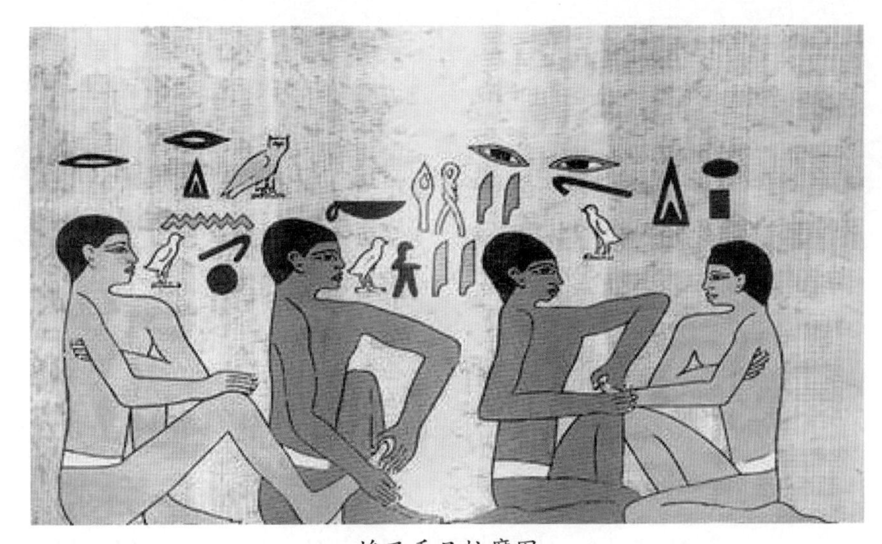

埃及手足按摩图

（来源：Christine Issel《Reflexology：Art，science & history》）

4. 中国

《黄帝内经·素问》中的《三部九候论篇第二十》记载："人有三部，部有三候，以决死生，以处百病，以调虚实，而除邪疾。"其中论到上、中、下三部的下部中提到足少阴的太溪穴，是足部肾经中最重要的穴位，在足部按摩中占有重要地位。可见，中国在 2700 多年前就已经有了足部按摩的相关论述。

经络在足部反射按摩中具有重要的作用，如在糖尿病患者病情较严重的情况下，按摩其足底肾反射区效果甚微或无效时，就要采用另一条途径——经络，按揉太溪穴，查看经络的反应，看看肾功能能否改善、肌氨酸酐（Creatinine）含量能否下降。太溪穴是足肾经的穴位，虽然若石健康法 64 个反射区中没有，但香港长沙学派综合了西方的足反射区与东方足部重要的穴位，包括了太溪穴、太钟穴、足三里穴、三阴交穴等。

汉代名医华佗在《华佗秘籍》中记载有"足心道"，后传入日本。元代忽公泰著有《金兰循经》，滑伯仁著有《十四经发挥》，对推拿按摩理疗学说都有详细阐明。中国足部按摩的历史，可能产生于更早的年代，但由于时代久远，期间战乱不断，许多文献已散失。

（二）中国现代状况

1. 台湾学派

（1）若石学派

若石学派最初由瑞士神父吴若石开创，后与陈茂雄、陈茂松兄弟共同发展这一学派。20 世纪 80 年代初，该学派在中国台湾兴起，俗名足部按摩（Foot Massage）。吴若石译自海迪·马莎佛莱特（Hedi Masafret）《Good Health for the Future》的《病理按摩法》（书名直译为“未来最好的健康方法”，但台湾光启出版社译为《病理按摩法》）风靡台湾。之后陈茂雄、陈茂松兄弟和吴若石到台北发展。初到台北，人地生疏，幸得刘清繁先生资助，才得以发展成为后来举世闻名的若石健康法学派（Rwo-Shr Health）（简称若石学派）。

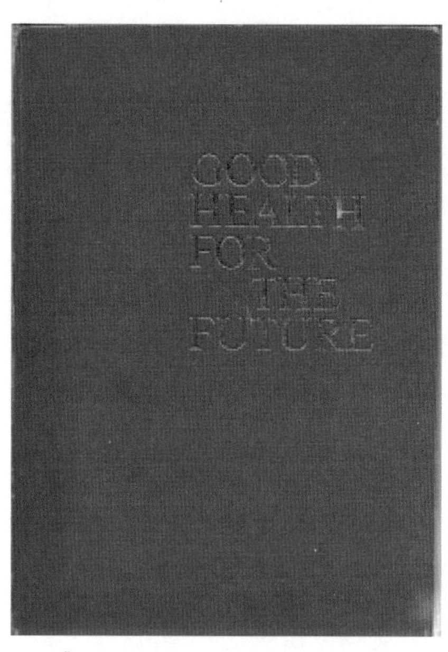

《Good Health for the Future》

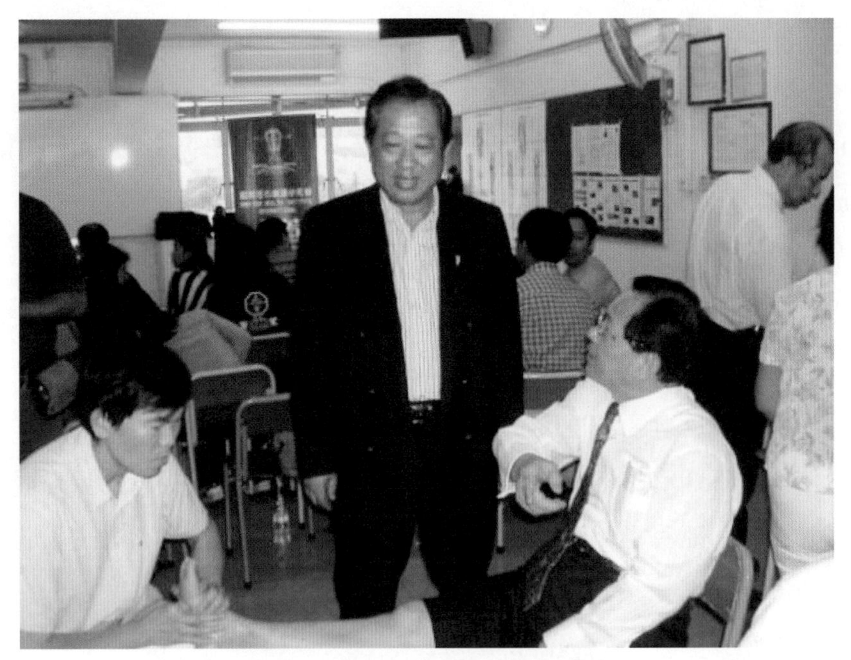

左起：何锐兴、陈鹤友、刘清繁

陈茂松毕业于中医药学院，是一名骨科医生；陈茂雄曾留学德国，学习了一些西方的足部反射区按摩疗法；吴若石从瑞士带回来一些西方的按摩手法和经验，三人共同创建了若石健康法。特别是陈茂松先生以《易经》的阴阳平衡原理为基础，融汇中医的以泻为主的排毒手法，以补泻相济、平补平泻的手法，结合东西方优秀的医疗手段，更好地发挥了足部反射学的功能。在该疗法的基础上，陈茂松的父亲提出足底按摩后喝500毫升水，以利于肾脏排毒。

若石学派理论中的反射区是根据西医解剖学的位置确立的，反射区图来自瑞士的一名护士海迪·马莎佛莱特（Hadi Masafret），而手法是中西结合，由来自台湾东部的陈氏家族和吴若石创建。该手法要求先按摩足部泌尿系统反射区进行有痛诊断、无痛诊断以及根据具体病例诊断。这种疗法效果奇佳，取得了初步成功。

但当时的足部按摩疗法还不完善，不具备“看病”和“医病”的能力，许多疾病不能治疗，如对急性传染病、盲肠炎等，就不允许采用足部按摩疗法行医治病。

（2）国际若石健康研究会学派

1982年国际若石健康研究会成立，将足部按摩疗法命名为若石健康法，以保健为主，广受欢迎，并在40多个国家成立了分会。

若石健康法的主要内容有以下9点：

①若石健康法有64个反射区，反射区的划分以人体解剖学为基础，参考海迪·马莎佛莱特的《Good Health for the Future》(《病理按摩法》)。

②许多足部反射区经过反复验证。如胃反射区，日本分会成员通过将胃麻醉，使其能不蠕动，然后按摩足底试验反射区域。当按到胃的反射区，胃慢慢恢复蠕动，证明胃反射区的位置正确。此外，陈茂松会长改进了肋骨的反射区的位置等。

③顺序按摩，加快血液循环。

④手法以泻为主。

⑤强调把血管里的脏东西压出来，经由肾、输尿管、膀胱、尿道等排出体外，按摩后要喝500毫升水。

⑥针对实证用泻的手法，针对虚证用补的手法。

⑦按摩泌尿系统反射区，排毒排污。

⑧增加了无痛诊断。其中陈茂松技法高超，心得独到。他曾在德国的医院工作，接触患者的足部骨骼多年，其无痛诊断技法令人叹为观止。赖正兴的无痛诊断技法也令人佩服。

⑨规划出病历表等。

值得一提的是为了东西方结合、中西医结合，香港分会引进了中国传统医学的经络学说，以及西方全面的反射学区域——手、耳、足反射区，发展成为香港长沙学派。

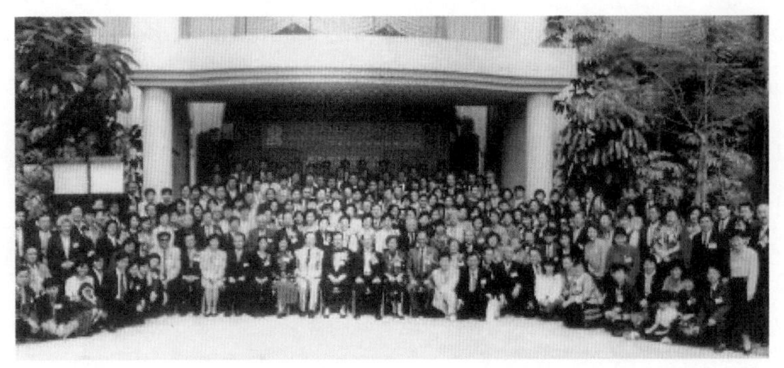

1997 年香港若石健康法学术研讨会暨世界大会合影

总会请香港分会长陈鹤友先生把此法传入北京、天津、哈尔滨、大连、青岛、郑州、武汉、上海、长沙、成都、重庆和广州等地。从此，足部按摩在中国蓬勃发展，有 1300 万人从事此行业，既促进了人民健康生活，又为社会经济做出了贡献。

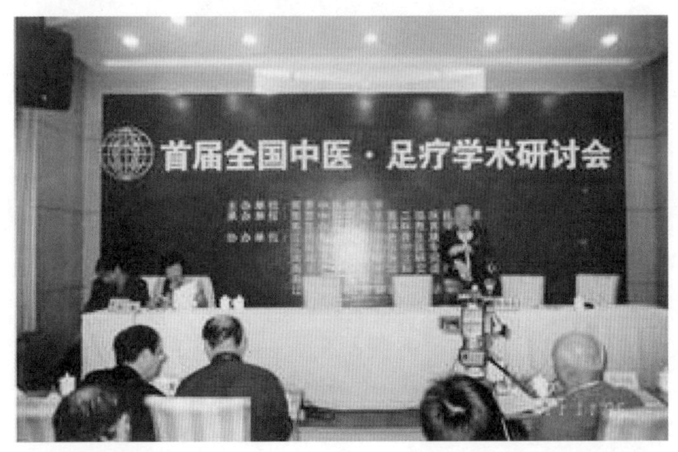

陈鹤友受邀为“首届全国中医·足疗学术研讨会”副主席

欧洲代表 Ms. Agnes Tschen 以奥地利为基地推广若石健康法，范围覆盖瑞士、法国、意大利、希腊等国，陈茂松执行会长经常受邀前往授课。

其他各分会代表也为若石健康法在世界各地的传播做出了较大贡献。如日本的峯山博己、新加坡的吴星莹、印度尼西亚的 Yenny Lim、韩国的李福同、泰国的 Shee Sui Hong、巴西的 Lin S. H.Mei、澳大利亚的 Linda Lin、美国的刘于安、加拿大的 Siu-Kei Kwok、德国的 Catherine I. Boulanger、比利时的 Debugq、西班牙的简淑霞、意大利的 Chen Chu Pao 等。

2010 年，陈茂松在台湾出版《若石健康法入门》，该书内容完善，有丰富医学知识、解剖学知识、手法图解等，所描述的反射区位置精准，语言浅显易懂。

（3）吴若石、郑英吉学派

该学派反射区与若石健康法相似，但构思上更有新意。吴若石提倡通俗，强调为大众服务，加入不少新的理论。

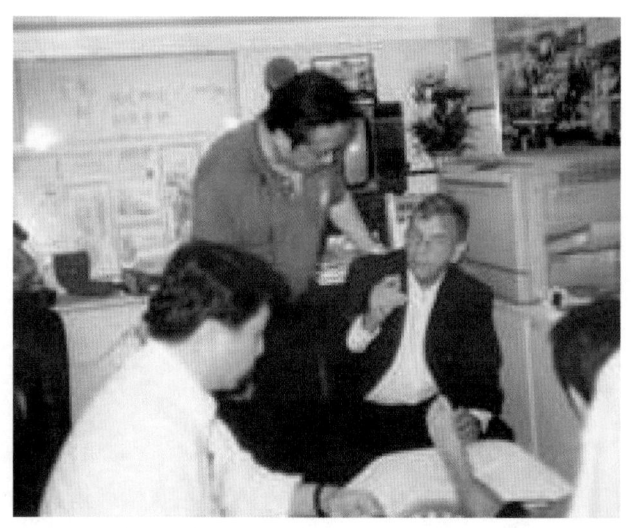

吴若石（左一）和郑英吉医生（右一）到笔者公司

（4）图典派

以陈明仁为代表的图典派，既有理论基础，又有实践经验，其特点是既有他人按摩又有自我保健按摩教程。

（5）曾良时学派

曾良时著有《走向健康之路》，一套 3 本，该书通俗易懂，极具参考价值。可惜他本人因做完足部按摩后常用冷水洗手，患了关节炎，晚年已不能再操作。

2. 北京学派

（1）讲义派

朱奕群，清华大学原校医。她主讲西医理论、解剖学等课程，课程精细，其足部按摩方法对帕金森病很有效果。

在朱奕群的讲义中，十大系统论述较细，64 个反射区以外的新反射区定位较准确，是讲义派最早的引领者。讲义的好处是与图书相比，更方便随时更新和修改。

田洪镇，中西医专家。他依靠自学足部按摩，救了许多濒危患者。后来到北京参加陈鹤友博士的培训班，全面、系统、准确地学习了若石健康法。在田洪镇的讲义中，反射区同若石健康法，其特点是加入了足部骨骼定位，还补充了手、耳的反射治疗保健手法。他提倡中西医结合，反射区和穴位结合，足、手、耳反射区（点）结合，效果较好；不主张按摩时所有反射区面面俱到，可重点按摩与疾病直接有关的反射区和穴位，不必做全面保健。

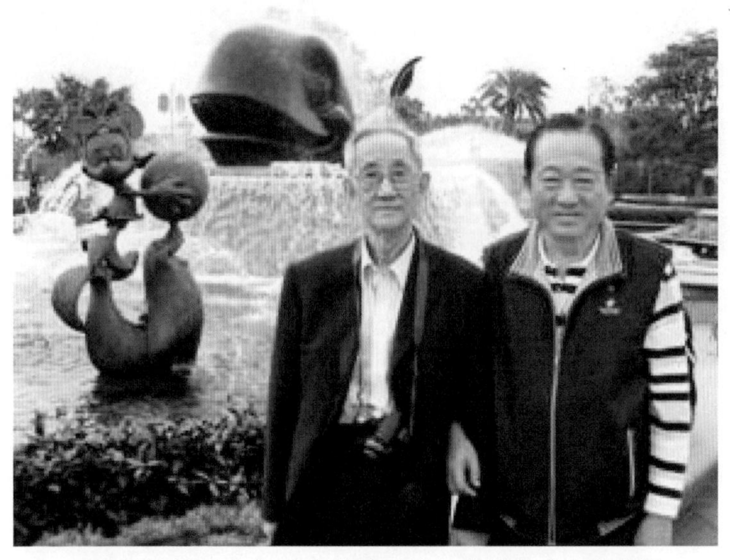

田洪镇教授（左）到香港讲课时与陈鹤友（右）合影

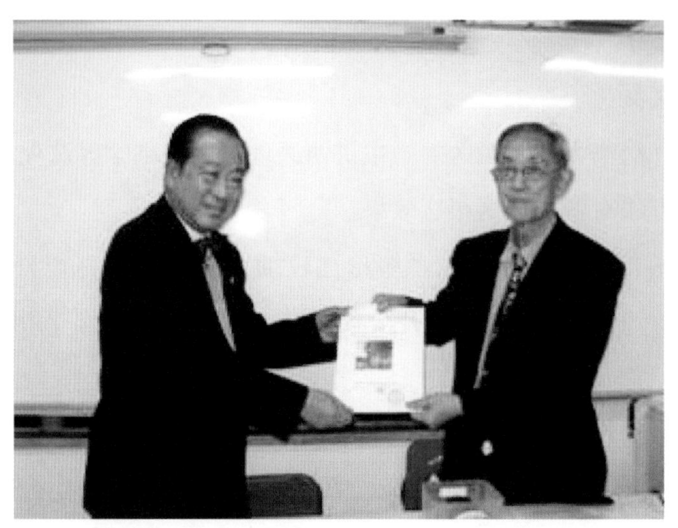

陈鹤友（左）为田洪镇教授（右）颁发证书

陈鹤友，国际若石健康研究会香港分会长。在北京先后举办多期培训班，每期 150 ～ 180 人，不少学员本身就是医生或中医师，理论和经验水平较高。教学影响深远，得到了医疗卫生相关部门的认可。

陈鹤友培训班使用的教材是其根据国际若石健康研究总会的教材，结合了北京中医药大学教授郝万山有关若石健康法的理论，广州医科大学徐晃、翁宗亦等教授的理论，田洪镇教授、陈茂松执行会长的文章及世界各国的精华文献，包括试验报告、医学原理等内容。其中特别强调若石健康法中的若石健康调息法，爱心棒、八福板、足心机等的用法，加强自我保健训练，达到自己的健康自己负责的目的。

（2）国家标准学派

以全国高科技健康产业工作委员会足部按摩行业专业委员会（北京）时任主任杨茗茗为代表的国家标准学派，其理论的主要内容包括 64 个反射区及其适应证，有按摩顺序，有诊断，有中西医结合的新反射区，比较全面，可作高级培训班教材。杨茗茗组织起草的《足部按摩师国家职业标准》及编写的国家标准高级教材（2001）（国家劳动和社会保障部认定教材），结合穴位，是第一次明确了中西医结合、东西方结合的教材；在此基础上修订的国家职业标准（2006），相对于前作反射区少了些，穴位多了些，冲淡了以反射区为主的若石健康法的很多方法，突出中西医结合、职业道德、中医穴位、推拿等。

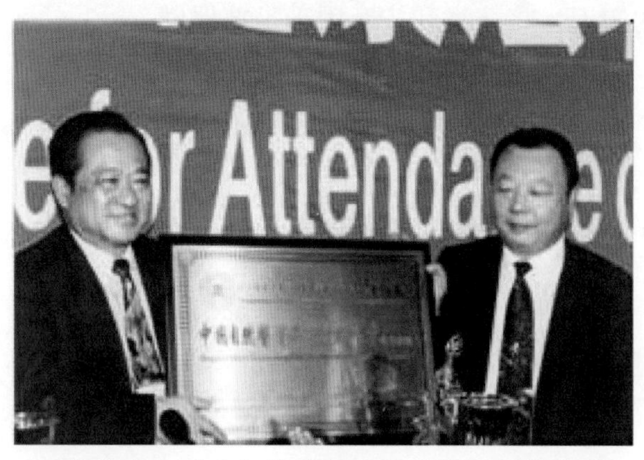

杨茗茗主任（右）给陈鹤友（左）颁发特技奖

（3）杭雄文

根据台湾若石健康法，杭雄文于1990年在台湾编著了《足部反射区健康法学习手册》。除介绍反射区外，特别翻译了美国 Christing Issel 所著的《Reflexology：Art. Science & History》中有关反射疗法的内容，由于有了杭先生的翻译，我们第一次较全面地了解了西方的理论。

杭雄文后期编者的《反射疗法师》（四、五级）一书，增加了许多宝贵的医学知识——病原生物学概论、细菌、支原体、立克次体、衣原体、螺旋体、真菌、病毒、寄生虫学、疾病的传染与扩散、清洁消毒灭菌的措施、足疗保健场所及人员的卫生防疫措施，还有理疗与急救等较全面和细致的知识。

（4）其他派别

陈意麟（首都医科大学宣武医院原副院长）于1997所著的《足反射保健疗法》一书中有不少医学知识，联系中西医，也列举了一些古代医疗案例，特别把反射区置于骨骼的某一位置，标明得相当精确，具有极高的学习和参考价值。

封进启（副主任医师）所著的《足部反射区保健按摩》是笔者学生中较早出版的若石健康法图书之一。他是西医中较早认识和接受“配区”说法的人。

谢英彪（南京市中医院教授）和朱永华（南京中医药大学教授）所著的《足部药浴与按摩》不仅有足部反射区，还增加了相当丰富的穴位经络医学和中医足部药浴的知识，将药浴和按摩用于足部保健。

（三）外国现代学派

1. 克里斯丁·埃谢尔 Christinr Issel（美国）

Christinr Issel 著有《Reflexology：Art，Science & History》，她认为“施术者与患者之间的关系会影响治疗的效果。此外，由于人体的反应有时会不可预料，因此这种疗法的效果可以说具有无限的可能性。”她认为反射疗法是一门科学，也是一门技艺。反射疗法是建立在生理学和神经学的基础上的，因此它是科学的；同时它也是一门技艺，因为该疗法在很大程度上取决于施术者如何有技巧地运用知识，以及施术者和患者之间的互动交流。

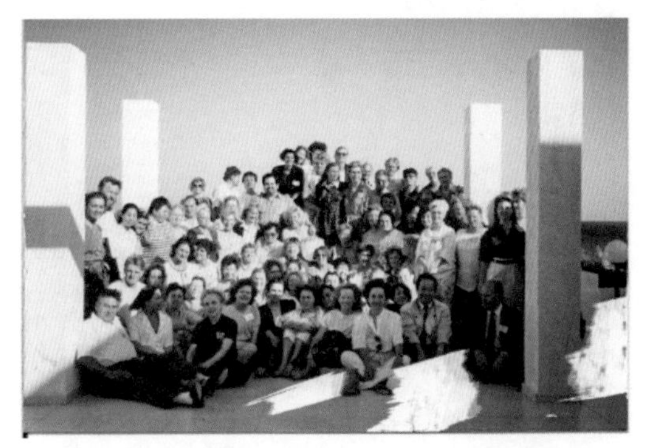

前排左六为 Christinr Issel，前排右二为笔者

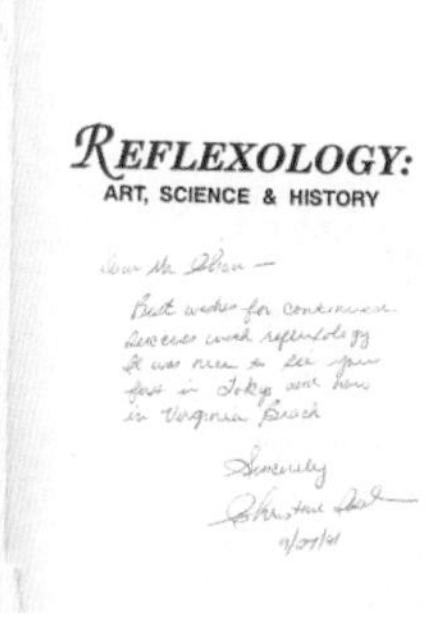

书中陈鹤友的题字

她认为反射疗法和针刺疗法各有千秋，都有自己的体系，她提出了反射疗法、指压疗法与针刺疗法有 5 点不同。

（1）针刺疗法以全身 400 多个穴位为对象，反射疗法以足和手的反射点为主。

（2）指压法施以恒定、持续的压力，而反射疗法施以间歇的压力。

（3）中医物理疗法施压于经络上的穴位，而反射疗法的点不一定在经络上。

（4）针灸刺激某一器官或某一系统，使之平衡；而反射疗法使机体放松，通过放松使机体平衡而达到疗效。

（5）针刺疗法和指压疗法比反射疗法要深得多。同时施术，中间要休息2天，以免产生不良效果。

2. 威廉·菲兹杰拉德 William Fitzgeralld（美国）

William Fitzgeralld 在《Zone Therpy》(《区域疗法》) 中提出："人体存在着独立的神经区域（分 10 个区域），对控制着这些神经区域的中心施加压力能影响这一特定区域的运作状况。"按现在的理论来说，就是人体分布着许多全息胚，对全息胚施压，通过人体的自我调节功能来保持机体健康。按摩的压力通过腺体、淋巴管、淋巴结、扁桃体等产生作用，使血管的舒张或充血的状况得到缓解，对脊椎、脑干都能产生一些影响。

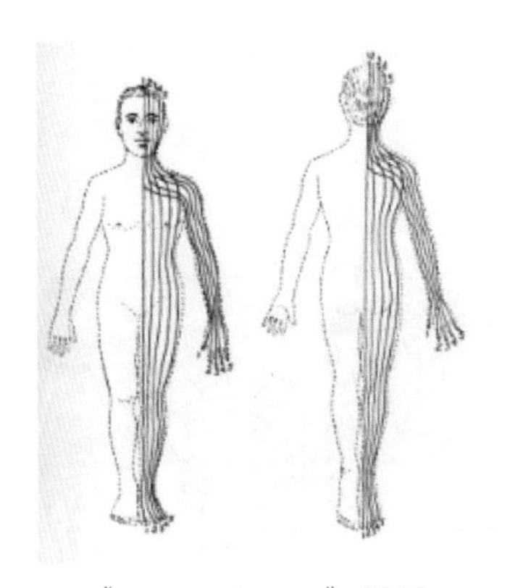

《Zone Therpy》插图

在《区域疗法》中 William Fitzgeralld 对反射区疗法机理提出了 4 点见解。

（1）动物磁性的镇静作用。

（2）手按摩受伤部位能防止瘀血。

（3）按摩损伤部位的反射区会产生阻滞性休克或达到神经阻滞的效果。指的是压迫从伤处到大脑的神经，可阻止受伤的信息传输到大脑。

（4）按摩骨头受伤部位或其对应区域可以减轻疼痛。如果按压力度很大，时间很长，常能引起麻木，对疼痛失去知觉，甚至进入麻醉状态。

3. 赖利 J. S. Riley

J. S. Riley 提出的按摩手法有施压、触摸与揉摩，主要是施加压力。

4. 尤尼斯・英厄姆 Eunice Ingham

Eunice Ingham 提出了按摩影响内分泌的理论："由于自主神经系统的作用，内分泌系统中的许多重要腺体之间协调得更加良好。"

5. 伦道夫・斯通 Randolph Stone

Randolph Stone 的极性疗法认为全身都有反射点，并都具有调节作用，人体有阴阳两极，刺激带极性的反射点能消除阻滞状态，恢复机体平衡。

6. 多琳・贝利 Doreen Bayly（英国）

Doreen Bayly 认为按摩是揉碎血液中的晶体，有利于机体循环（尿酸晶之说）。

7. 玛格丽特・托伊温 Margrete Teuwen

Margrete Teuwen 认为反射疗法是针对整个机体而言的，并非对症治疗。

8. 戈尔・茨坦 Avram Goldstein

斯坦福大学成瘾研究中心博士 Avram Goldstein 认为脑垂体能分泌内啡肽（endorphins），其止痛效果比吗啡强 5 ～ 10 倍。

9. 哈特曼 Hartmann

Hartmann 按摩心脏病患者的结缔组织，能使其病情好转。但当受累器官达到自稳态（homeostasie），足反射区就失去敏感性，此时按摩再多也没有效果。这就是笔者后来要说的，当糖尿病患者的肾功能受到影响，肾小球数目减少到 50 万以下，肌酸酐含量升到 400 ～ 500 μmol/L，再用补的手法按摩对肾功能的恢复没有效果时，肾反射区就失去敏感性，只能求助于人体另一系统——经络中的太溪穴来帮忙，结果肌酸酐开始下降。

10. 戴尔博士 Namikoshi

NamiKoshi 提出 44 个足反射点，董（Tung）提出 25 个足反射点，玛丽・奥斯汀（Mary Austin）提出 33 个反射点，且不属于任何经络。

11. 乌丁切夫（乌迪内斯）G. N. Udinisev

G. N. Udinisev 在《反射医疗法》中提到苏联学者玛卡洛娃（A. I. Makarova）认为在心血管系统与骨骼肌肉系统之间存在着相关性。两者之间通常通过体液、心理作用或通过训练的条件反射相互影响。

12. 英格 Inge Dougans（南非）

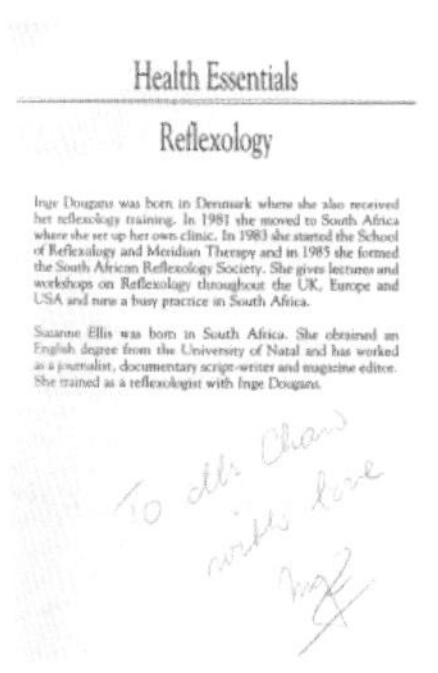
Health Essentials

Reflexology

Inge Dougans was born in Denmark where she also received her reflexology training. In 1981 she moved to South Africa where she set up her own clinic. In 1983 she started the School of Reflexology and Meridian Therapy and in 1985 she formed the South African Reflexology Society. She gives lectures and workshops on Reflexology throughout the UK, Europe and USA and runs a busy practice in South Africa.

Suzanne Ellis was born in South Africa. She obtained an English degree from the University of Natal and has worked as a journalist, documentary script-writer and magazine editor. She trained as a reflexologist with Inge Dougans.

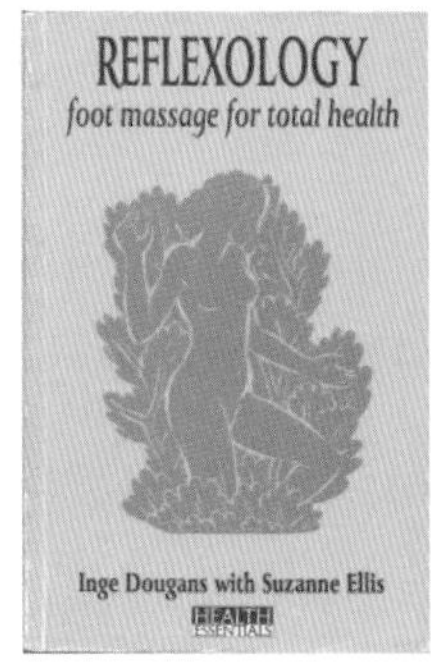

Inge Dougans 赠予笔者的《Reflexology》

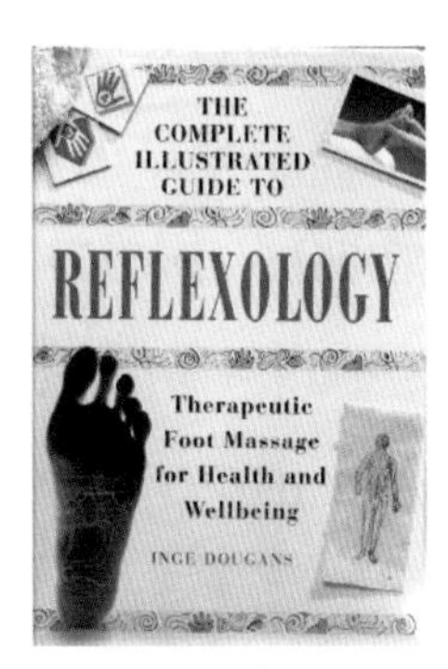

《Reflexology》1996 年版

Inge Dougans 的反射区较有新意。

Inge Dougans 反射区图上中间浅色部分是胃的反射区，范围较大，包括了传统认为的胃反射区和腹腔神经丛反射区，其定义的胃反射区能治疗普通胃病和神经性胃病。

Inge Dougans 反射区图中心脏反射区的位置位于脚底上中部，是结合了中西方医学的看法。西方医学认为按解剖学，心脏在人体中部偏左，反射区应在甲状腺位置的左右，而传统医学认为反射区在左脚偏左上方。

此外，在诊断上，Inge Dougans 也颇有见地。值得一提的是他提出的一种疗法：把客人的脚放进一个可充电加热的毡套中，经过一定时间的加热，促进血液循环，再把脚伸出，可看到脚底红白不同颜色的区分——血色少，白色处可能是有问题的反射区。经过实践证明，该方法相当有效。

13. 波林·韦尔斯 Pauline Wills（英国）

《The Reflexology Manual》的中文译本《手足按摩——时尚疗法》不仅介绍了足部按摩的历史渊源，还有精彩的理论，对中西方的足疗交流产生深远的影响。

（1）西方有两大趋势：一是不只按摩脚，还要按摩手；二是中西结合，不仅研究西方的反射区，也研究中医的穴位。

（2）给“反射”下了定义：按摩是一种整体性疗法，主要通过足或手的反射点施压、按摩而达到疗效。又说反射是由外界刺激引起的无意识的肌肉收缩现象，像镜子反映整个肌体的状态。

（3）承认能量的存在：如果能量受阻，新陈代谢也会受阻，按压手法可减轻疼痛，使患者“沙质区”的结晶物（尿酸晶等）消除而感到舒畅。

（4）人体具有自我治愈、自我调节的功能：书中提到“按摩是维持健康，预防疾病的有效方法”。

（5）反射疗法已发展成以解剖学和生理学为基础的科学疗法。

（6）分区较合理：在威廉姆·菲茨杰拉德的基础上增加了新的分区。其特点之一是脚的骨骼较细，反射区位置较明确，但与若石健康法的分配不同；同时还有手部反射区位置。特点之二是手法解释图较详细，除有用手按摩脚的姿势外，还留下了线路图。

14. 克里斯汀娜·布朗 Christina J. Brown（美国）

Christina J. Brown 对足部反射区按摩治疗颇有见地。

（1）清楚地指出输卵管的足底反射区，运用该疗法治愈了许多不孕不育患者。

（2）指出左脚的胃（有贲门）反射区反映的疾病和右脚的胃（有幽门）反射区反映的疾病不同，区分得更细。

（3）重视中西方交流，印制反射区中英文对照图。

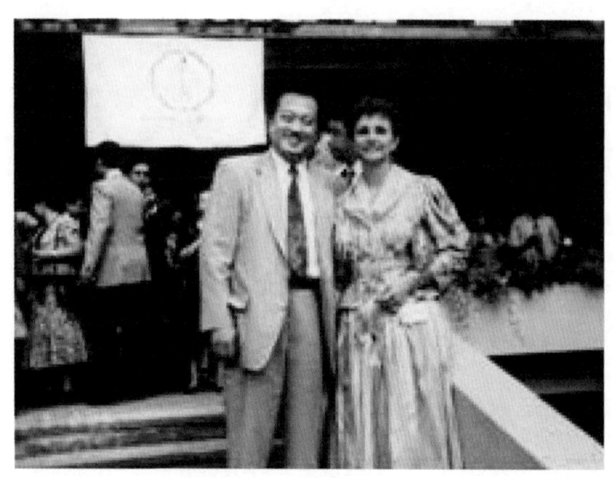

1991 年茵城世界大会，陈鹤友（左）与 Christina J. Brown（右）合影

15. 海迪 · 马莎佛莱特 Hedi Masafret（瑞士）

Hedi Masafret 所著的《Good Health For The Future》(《病理按摩法》) 曾风靡台湾，影响几百万人。

16. 安 · 基南德斯 Ann Gillanders

Ann Gillanders 在《The Complete Reflexology Tutor》中指出脚底肾脏反射区的正确位置在左脚底的内侧，靠近胰脏反射区的位置，而不是在脚底正中的位置。

17. 莎蒂 · 若基思 Sandi Rogers

Sandi Rogers 在《Professional Reflexology for Every one》中对脊椎骨每节反射区进行了详细的介绍。

18. 鲍兹洛夫普 M. Bauzlhofep（俄罗斯）

M. Bauzlhofep 所著的《Ustelaiyoisi Noki》内容较简单，但有关于全息胚的内容。

19. 纠格 · 宙诺 Jurgen Jora（德国）

Jurgen Jora 的《足部反射学》中的图非常吸引人，生动形象，易被读者所接受。

20. 五十岚康彦（日本）

五十岚康彦所著的《脚部反射疗法大百科》内容丰富，包括足部按摩发展的简史、理论、反射学、解剖学、中医五行、十大系统及皮肤、具体反射区及作用，最难得的是谈到了气。

21. 德威特·伯尔斯 Dwight C. Byers

Dwight C. Byers 著有《Better Health With Foot Reflexology》，他在 20 世纪 80 年代就提出足部按摩是最好的健身法，同时提出脚的反射区和手的反射区。他描绘了乙状结肠反射区在脚底下行再往上去的精确状态，认为心脏反射区在脚底中间偏右的位置，肾脏反射区靠脚内侧，在脚底正中间。

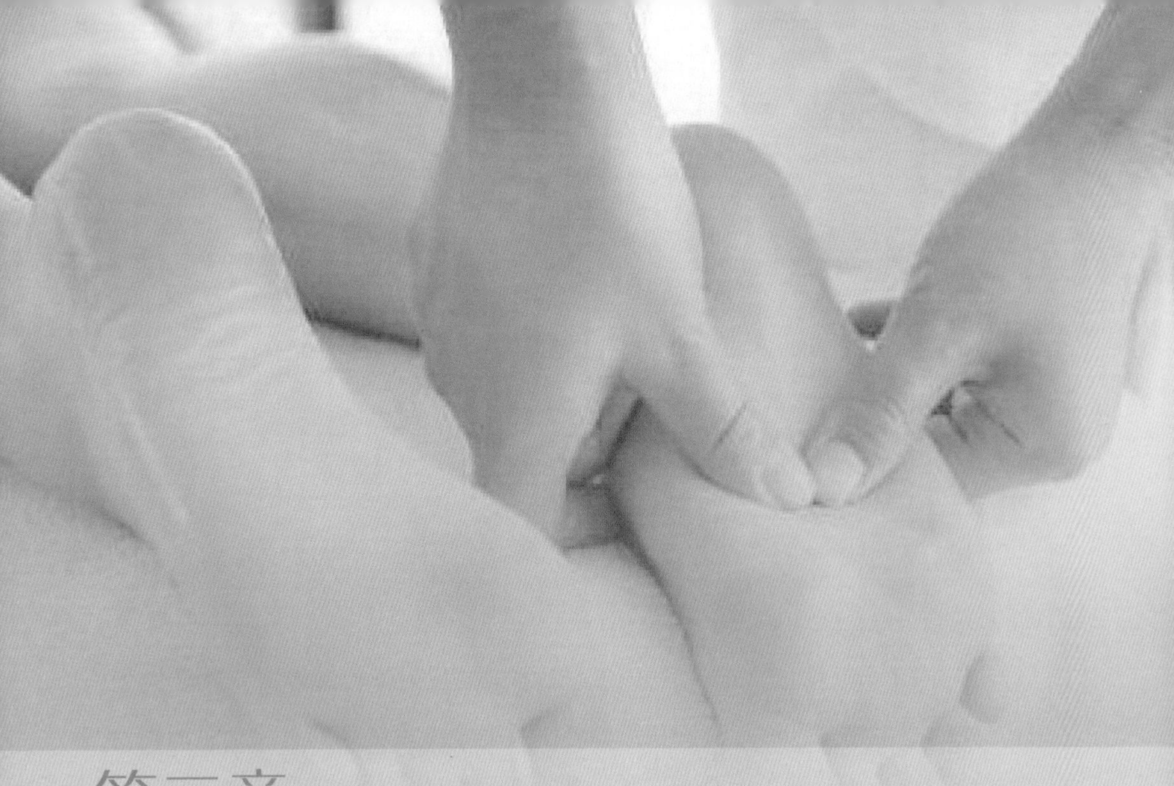

第二章

64 个反射区

在讲 64 个反射区之前，我想说一说中国的反射学权威专家张颖清先生，看看他的《生物全息诊疗法》和世界各国反射学专家提到的有关全息的理论。全息的含义是生物体上的任何一点，都有此生物体的全部信息。譬如耳朵是一个全息胚：耳垂是头，插耳环时，很容易伤到眼睛，耳背是脊椎，腿缩到耳的中间。如同胚胎一样，全身器官在耳朵上都有其自己的位置，称全息胚。脚也是一个全息胚，它是人体最大的全息胚，很多通道联系上身，是终端，刺激脚能反射到全身，所以选择脚作诊断和保健的全息胚是很理想的。认识反射区，并进一步研究反射区，包括位置是否准确，按摩此反射区的效果如何等。

（一）概述

人体上有多个全息胚，脚也是一个全息胚，可以反射到全身。而且脚是最好的全息胚，耳朵和手都不是终端，脚是终端。脚有许多神经联系头部，有复杂的骨骼、肌肉等，并且构成了不同的层次。双足有骨骼 52 块、关节 66 个、韧带 214 条、肌肉 38 条等，更符合全息胚的多型性原理，使它更适合作人体的精准缩影，也便于更精准地找出各器官的反射区。

（1）反射

反射学分中医、西医两方面来谈。

中医学的经络在科学上已被证实存在。通过声、光、热、电、磁等物理学方法，测得中医典籍中所记述的经络在体表部位的循行线，具有高振动音、高冷光、高红外辐射、低阻抗、隐性传感等主要特性，并与同位素原子的优势扩散线相一致，具有高钙离子浓度和高二氧化碳释放等特性。经络也能反射，不过是通过能量的一种反射，如按压足三里，一会儿胃就会觉得舒服起来，这就是经络的传导作用。

西医学的反射分为有线传导和无线传导。有线传导也分为 2 种，一是通过神经反射，从脚刺激反射区，信息从脊椎传到大脑，再由大脑通过脊椎传到反射区所指的人体器官；二是通过神经反射，从脚刺激反射区通过脊椎直接传到人体的器官。无线传导是指通过血液循环、热能、电能等传导的反射作用。

（2）若石健康法的功效及其评价

64 个反射区的若石健康法已有 30 多年了，造福全世界千百万人，受益人群庞大，保健效果显著，说明大部分反射区的位置是正确的，原理也是科学的。这种方法能促进全身的血液循环，加上适当的按摩顺序，令血液更好地循环，带来细胞需要的营养，带走把细胞中的代谢废物；改善内分泌，延缓衰老；通过神经反射，令受损器官功能恢复正常；达到令细胞活化，提高免疫力的功效。特别是通过自我调节的功能，使整个身体状况好起来，得到全面改善。该法将足部保健事业进一步推向了医疗事业，提出了配方的中西医理论基础，成为今后重要的研究课题。

20世纪90年代，原国家卫生部对若石健康法的评价是可保健，也可医病。肯定了若石健康法“是一种简便易行、效果显著、无副作用的防病治病的自我保健方法，尤其对中老年人的自我保健更有明显作用”，并建议各基层医院使用和推广这一方法。

全球反射学会会长克理斯丁·埃谢尔（Christine Issel）认为反射学疗法包括3个内容：①医学理论；②手法，十二式等（技巧）；③和患者的沟通（注意生活方式健康和爱人如己）。

台湾国际若石健康研究会认为若石健康法是一种能促进血液循环，改善内分泌，活化细胞，神经反射令器官功能正常，提高免疫力的一种健康方法。

香港国际若石足部反射区健康法研究会强调，若石健康法是一种能够最大限度地促进人体的自我调解功能的自然保健方法。强调全面按摩64个反射区的重要性。

（二）反射区总图

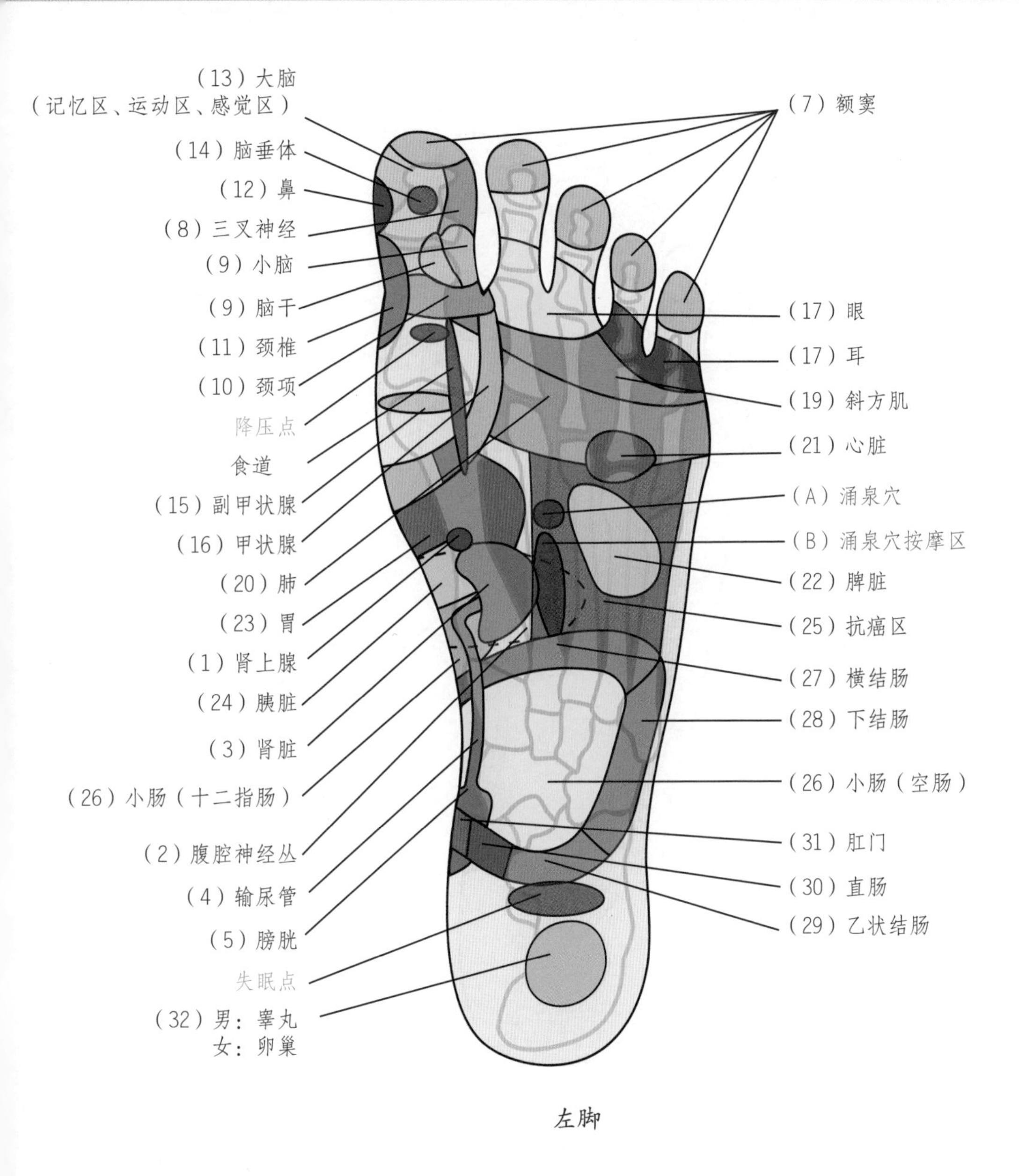
（13）大脑
（记忆区、运动区、感觉区）
（14）脑垂体
（12）鼻
（8）三叉神经
（9）小脑
（9）脑干
（11）颈椎
（10）颈项
降压点
食道
（15）副甲状腺
（16）甲状腺
（20）肺
（23）胃
（1）肾上腺
（24）胰脏
（3）肾脏
（26）小肠（十二指肠）
（2）腹腔神经丛
（4）输尿管
（5）膀胱
失眠点
（32）男：睾丸
女：卵巢
（7）额窦
（17）眼
（17）耳
（19）斜方肌
（21）心脏
（A）涌泉穴
（B）涌泉穴按摩区
（22）脾脏
（25）抗癌区
（27）横结肠
（28）下结肠
（26）小肠（空肠）
（31）肛门
（30）直肠
（29）乙状结肠

左脚

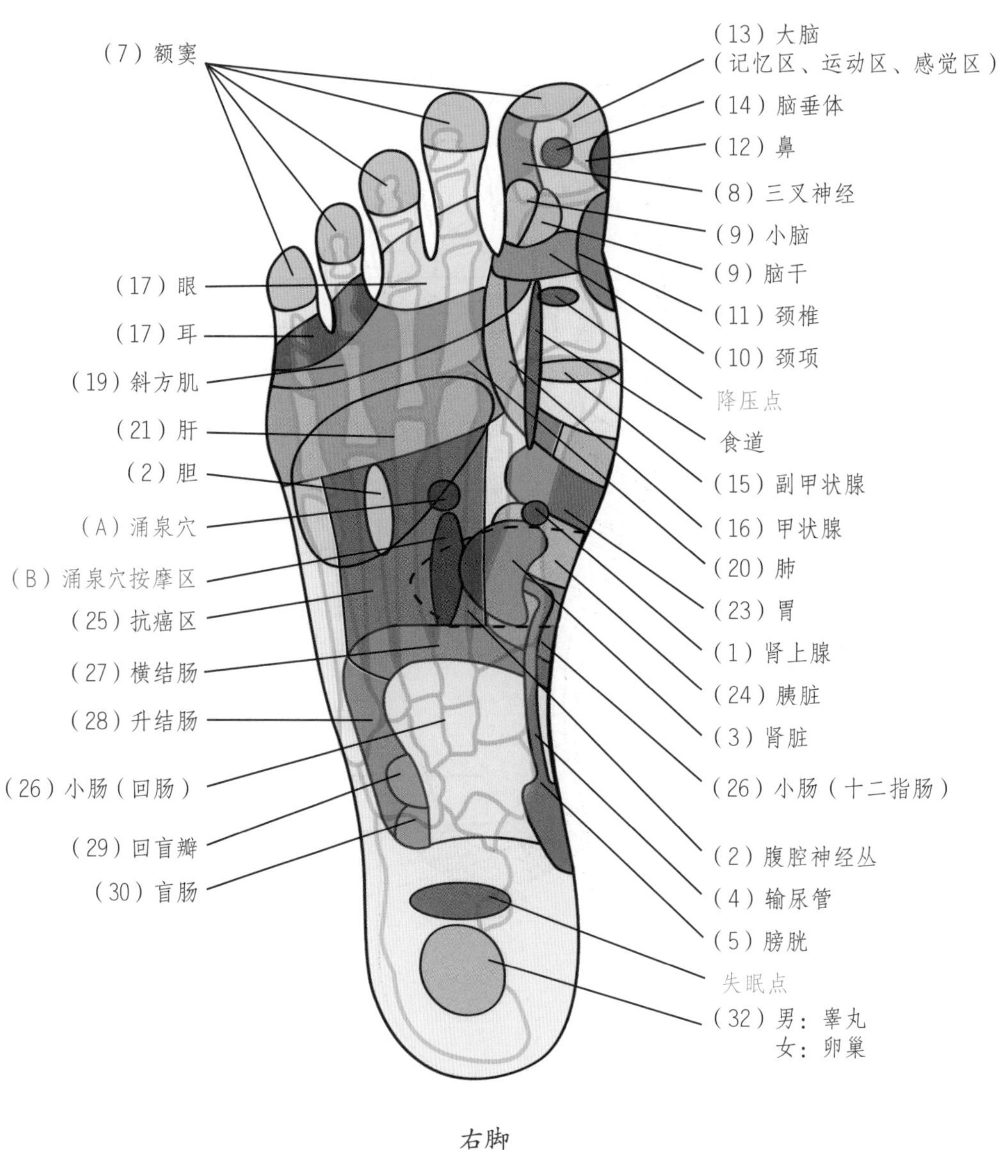
（7）额窦
（17）眼
（17）耳
（19）斜方肌
（21）肝
（2）胆
（A）涌泉穴
（B）涌泉穴按摩区
（25）抗癌区
（27）横结肠
（28）升结肠
（26）小肠（回肠）
（29）回盲瓣
（30）盲肠
（13）大脑
（记忆区、运动区、感觉区）
（14）脑垂体
（12）鼻
（8）三叉神经
（9）小脑
（9）脑干
（11）颈椎
（10）颈项
降压点
食道
（15）副甲状腺
（16）甲状腺
（20）肺
（23）胃
（1）肾上腺
（24）胰脏
（3）肾脏
（26）小肠（十二指肠）
（2）腹腔神经丛
（4）输尿管
（5）膀胱
失眠点
（32）男：睾丸
女：卵巢

右脚

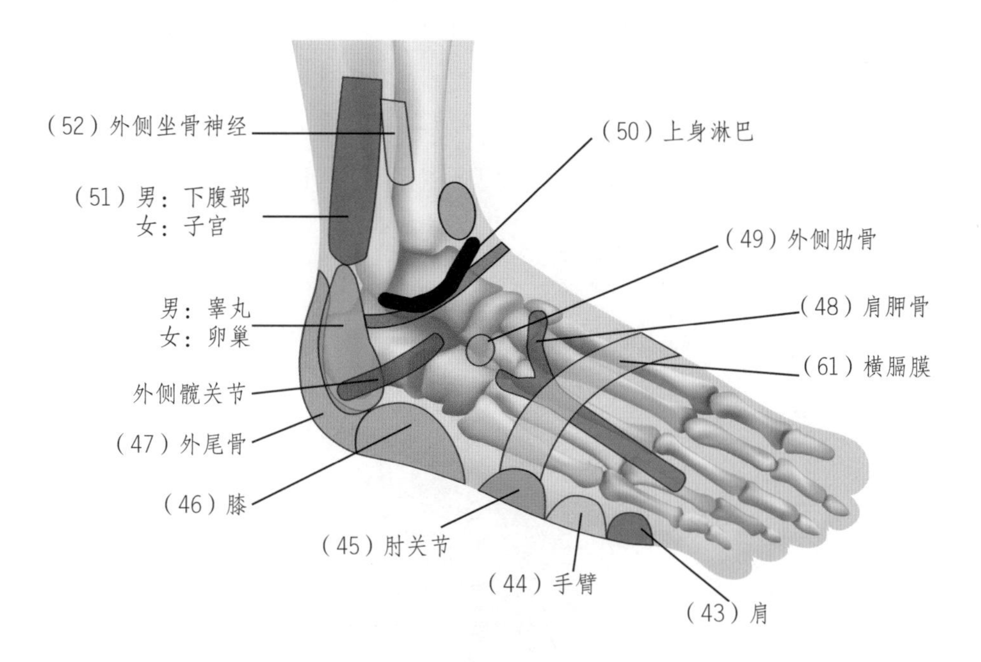
（52）外侧坐骨神经
（50）上身淋巴
（51）男：下腹部
女：子宫
（49）外侧肋骨
男：睾丸
女：卵巢
（48）肩胛骨
（61）横膈膜
外侧髋关节
（47）外尾骨
（46）膝
（45）肘关节
（44）手臂
（43）肩

脚外侧

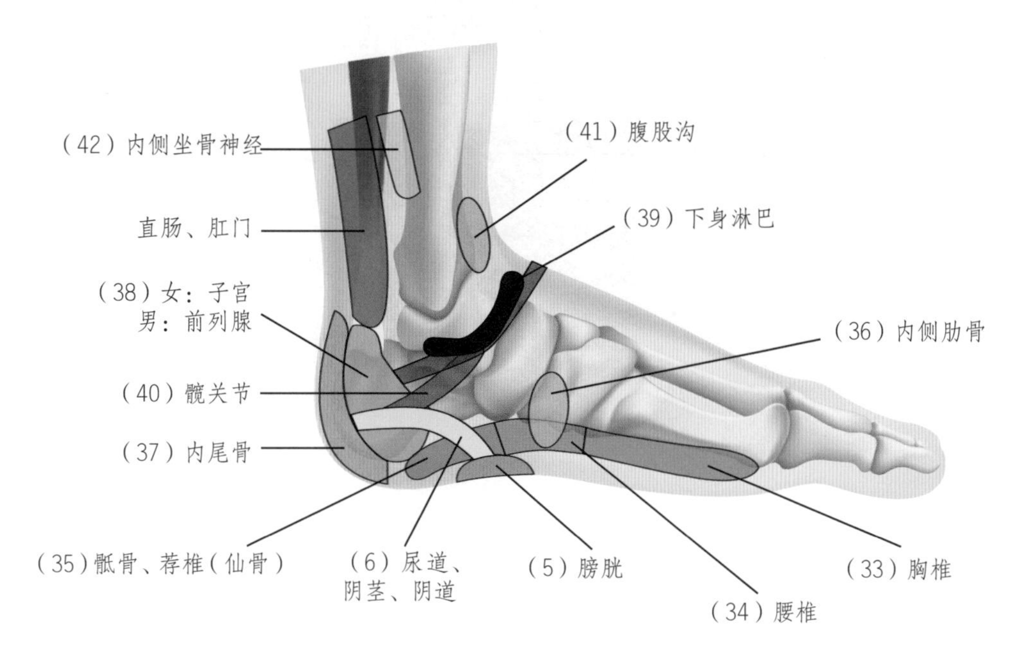
（42）内侧坐骨神经
（41）腹股沟
直肠、肛门
（39）下身淋巴
（38）女：子宫
男：前列腺
（36）内侧肋骨
（40）髋关节
（37）内尾骨
（35）骶骨、荐椎（仙骨）
（6）尿道、
阴茎、阴道
（5）膀胱
（33）胸椎
（34）腰椎

脚内侧

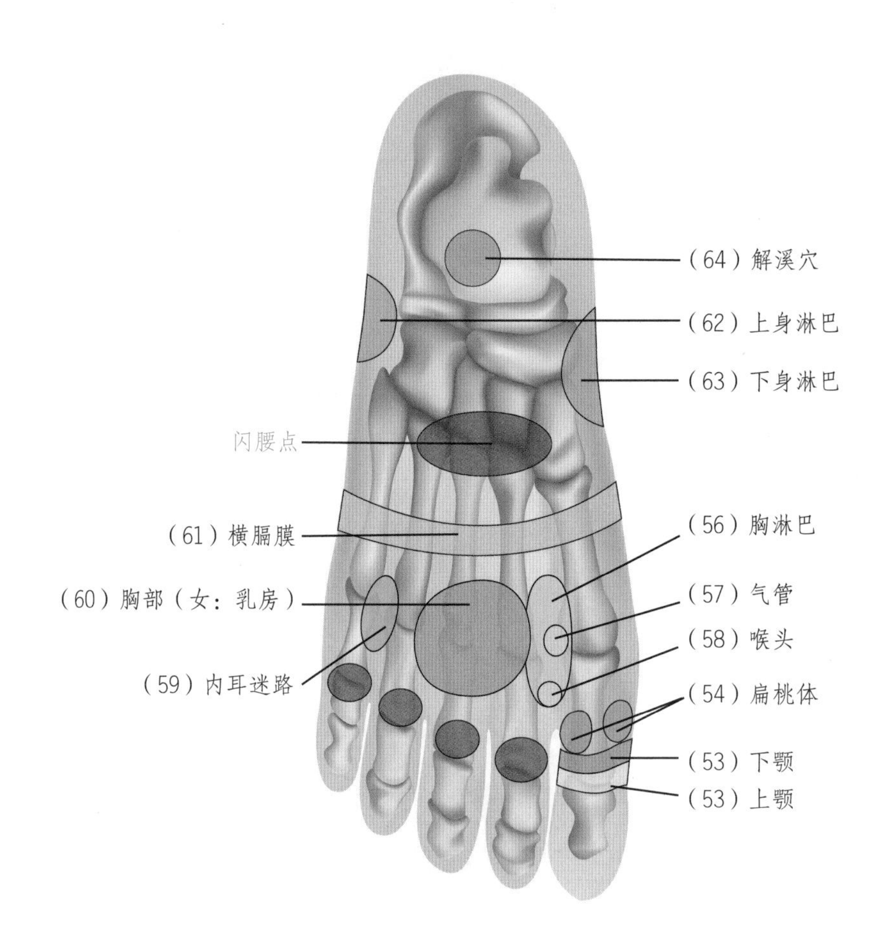
（64）解溪穴
（62）上身淋巴
（63）下身淋巴
闪腰点
（61）横膈膜
（56）胸淋巴
（60）胸部（女：乳房）
（57）气管
（58）喉头
（59）内耳迷路
（54）扁桃体
（53）下颚
（53）上颚

脚面

（三）64 个反射区详解

1. 肾上腺 Adrenal Gland

（1）解剖学位置

肾上腺在人体解剖学上的位置，分别处于身体左右两侧肾脏的上端，如各戴一帽。

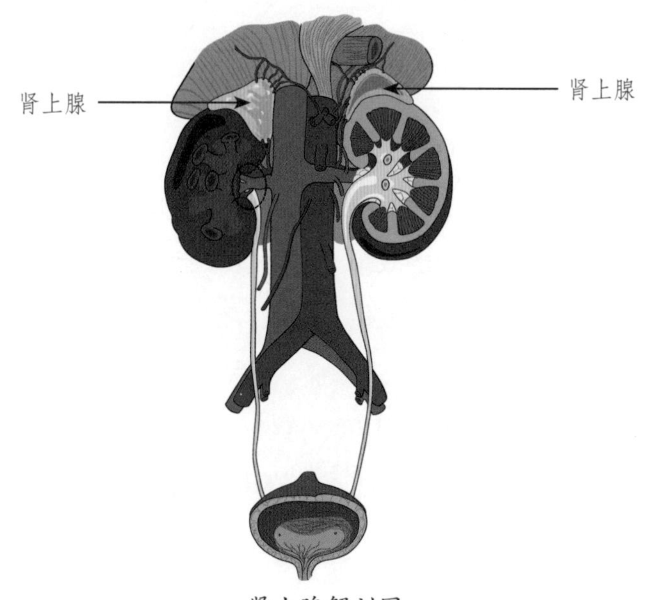

肾上腺解剖图

（2）反射区位置

若石健康法反射区图中肾上腺反射区在足底中上部，位置靠中间。

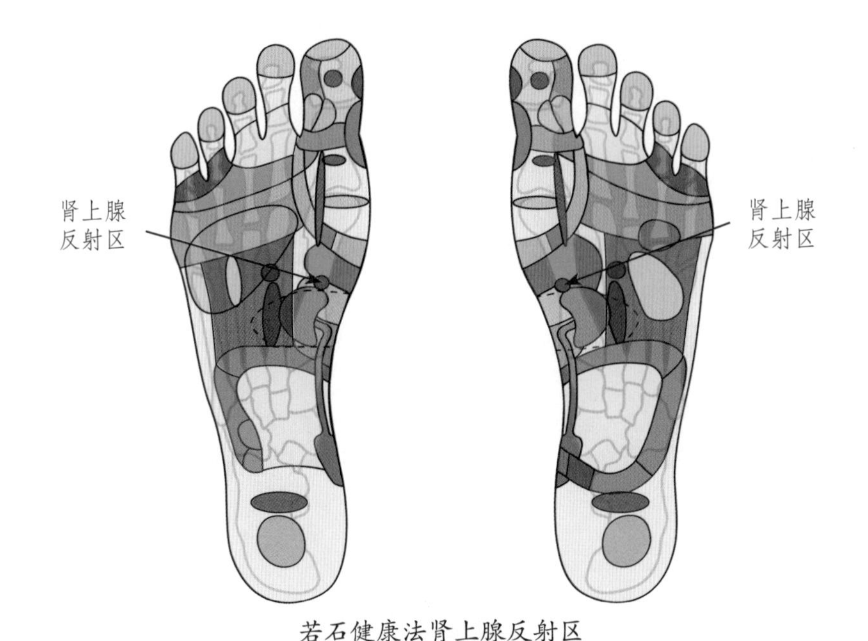

若石健康法肾上腺反射区

若石健康法肾上腺反射区正是中医的涌泉穴，当按摩此处时，觉得效果非常良好，其实这不是按摩肾上腺的作用，而是按摩涌泉穴的作用。按摩涌泉穴具有增强体力，改善体质的效果。适当按摩能缓解身体疲劳，增强体力，益肾，清热解郁，改善腰部肌肉疲倦、肿胀，治疗月经失调，加速血液循环，瘦腰，降血压，还可缓解反胃呕吐、头痛、烦躁、鼻子不适、心悸亢奋、失眠，还有使毛发变黑、防止衰老等作用。

笔者的反射区图中涌泉穴、涌泉穴按摩区及肾上腺反射区、肾脏反射区都要按摩。

（3）功能

肾上腺的功能主要分两部分，髓质素帮助调节心率，占 10%；皮质激素帮助消炎，占 90%。

除以上功能外，肾上腺可分泌 40 多种激素，主要有糖皮质激素，调节血糖含量；矿物皮质激素，主要为醛固酮，调节体内钠钾平衡，对肾脏有益；性激素，影响男女性征。此外，肾上腺激素是一种强烈的心脏兴奋剂，当人在恐惧时会大量分泌，是著名的应急激素。肾上腺皮质激素降低，易患艾迪生氏病，不及时治疗易致死亡。

（4）肾上腺反射区适应症

心律不齐、心悸、昏厥等心脏问题，以及风湿、关节炎、胃炎、皮肤炎、肺炎、鼻炎、肝炎、急慢性副肾不全症等症。

2. 腹腔神经丛（太阳神经丛）Solar Plexus

（1）解剖学位置

腹腔神经丛是指两肾之间的网状神经丛，位于腹主动脉上段前方，旁边是肾上腺。

按摩肾上腺反射区后，为了使患者放松，应按摩腹腔神经丛反射区。

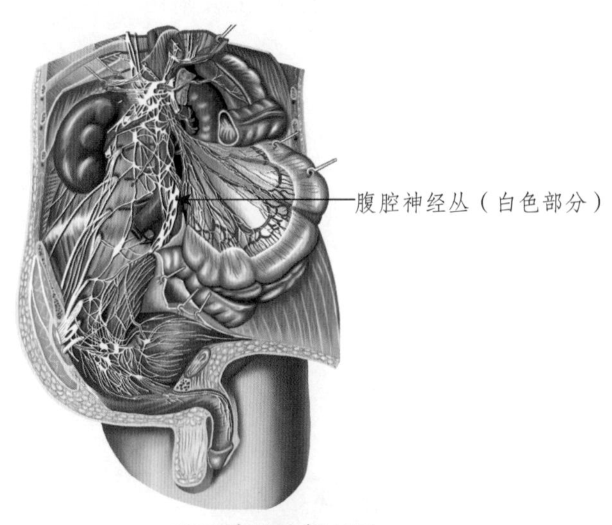

腹腔神经丛解剖图

（2）反射区位置

Hedi Masafret 所著的《Good Health For The Future》（《病理按摩法》）认为腹腔神经丛反射区在肾脏反射区的上内侧，与解剖图位置相符。

若石健康法反射区图中腔神经丛反射区不仅在肾脏反射区上部，还覆盖了整个肾脏反射区的表面，包括肾脏周围一圈。

目前肾脏反射区的位置有变动，因此覆盖在肾脏周围的腹腔神经丛的位置也相应有所变化。

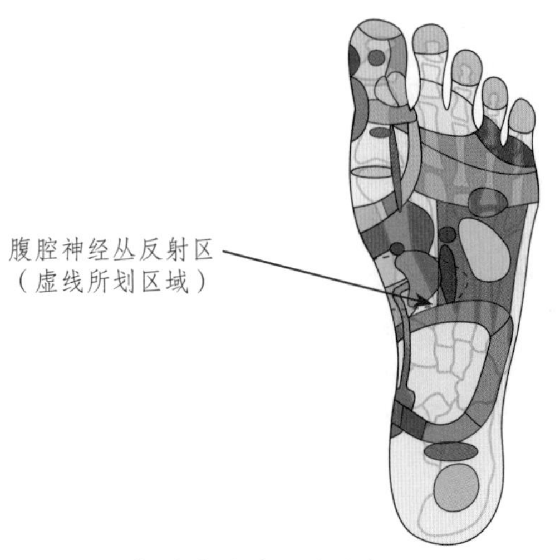

新的腹腔神经丛反射区

（3）功能

按摩腹腔神经丛反射区可使人体内脏及神经放松，对改善睡眠有帮助，特别是对神经性胃病很有疗效。

（4）腹腔神经丛反射区适应症

神经性胃肠病症，包含胀气、泻肚、胸闷、失眠、忧郁、心情烦躁等。

3. 肾脏 Kidneys

（1）解剖学位置

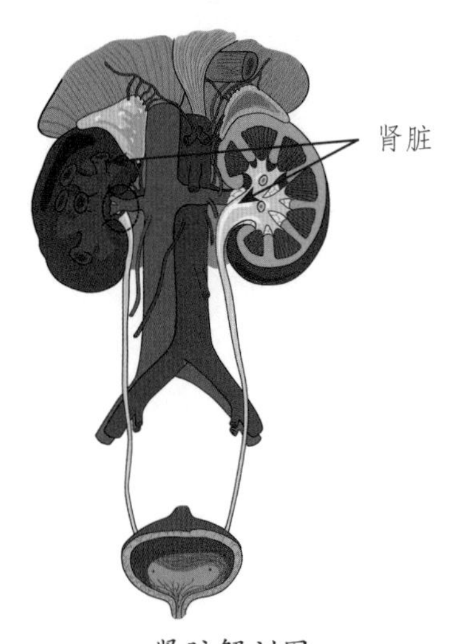

肾脏解剖图

（2）反射区位置

若石健康法认为肾脏反射区位于脚底中间的位置。

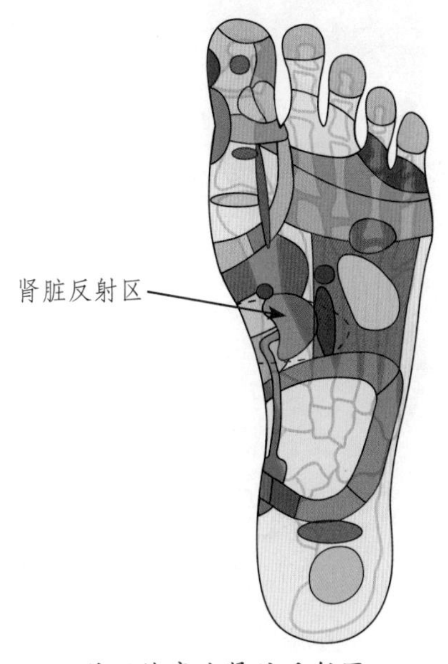

若石健康法肾脏反射区

Ann Gillanders 认为肾脏反射区的位置在脚底中部靠内侧。

通过试验，可知肾脏反射区的确切位置不在脚底的中间，而是在脚底内侧。糖尿病患者需防尿毒症，要降低血糖，一般在若石健康法反射区图胰脏反射区的位置，用泻的手法去刮，可以降低血糖，但不可以碰到胰脏反射区内侧的肾上腺反射区，否则血糖不降反升。肾上腺反射区必和肾脏反射区在一起，即可知肾脏反射区的正确位置。肾脏反射区外侧有肾小球反射区，按摩该区域可起到补充肾小球、降低肌酸酐的作用，但按该区域肌酸酐没有降低，可见肾脏反射区可能不在此处；而 Ann Gilladers 所绘的肾小球反射区，通过按摩肌酸酐降低，可见肾脏反射区应该在此处。

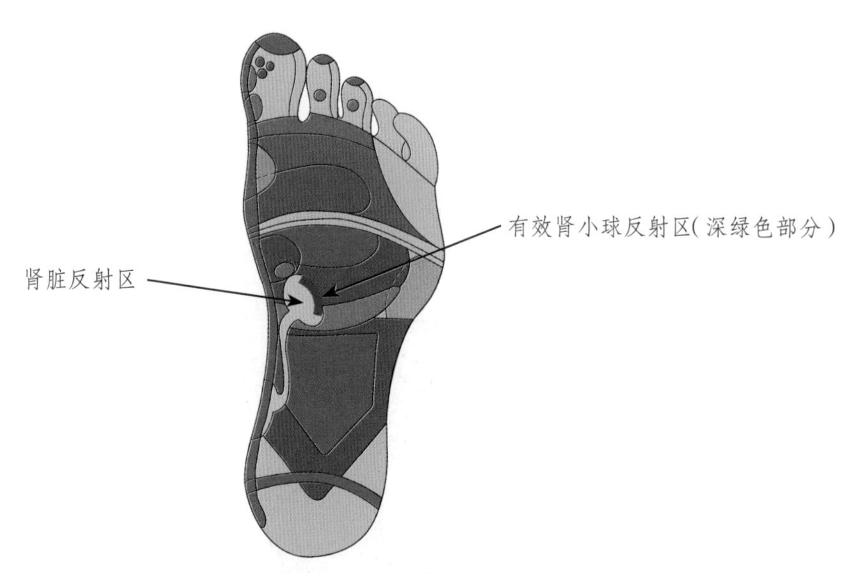

Ann Gilladers 肾小球反射区

笔者的肾脏反射区就在胰脏反射区左右两侧、近十二指肠反射区处。脚底中部已改成涌泉穴和涌泉穴按摩区了。

（3）功能

①调节血液的 pH 值。血液为弱碱性，pH 值约为 7.4，因此酸性物如尿素、肌酸酐等，强碱性物质如钠、钾、钙等，在血液中的浓度超过一定比例，就必须经由肾脏排出，以维持血液的弱碱性。

②调节体液平衡。如夏天流汗多、小便少，冬天小便多、流汗少，这就是肾脏调节的结果。

③排泄毒素和杂质。血液流动，通过肾脏能排出代谢作用 75% 的废物，同时起到调节血压的作用。肾主骨，凡骨受损都与之有关，应补肾。此外，还要注意免疫系统、全身淋巴、肾上腺皮质激素、涌泉穴、太溪穴。肾上腺还能分泌一种激素 DHEA（脱氢表雄酮），具有增强免疫力、延缓衰老的作用。

（4）肾脏反射区适应症

肾功能差，动脉硬化，静脉曲张，风湿，关节炎，水肿，高血压，低血压，肾衰竭，肾盂肾炎，尿血，蛋白尿，腰部肌肉酸痛，肾结石，游走肾，高尿酸症，痛风，肾功能不全及尿毒症等。

4. 输尿管 Ureters

（1）解剖学位置

输尿管位于肾脏与膀胱之间，上接肾盂，下连膀胱，是一对细长的管道。

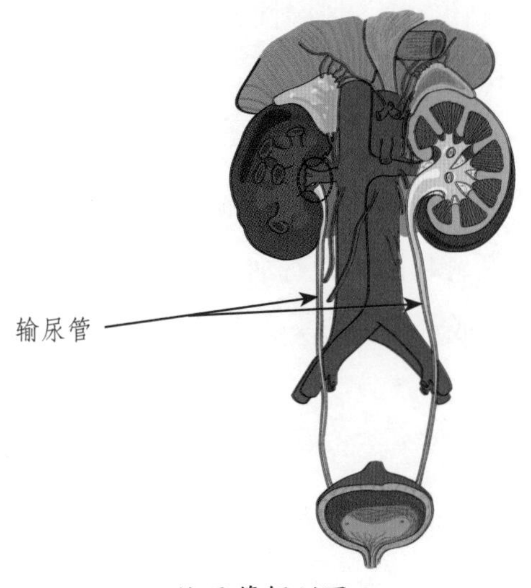

输尿管解剖图

（2）反射区位置

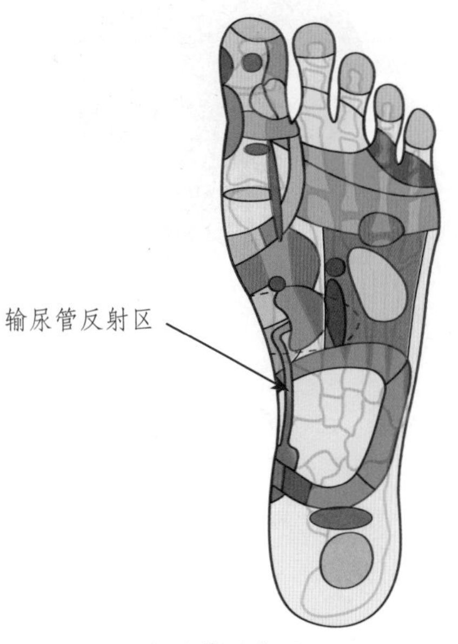

输尿管反射区

（3）功能

将肾脏中的尿液输送到膀胱。

（4）输尿管反射区适应症

输尿管结石，输尿管炎症，风湿性关节炎，高血压，低血压，动脉硬化，输尿管狭窄造成的肾积水。

（5）病症研究

尿液混浊，多半是肾脏有问题。根据尿液 pH 值、蛋白质含量、红细胞数或结晶情况，可判断肾功能。检查尿糖含量，判断是否有糖尿病等。如尿酸过多，可能是肾结石或肾性关节炎。多按摩输尿管反射区有益，亦可利尿。

5. 膀胱 Bladder

（1）解剖学位置

上接输尿管，下接尿道，位于盆骨内。

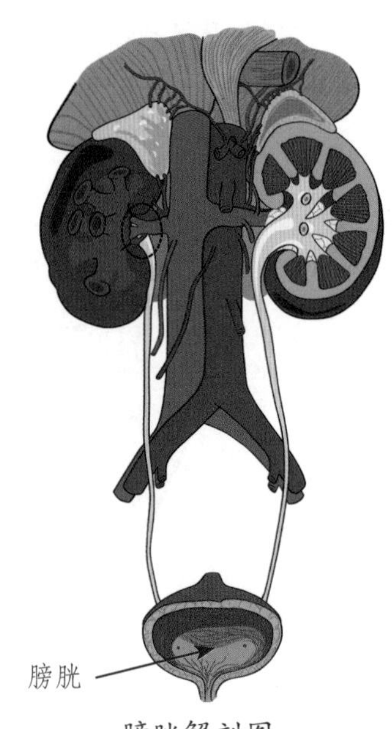

膀胱解剖图

（2）反射区位置

膀胱反射区在骨缝中。

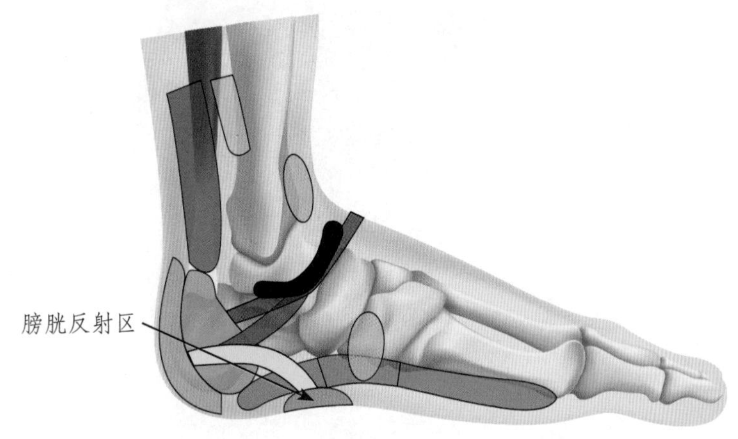

膀胱反射区

（3）功能

排尿意识是由中枢神经和周围神经系统一起来执行的。尿量达200～400毫升时，膀胱就会受到刺激，将信息反馈到大脑，大脑控制外括约肌排尿。按摩尿失禁患者时，膀胱反射区及大脑运动区反射区都按，效果才好。

（4）适应症

肾结石，输尿管病变结石，膀胱炎，膀胱结石，尿道炎，高血压，低血压，动脉硬化，膀胱肿瘤，尿失禁（膀胱多动症），排尿困难，膀胱癌。

6. 尿道、阴茎、阴道 Urethra、Penis、Vagina

（1）解剖学位置

男性尿道和阴茎（出精子管道）同属一条；阴道是女性特有的性器官，是娩出胎儿的管道。

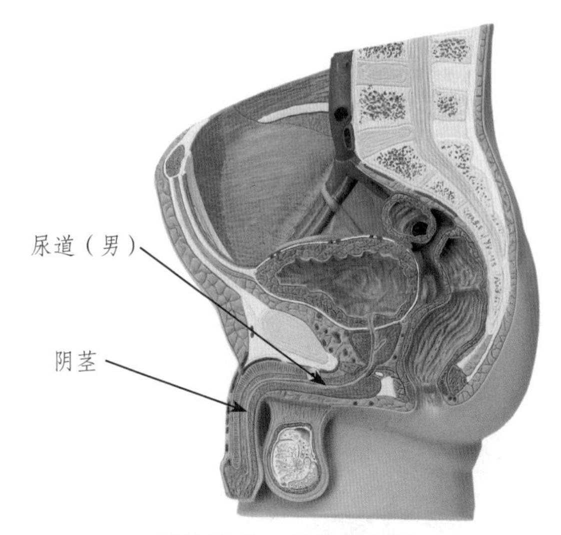

男性尿道、阴茎解剖图

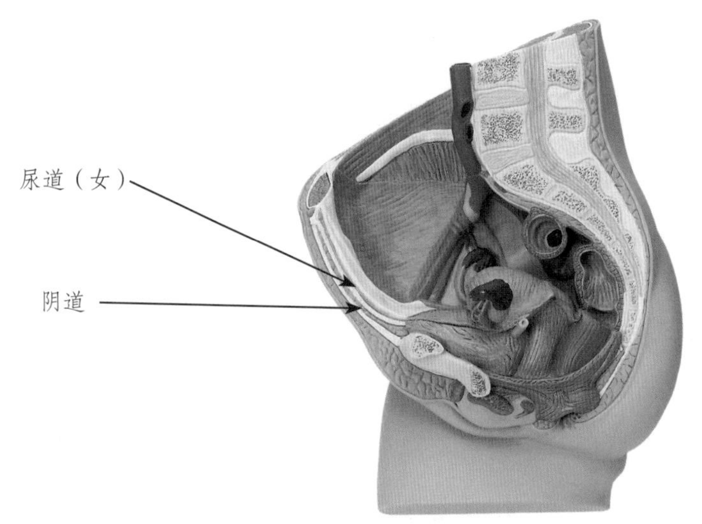

女性尿道、阴道解剖图

（2）反射区位置

若石健康法的尿道反射区角度太垂直，应为 40° 较好。

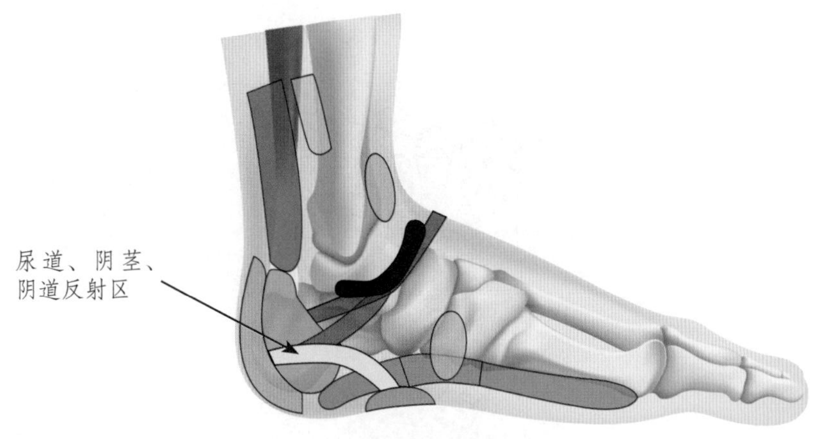

尿道、阴茎、阴道反射区

（3）功能

尿道是排尿通道，男性尿道也是排精管道。女性阴道娩出胎儿。

（4）尿道、阴茎、阴道反射区适应症

尿道炎症，尿道感染，频尿，尿失禁，性病（如淋病等），尿道结石，因虚弱或发炎产生排泄物。

7. 额窦 Frontal Sinuses

（1）解剖学位置

额窦在头部的位置。

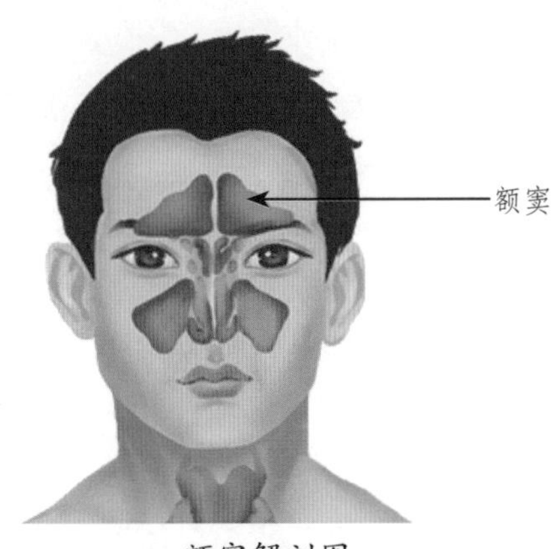

额窦解剖图

（2）反射区位置

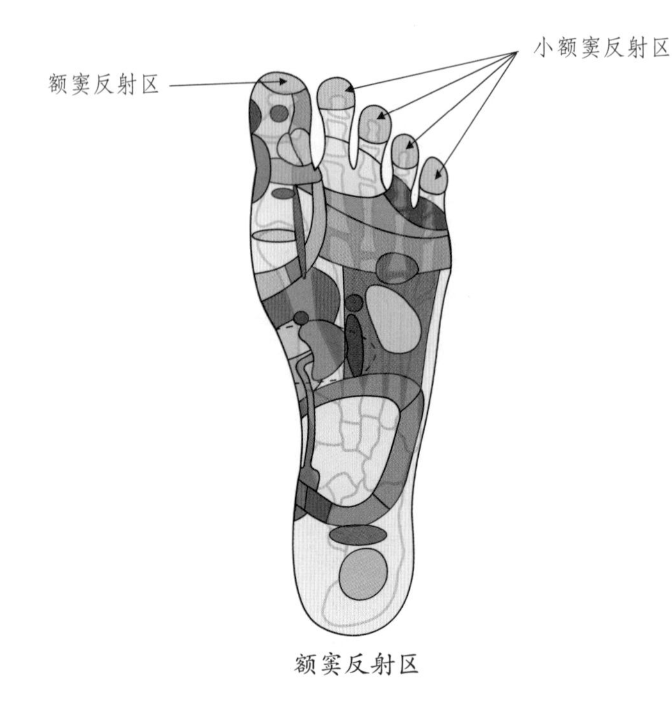

额窦反射区

（3）功能

帮助睡眠；鼻窦内壁有黏膜，鼻子黏膜不够时，靠其来补充，因此眼耳、鼻、喉的相关问题都会与其有关。

（4）额窦反射区适应症

脑卒中，脑震荡，鼻窦炎，头部肿傻瘤，失眠，头痛，头晕，发烧，以及眼、耳、鼻、口等相关疾病（这些疾病都会互相影响，关系额窦）。

8. 三叉神经（太阳穴）Temporal Area

（1）解剖学位置

三叉神经分三部分，由头外侧上端起至眼睛部位为眼神经、至上颌者为上颌神经、至下颌者为下颌神经。3 条神经也叫颜面神经，影响脸的侧面。在脑部解剖图中，三叉神经靠中间。

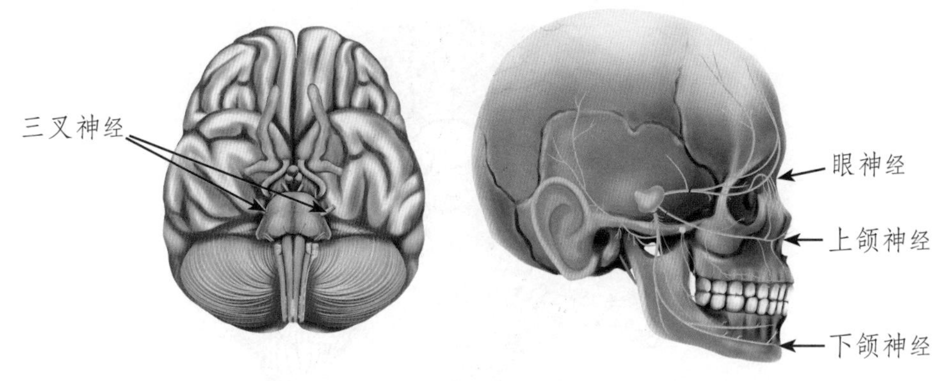

三叉神经解剖图

（2）反射区位置

三叉神经反射区位于大拇趾中部靠食趾侧。

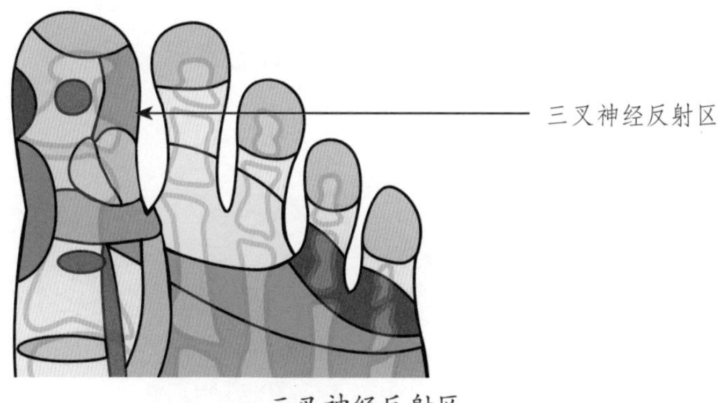

三叉神经反射区

（3）功能

控制颜面皮肤的感觉和眼及上颚、下颚的运动。

（4）三叉神经反射区适应症

偏头痛，颜面神经麻痹，腮腺炎，耳病，鼻咽癌，牙痛，失眠，脸颊歪斜，以及唇、鼻诱发性神经痛等。

9. 小脑 Cerebellum、脑干 Brainstem

（1）解剖学位置

大脑和脊髓构成脑干，小脑处于两者之间。

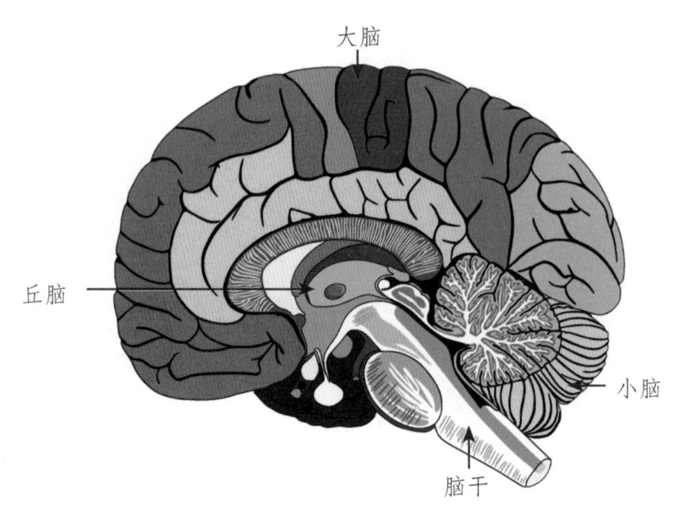

脑部解剖图

（2）反射区位置

在小脑、脑干反射区内，小脑反射区位置靠内侧偏下，脑干反射区居中偏上。

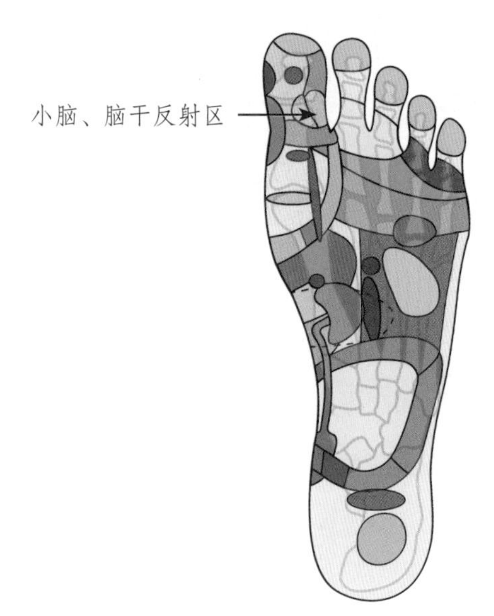

小脑、脑干反射区

（3）功能

平衡中枢（调节运动），脑干控制呼吸和心脏活动，调节体温。

（4）小脑、脑干反射区适应症

脑震荡，脑肿瘤，高血压，失眠，头晕（不平衡感），肌肉紧张，神经衰弱，小脑萎缩，脑卒中，记忆力衰退等。

10. 颈项 Neck

（1）解剖学位置

颈项结构较复杂，其上大动脉、静脉、淋巴、甲状腺、副甲状腺等，控制头部转动。

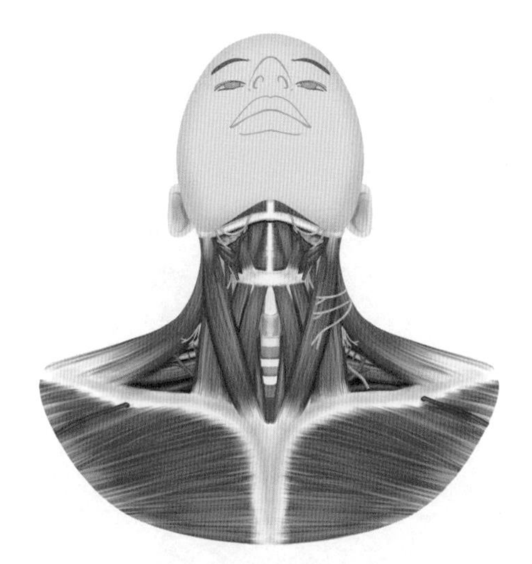

颈解剖图

（2）反射区位置

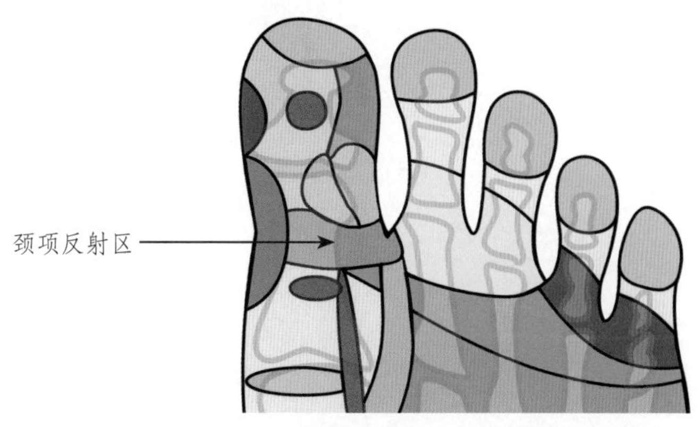

颈项反射区

（3）功能

颈是头部和身体连接的通道，头部自由活动，大脑、小脑、脑干控制身体，以及身体向中枢神经传送信息都要经过颈部。

（4）颈项反射区适应症

颈部疼痛僵硬，高血压，落枕，头晕，头痛，咳嗽，手冰冷、酸痛，手麻木等。

11. 颈椎 Cervical Vertebra

（1）解剖学位置

位于头以下、胸椎以上，由 7 块颈椎骨组成。

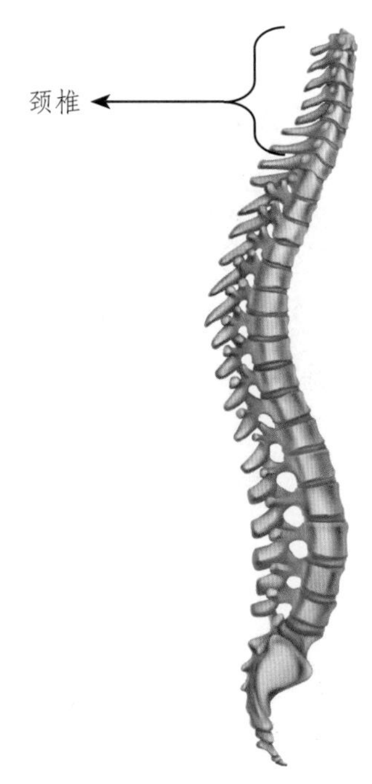

颈椎骨解剖图

（2）反射区位置

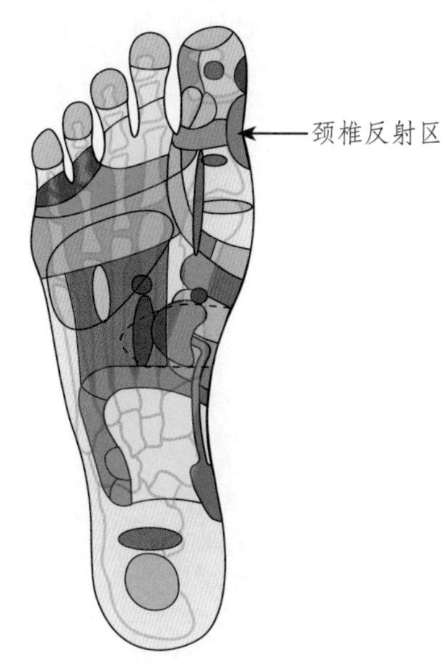

颈椎反射区

（3）功能

颈椎是脊椎的第一部分，分为 7 节，每节功能如下。

C1：其神经联系头部血管、大脑垂体、面部。容易产生头痛、神经过敏、失眠症、头风、高血压、神经恍惚、眩晕、头痛、健忘症、怠倦等病变。

C2：其神经联系眼神经、耳神经、肾、舌、额窦、乳突骨。容易产生鼻窦炎、过敏症、重听、眼疾、耳痛、昏眩、斜视、耳鸣等病变。

C3：其神经联系下颚、外耳、面骨、牙、三叉神经。容易产生神经痛、神经炎、痤疮、湿证等病变。

C4：其神经联系鼻、唇、口、耳、咽管。容易产生干草热、卡他、耳聋、生殖器炎症等病变。

C5：其神经联系声带、头部、咽喉。容易产生喉炎、声音嘶哑、咽喉炎等病变。

C6：其神经联系头部肌肉、肩部、扁桃体。容易产生头部僵硬、上臂疼痛、扁桃体炎、百日咳、哮喘等病变。

C7：其神经联系甲状腺、肩和肘关节滑囊。容易产生滑囊炎、热风、甲状腺症状等病变。

（4）颈椎反射区适应症

颈部僵硬酸痛，头晕，头痛，血压上升，肩部僵硬，手麻痹、冰冷，五十肩，颈椎断裂瘫痪，斜颈。

12. 鼻 Nose

（1）解剖学位置

鼻位于面部中央，由外鼻、鼻腔和鼻旁窦三部分组成。

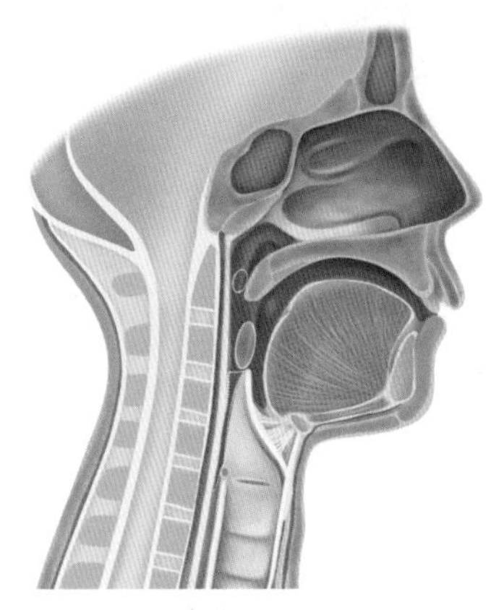

鼻解剖图

（2）反射区位置

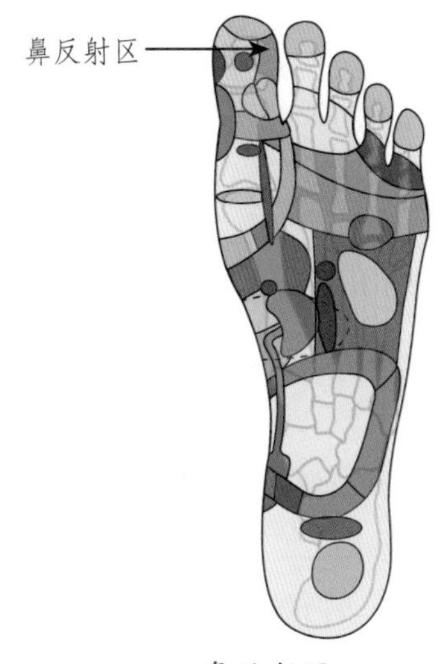

鼻反射区

（3）功能

呼吸兼嗅觉器官；呼吸时对空气进行加温，湿润及过滤；说话的共鸣箱。

（4）鼻反射区适应症

急慢性鼻炎，流鼻血，鼻敏感，鼻窦炎，鼻塞，流鼻涕，味觉失调，花粉过敏，打喷嚏等。

13. 大脑 Brain

（1）解剖学位置

大脑包括三部分，记忆区、运动区和感觉区。

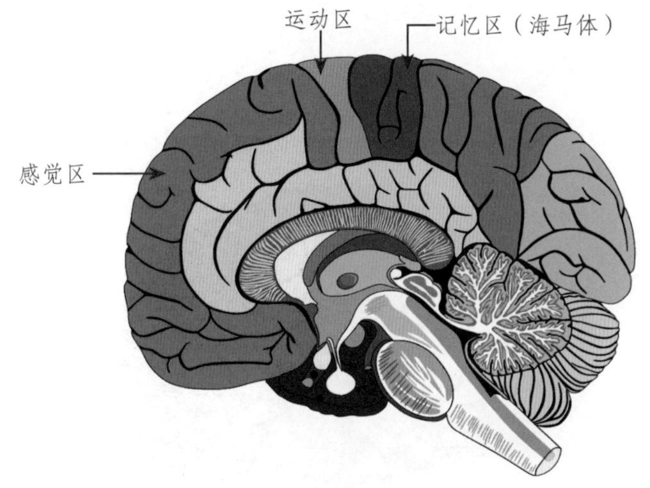

大脑功能分区示意图

（2）反射区位置

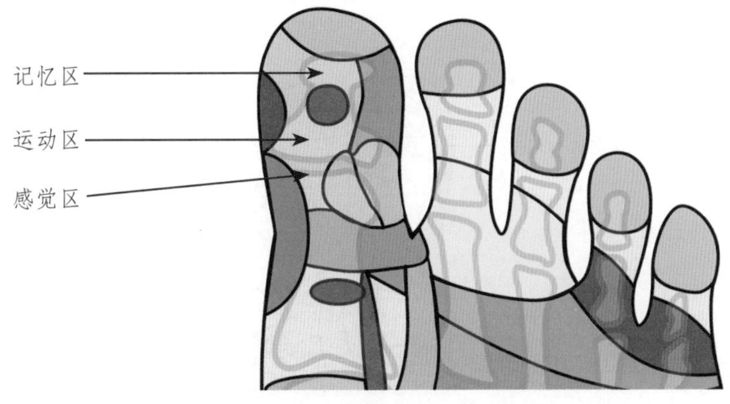

大脑反射区

（3）功能

大脑是思考中心，也是记忆中心，接收和控制视觉、听觉、嗅觉、味觉、触觉和运动等信息。

（4）大脑反射区适应症

高血压，低血压，脑震荡，脑出血，头部外伤，头晕，头痛，头重，失忆，失眠，嗅觉失灵，味觉失灵，脑性麻痹，脑血栓，颅骨裂，脑挫伤，脑肿瘤，帕金森病等。

14. 脑垂体 Pituitary Gland

（1）解剖学位置

位于丘脑下部的腹侧，为一卵圆形小体。

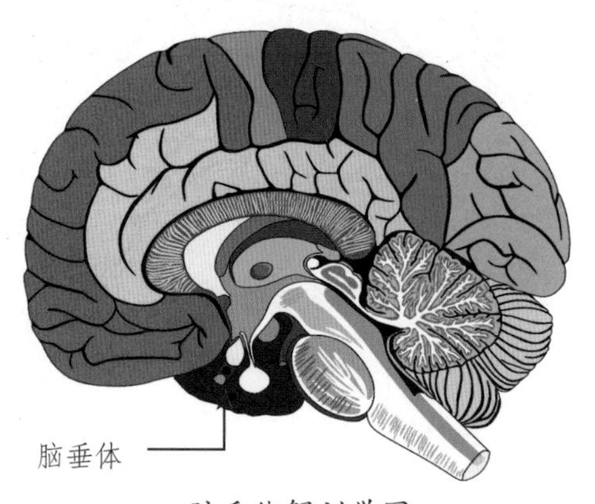

脑垂体解剖学图

（2）反射区位置

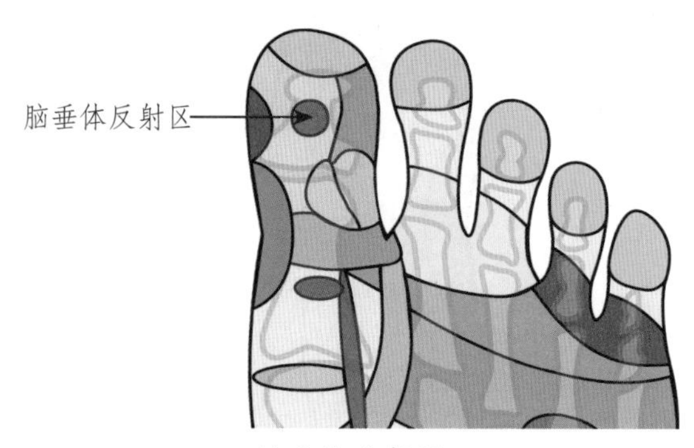

脑垂体反射区

（3）功能

内分泌系统的“总管”，调控多种激素，控制人体的生长发育、新陈代谢等。

（4）脑垂体反射区适应症

与甲状腺、副甲状腺、胸腺、肾上腺、性腺、脾和胰（胰岛素）等功能失调有关病症。

15. 副甲状腺 Parathyroid

（1）解剖学位置

为 4 个如黄豆般大的腺体，左右对称，位于颈部甲状腺的背面。

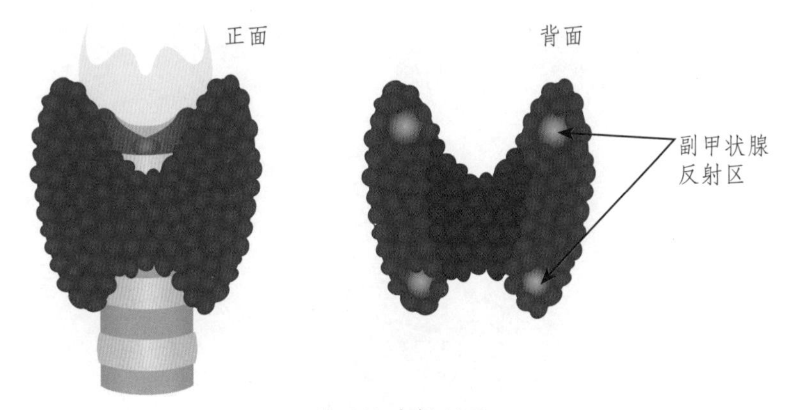

副甲状腺解剖图

（2）反射区位置

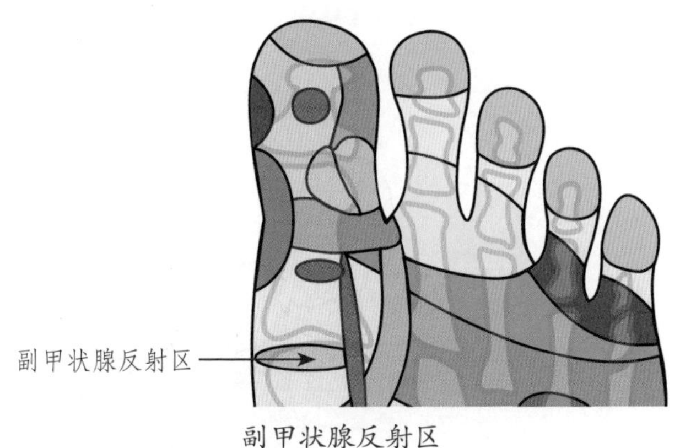

副甲状腺反射区

（3）功能

副甲状腺素与钙代谢有关，按摩副甲状腺反射区可解决痉挛问题。血液内钙含量为 9 ～ 11mg/100ml，并保持钙、磷比例为 2 ∶ 1。如果肾功能不好，导致体内钙流失，血液循环时就要从骨骼中吸取钙，使骨骼受损，所以中医说肾主骨。

（4）副甲状腺反射区适应症

痉挛（抽筋），过敏，筋骨酸痛，癫痫，失眠，呕吐，恶心，白内障（由副甲状腺功能失常引起），低钙症引起的手脚麻痹、指甲脆弱等。

16. 甲状腺 Thyroid Glands

（1）解剖学位置

位于颈部甲状软骨下方、气管两侧。

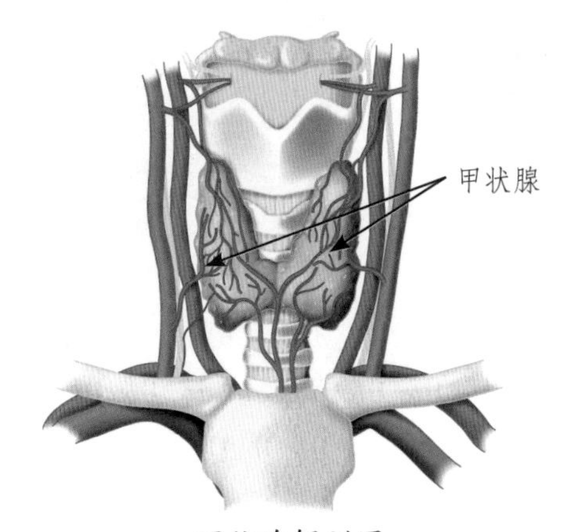

甲状腺解剖图

（2）反射区位置

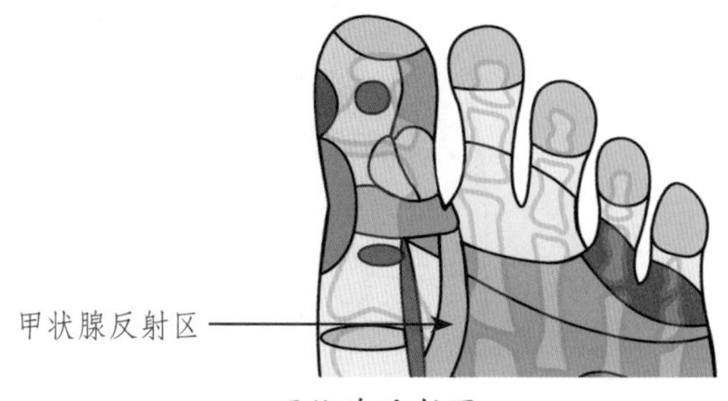

甲状腺反射区

（3）功能

参与调节体内一切内分泌活动，提高蛋白质合成率。促进生长发育，提高神经系统兴奋度。甲状腺激素分泌失调可能引起暴力行为。和脑垂体配合增减体重。

（4）甲状腺反射区适应症

甲状腺亢进，心悸，失眠，紧张，狂躁，盗汗，手汗，情绪不安，肥胖，甲状腺分泌不足导致的动作迟缓、讲话迟缓，凸眼性甲状腺肿等。

17. 眼睛 Eye

（1）解剖学位置

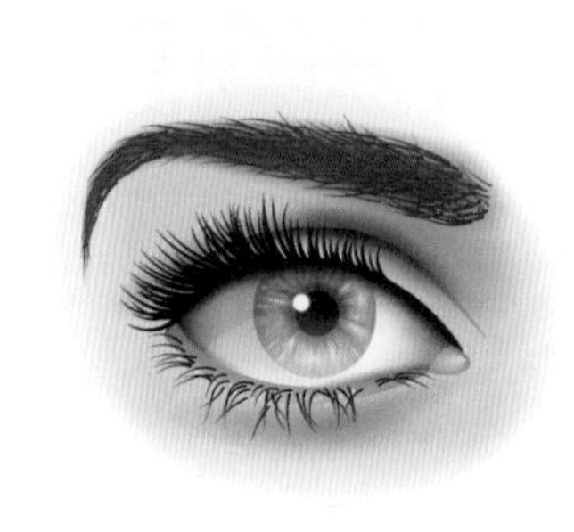

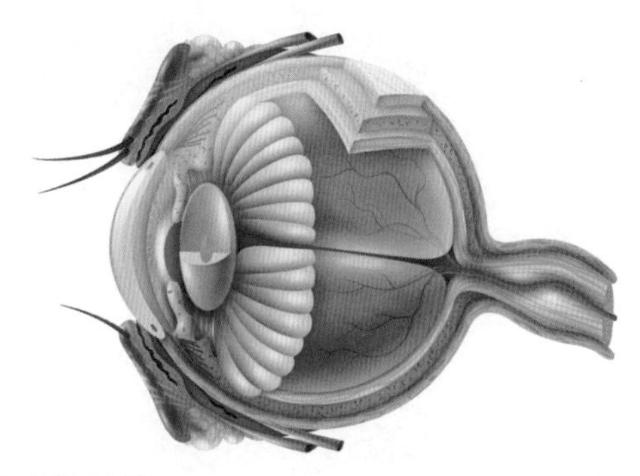

眼睛解剖图

（2）反射区位置

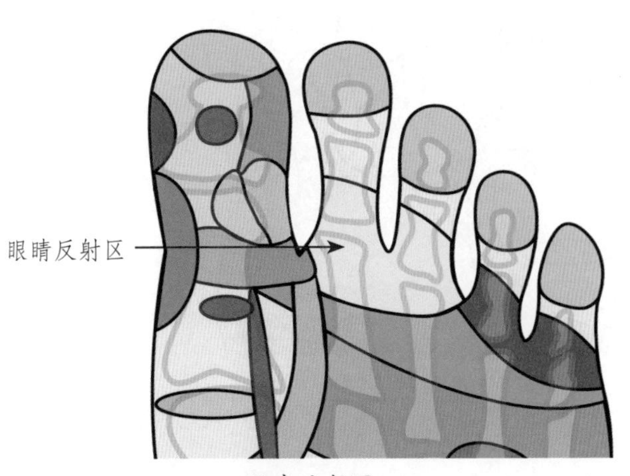

眼睛反射区

（3）功能

感知图像的器官，人脑 80% 以上信息是靠眼睛搜集的。

（4）眼睛反射区适应症

结膜炎，角膜炎，近视，远视，老花，流泪，怕光，干眼症，飞蚊症，青光眼，白内障，视网膜剥落，眼底出血，色盲等。

18. 耳 Ear

（1）解剖学位置

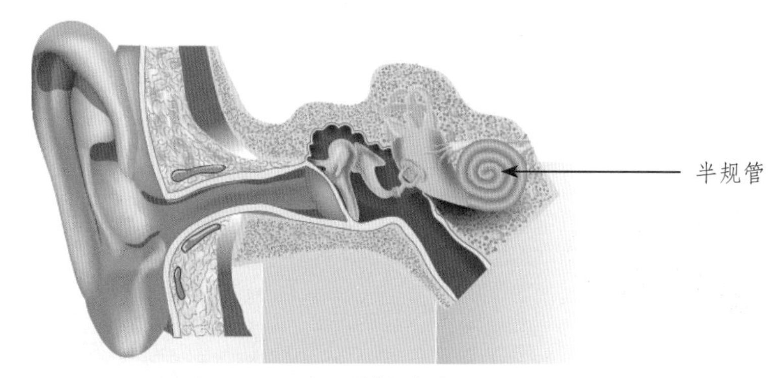

耳解剖图

（2）反射区位置

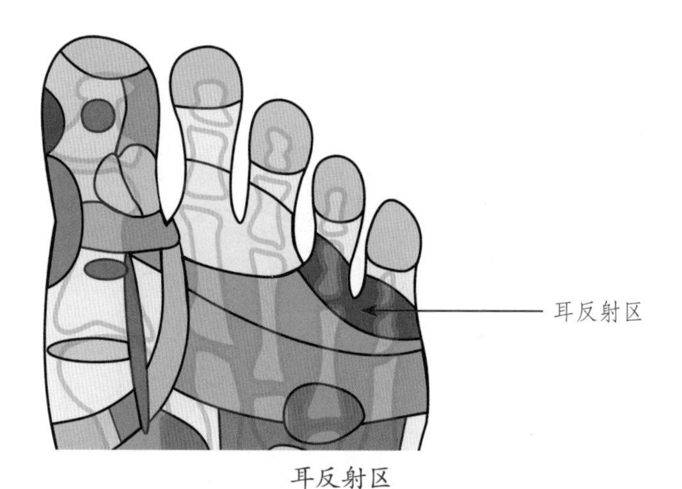

耳反射区

（3）功能

负责听觉；耳有细毛及腺体可黏住入侵异物及调节人体平衡。

（4）耳反射区适应症

耳病，耳疡，内耳发炎，中耳炎，外耳炎，耳鸣，耳下腺炎，重听，鼻咽癌等。

19. 斜方肌 Trapezoid

（1）解剖学位置

位于项部和背部的皮下，一侧呈三角形，左右两侧相合成斜方形。

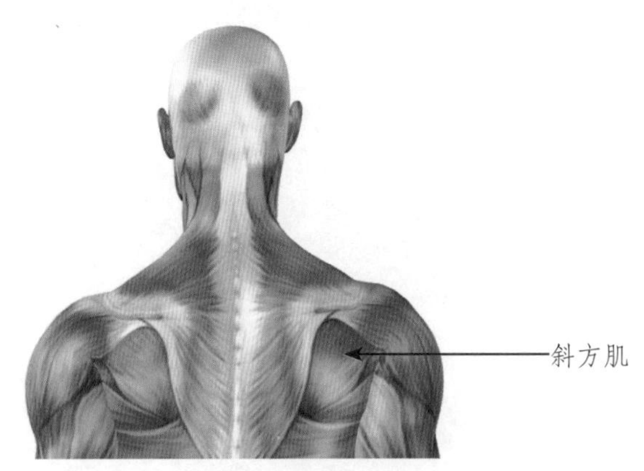

斜方肌解剖学图

（2）反射区位置

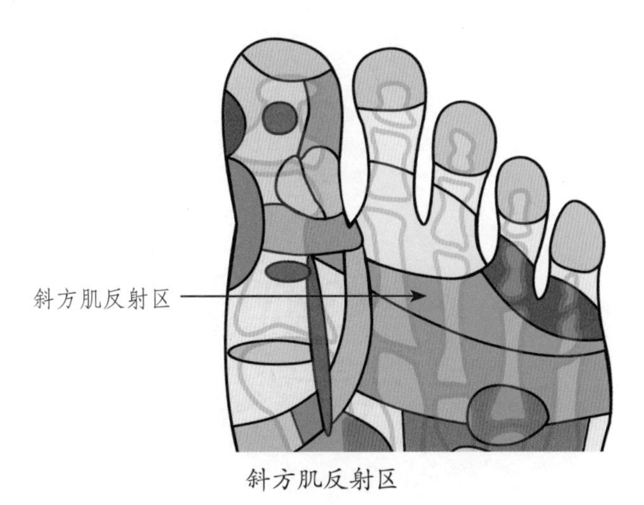

斜方肌反射区

（3）功能

表层是浅背肌群，深层是深部肌群，与背部运动有关。

（4）斜方肌反射区适应症

颈肩酸痛，头晕，头痛，胸闷，手无力，手酸麻，睡眠不足引起的酸痛，耳鸣，高血压，低血压，气管、喉咙过敏，落枕，五十肩，背痛，颈部伸转障碍。

20. 肺、支气管 Lungs Bronchi

（1）解剖学位置

位于胸腔，左右各一。支气管是气管分出的各级分支，联结肺部。

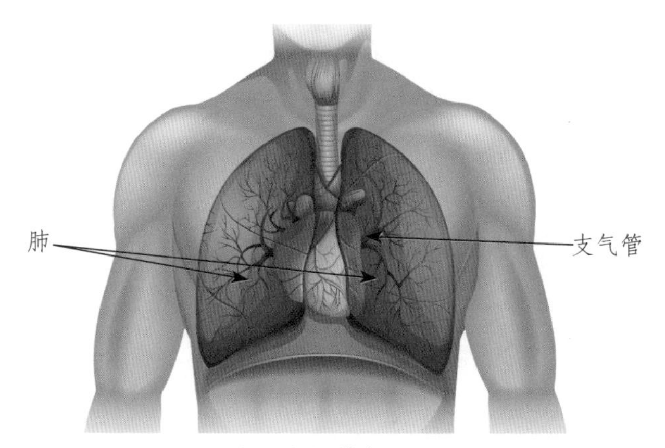

肺、支气管解剖图

（2）反射区位置

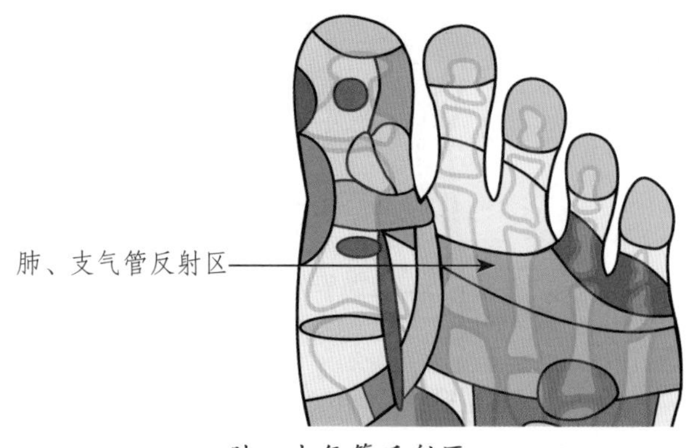

肺、支气管反射区

（3）功能

呼吸器官。肺主皮毛，对皮肤的美化有帮助，对毛孔有影响（毛发归肾管）。

（4）肺、支气管反射区适应症

肺气肿，肺腺癌，肺纤维症，肺水肿，肺癌，尘肺，胸闷，胸痛。按摩肺、支气管反射区对感冒、咳嗽、肺病、肺结核的治疗有一定的帮助，有时要加按胸椎第三节症状才会缓解。消炎要加按肾上腺反射区、脾脏反射区、淋巴反射区；对癌症也有一定的功效。

21. 心脏 Heart

（1）解剖学位置

心脏位于胸腔中部偏左下方，横膈之上，两肺之间，体积相当于一个拳头大小。

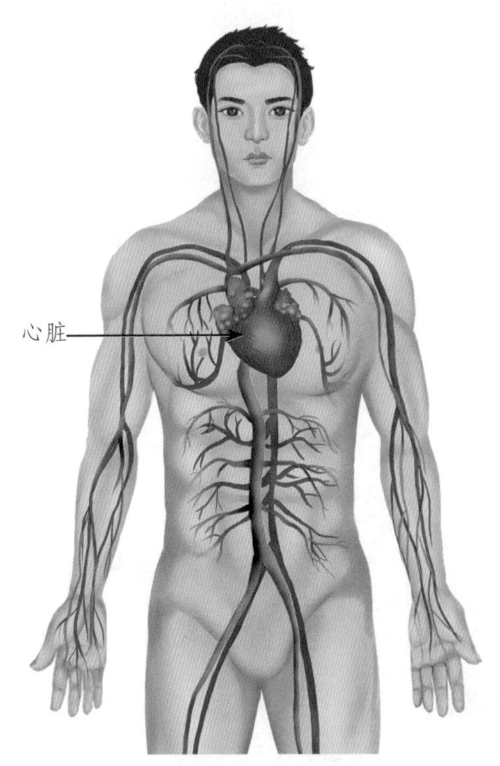

心脏解剖学位置图

（2）反射区位置

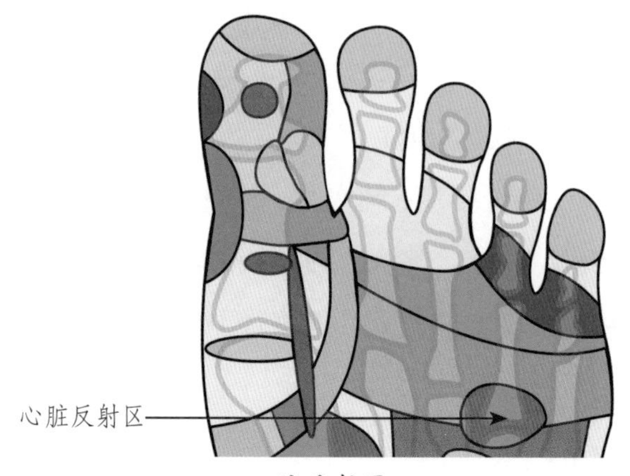

心脏反射区

（3）功能

心脏是人体重要的器官。心脏将静脉的血液输送到动脉，迷走神经使窦房结发布神经冲动速率降低，交感神经则相反。两者相互协调，心脏活动就能正常。

（4）心脏反射区适应症

心脏痉挛，心绞痛，心肌梗死，心脏衰竭，心脏膜症，心律不齐，心脏缺损，心膜炎，高血压、低血压，脑卒中，心血管疾病等。心肌梗死（虚症）——补心脏，泻小肠效果好。

22. 脾脏 Spleen

（1）解剖学位置

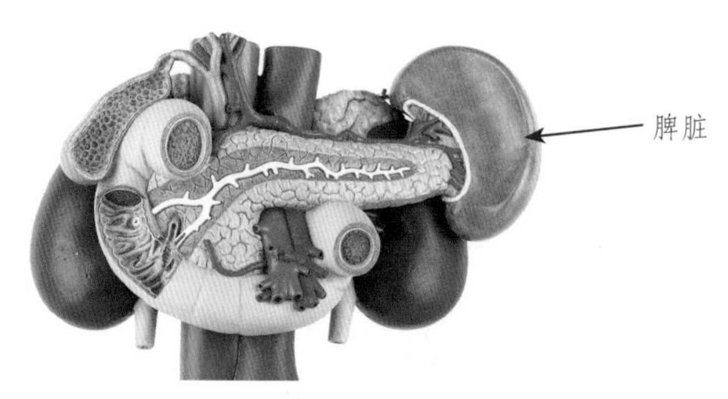

脾脏解剖图

（2）反射区位置

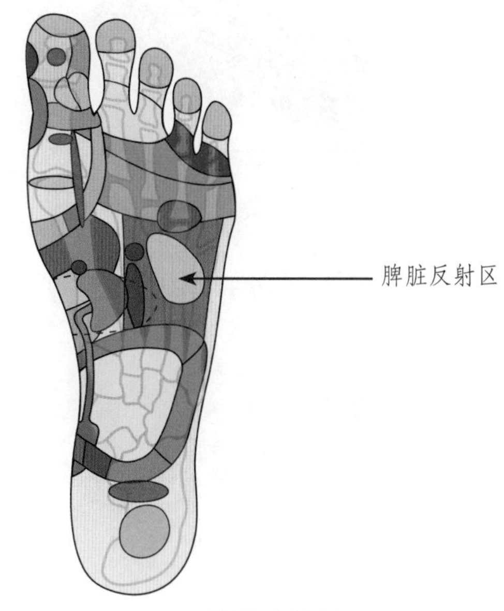

脾脏反射区

（3）功能

脾脏是免疫系统的“总管”，体内最大的淋巴器官，能过滤血液，清除老化红细胞，产生新红细胞，使血压升高，能产生抗毒素。

（4）脾脏反射区适应症

血小板减少症（紫斑症），食欲不良，感冒，发炎，癌症，门脉压亢进症等。

23. 胃 Stomach

（1）解剖学位置

位于腹腔左上方，大部分在左肋部，小部分在上腹部。上接食道，下通小肠。

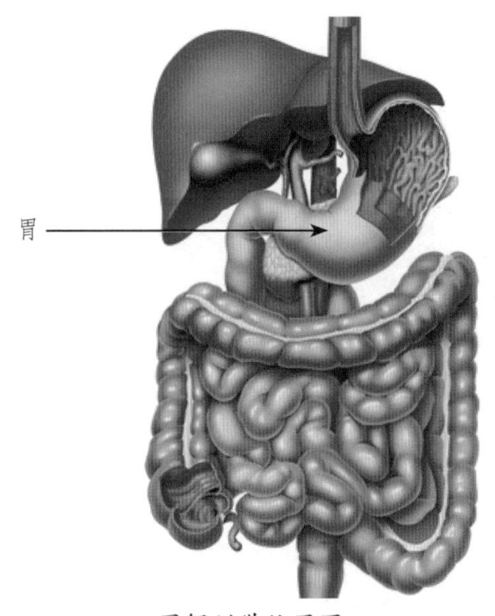

胃解剖学位置图

（2）反射区位置

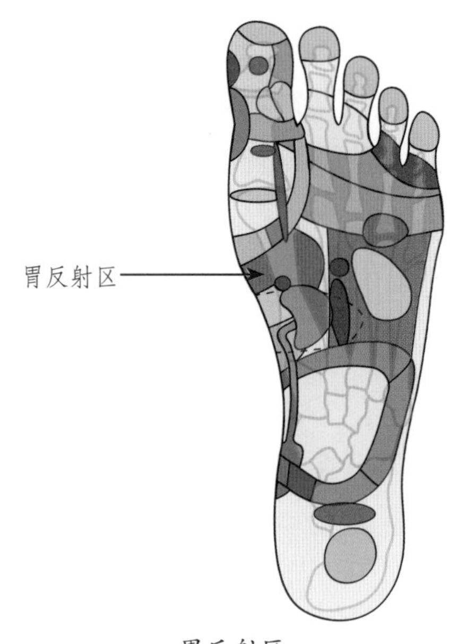

胃反射区

（3）功能

接收由食道送来的食物，通过酸和益生菌将食物分解，使其成为身体可以吸收的营养成分。

（4）胃反射区适应症

胃痛，胃胀气，胃酸过多，消化不良，急慢性胃炎，胃下垂，胃痉挛，食欲不振，恶心，呕吐，胃癌，肿瘤。（按摩胃反应区时加按肾上腺、淋巴和脾脏反射区。）

24. 胰脏 Pancreas

（1）解剖学位置 胰脏横于胃后，居脾脏和十二指肠之间。

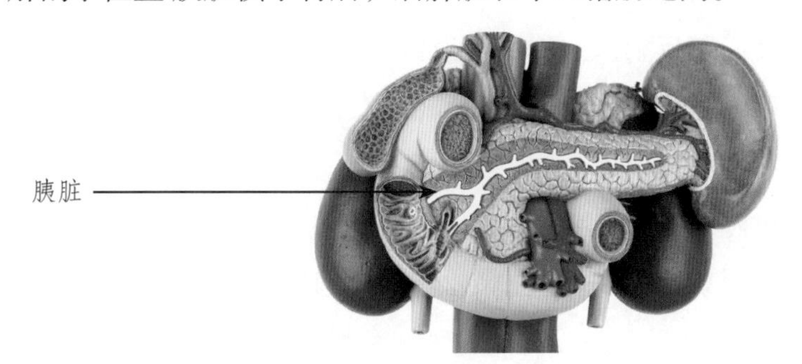

胰脏解剖图

（2）反射区位置

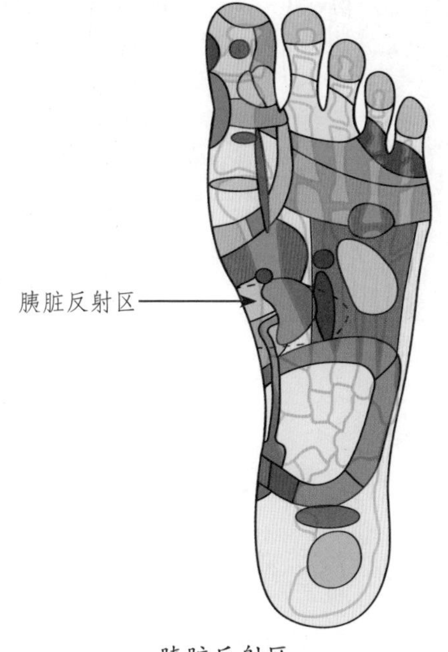

胰脏反射区

（3）功能

分泌胰岛素，让细胞分解糖产生热量。分泌酶帮助消化，如果胰岛素分泌不足，糖无法分解，血糖含量就会升高，可能会导致糖尿病。

（4）胰脏反射区适应症

胰腺炎，糖尿病，高血糖，新陈代谢症候群，胰腺囊肿，胰脏癌。

25. 特殊抗癌反射区

（1）反射区位置

左脚：在心脏反射区、脾脏反射区的下部，横结肠反射区的上部，此区专门产生抗癌细胞。

右脚：在肝脏反射区、胆囊反射区的下部，在横结肠反射区的上部，此区也是产生抗癌细胞的特区。

特殊抗癌反射区不是代表一个器官的反射区，而是几个器官共同组成的一个反射区。

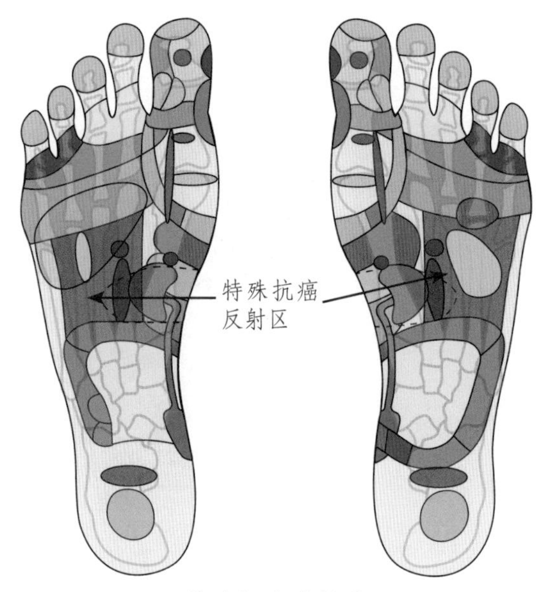

特殊抗癌反射区

在此基础上补充 6 个反射区：降压点、食道、失眠点、闪腰点、输卵管、全身淋巴。

①降压点反射区：在大拇趾颈项反射区的正下端，有的靠上，有的靠下，具体位置各人略有不同，如果按到血压降低了，那位置就对了。

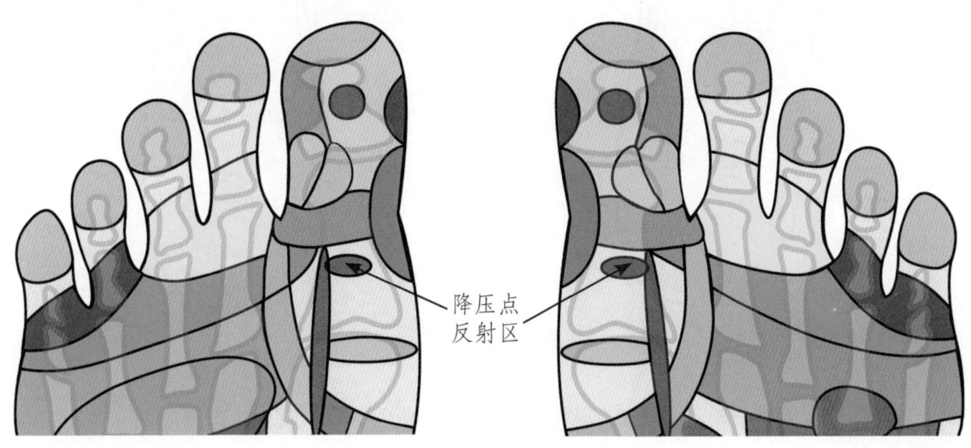

降压点反射区

②食道反射区：在颈项反射区下趾骨和第一跖骨内侧。按摩时应一直按到胃反射区的位置。这是田洪镇医生在给患者做食道癌保健时发现的反射区。

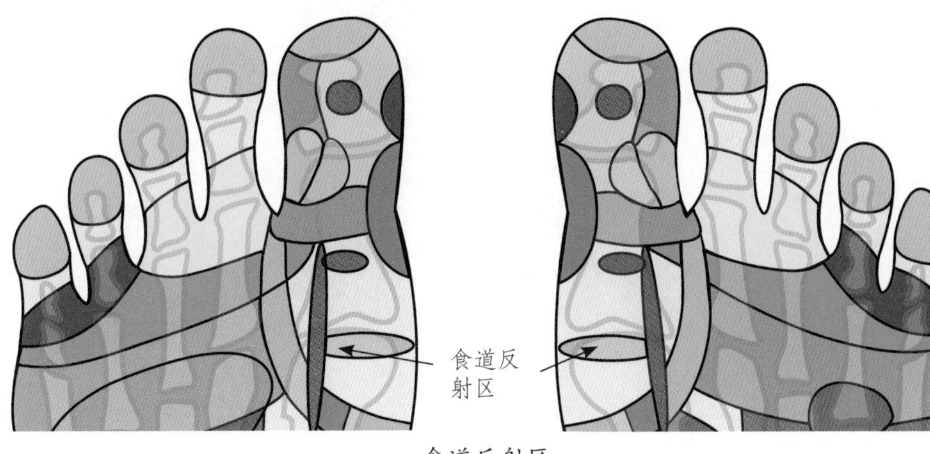

食道反射区

③失眠点反射区：在乙状结肠反射区之下，并在生殖器官反射区之上。按摩时用泻的手法横着按。

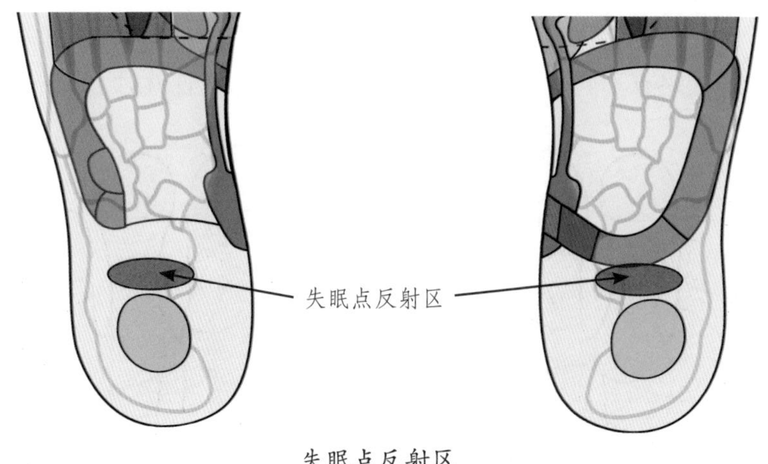

失眠点反射区

④闪腰点反射区：在脚背横膈膜反射区的上部，解溪穴的下部。按摩时用泻的手法按压。

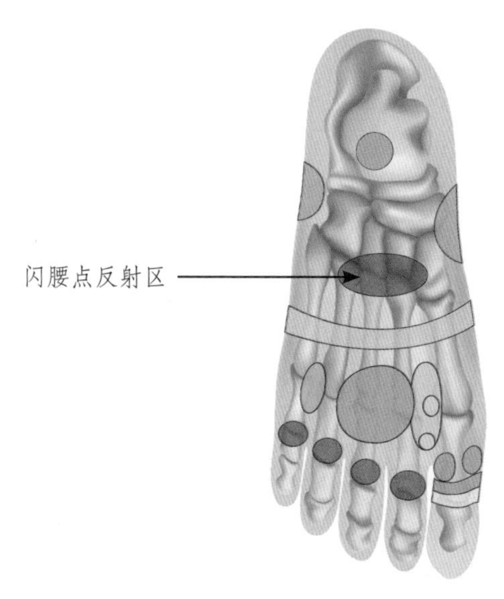

闪腰点反射区

⑤输卵管反射区：从子宫反射区经脚背至卵巢反射区的一线与生殖关系密切的通道。按摩时一般用泻的手法。疏通了输卵管，不孕症可能会被治瘉。

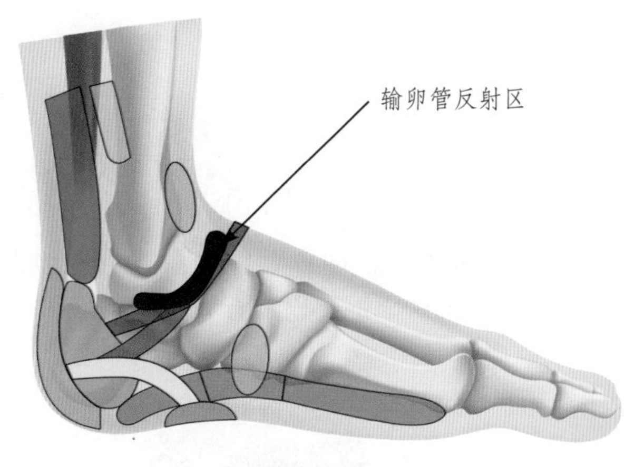

输卵管反射区

⑥全身淋巴反射区：在 4 个脚趾的起点。有时上、下身淋巴因水肿等原因不宜按摩时，可按此反射区来替代，有增强免疫力的功能。

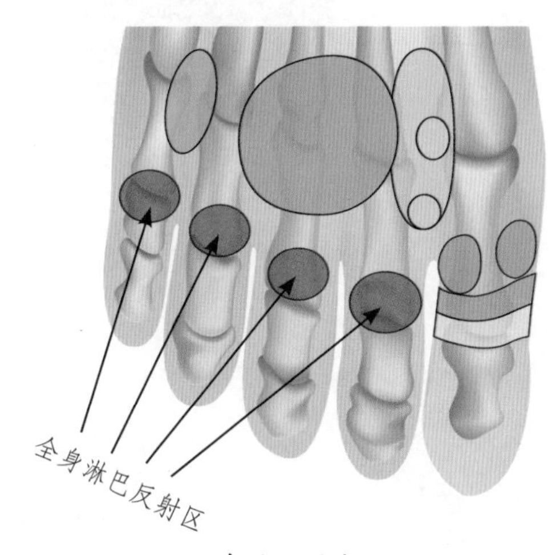

全身淋巴反射区

26. 小肠（十二指肠 Duodenum、空肠 Jejunum 及回肠 Ileum）

（1）解剖学位置

十二指肠介于胃与空肠之间，上接胃幽门，下连空肠，呈“C”形包围胰脏。空肠及回肠上起自十二指肠空肠曲，下接盲肠，上段为空肠，下段为回肠，迂回盘曲成肠袢，位于腹腔的中下部，周围有大肠环绕。

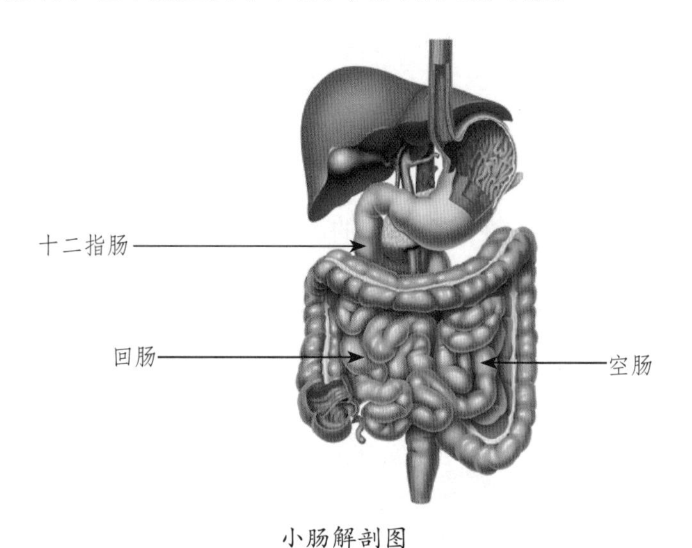

小肠解剖图

（2）反射区位置

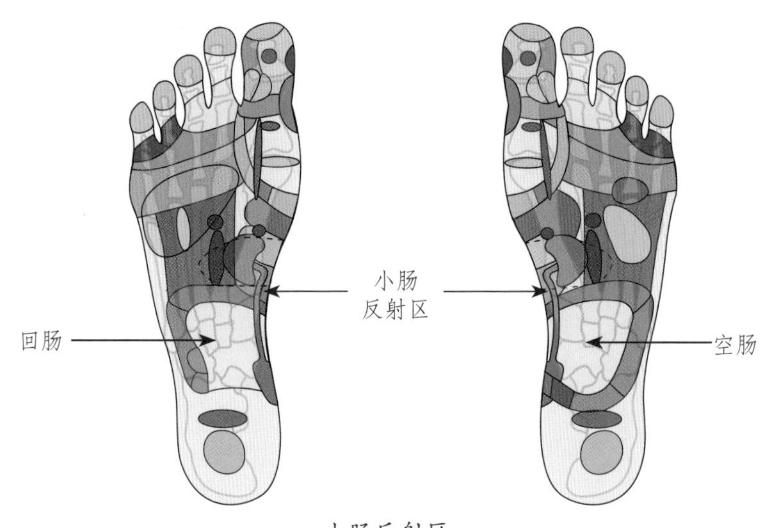

小肠反射区

（3）功能

十二指肠帮助消化，把胃中的食物推向空肠，分泌激素刺激胰脏分泌碱性消化液注入十二指肠，中和胃酸。

空肠及回肠分泌黏液抵御胃酸，同时产生激素，刺激肝、胰和胆分泌消化液，中和胰腺碱性胰液和胃酸，把食物分解成葡萄糖、氨基酸和脂肪，以供身体吸收。剩下的少量纤维和水分送到回肠末端。

（4）小肠反射区适应症

十二指肠适应症为腹胀，消化不良，十二指肠溃疡。

空肠及回肠适应症为胃肠胀气，腹泻，肠鸣，便秘，腹部闷痛，疲倦，紧张，急慢性肠炎，营养不良，食欲不振等。

27. 横结肠 Transversume Colon

（1）解剖学位置

由横结肠系膜连于腹后壁，呈方形包围回肠和空肠，横结肠中部下垂至脐或低于脐平面。

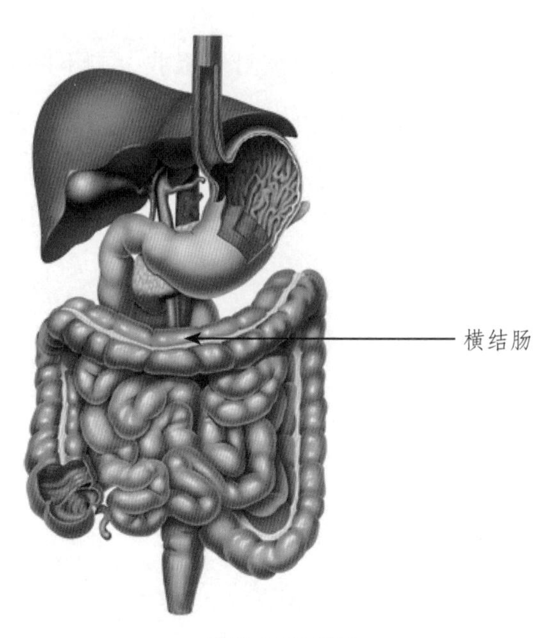

横结肠解剖图

（2）反射区位置

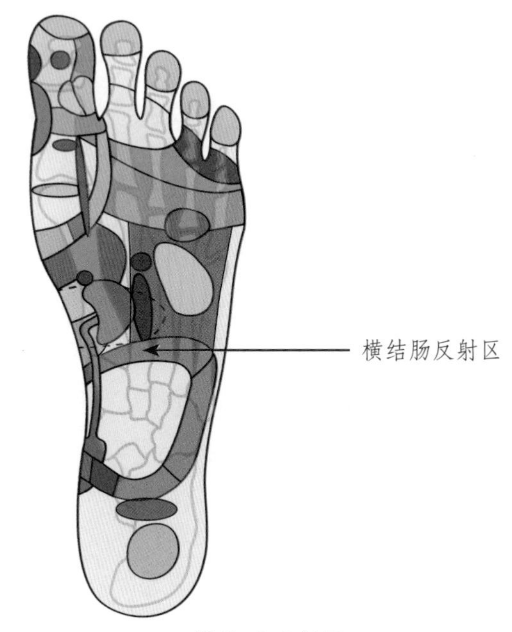

横结肠反射区

（3）功能

吃进去的食物中 95% 的营养都会被身体吸收，剩下的废物由大肠排出。升结肠把废物向上送入横结肠，再由横结肠送入降结肠，再送入乙状结肠，最后进入直肠。结肠前半部分吸收水分，后半部分储存粪便。

（4）横结肠反射区适应症

过敏性大肠症候群，便秘，腹泻，腹痛，大肠息肉，大肠炎，大肠癌。

28. 降结肠 Descending Colon

（1）解剖学位置

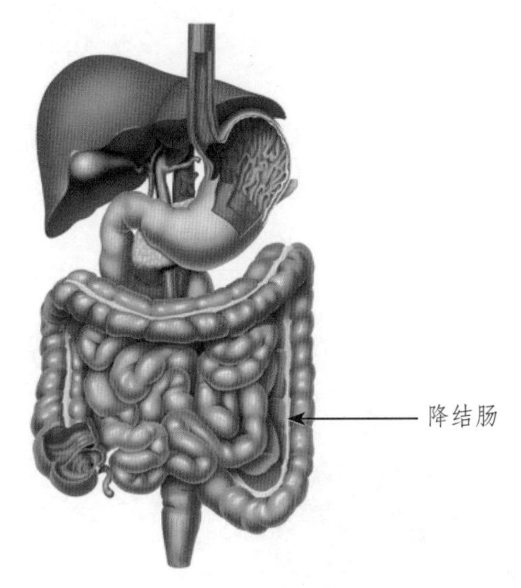

降结肠解剖图

（2）反射区位置

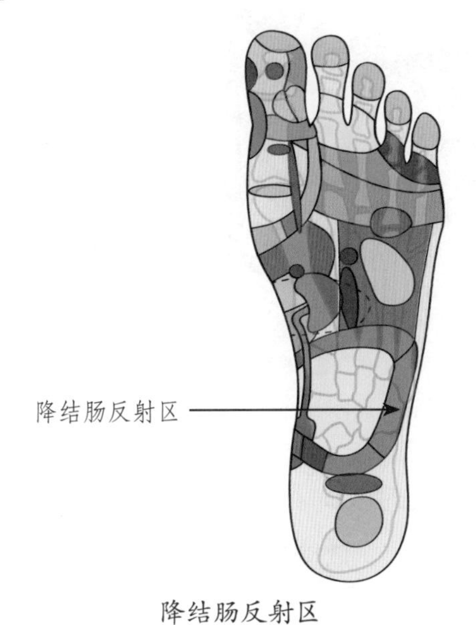

降结肠反射区

（3）功能

人体无法吸收的食物残渣由横结肠送入降结肠，再由乙状结肠、直肠排出肛门。

（4）降结肠反射区适应症

过敏性大肠症候群，便秘，腹泻，大肠息肉，大肠癌（按摩降结肠反射区时加按脾脏反射区、肾上腺反射区、淋巴反射区效果好）。

29. 乙状结肠 Colon Sigmoideum

（1）解剖学位置

从左髂骨嵴处起自降结肠，沿左髂窝转入盆腔内，全长呈乙字形弯曲。

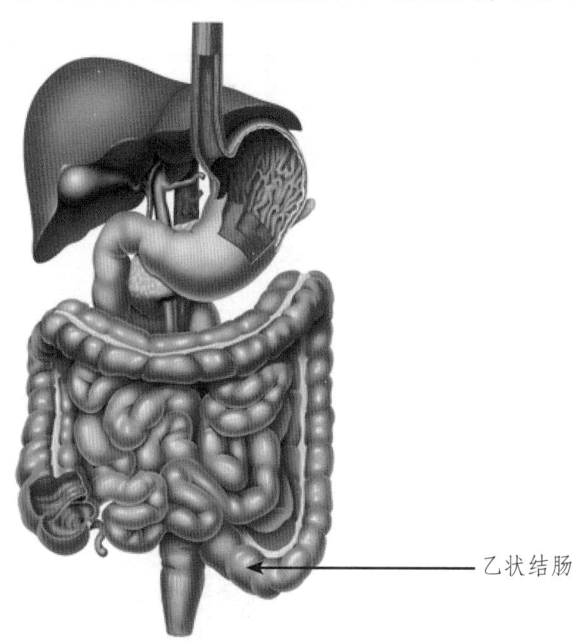

乙状结肠解剖图

（2）反射区位置

过去认为乙状结肠反射区横于脚底中下部。真正的乙状结肠反射区，是先下垂再上升到直肠反射区、膀胱反射区。

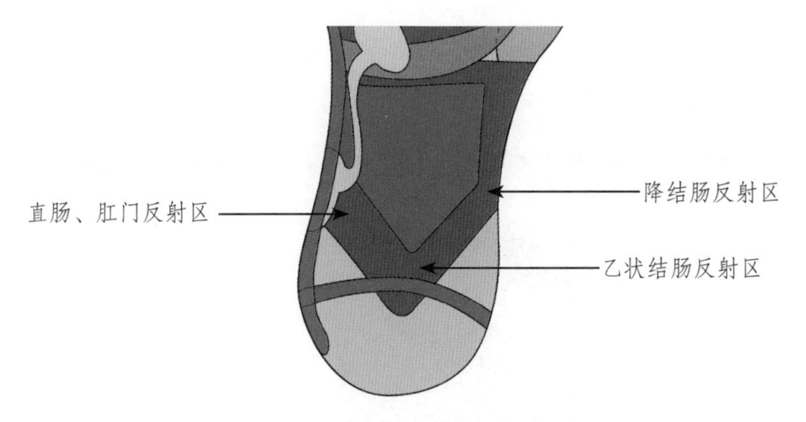

Ann Gillanders《Reflexology Tutor》乙状结肠反射区

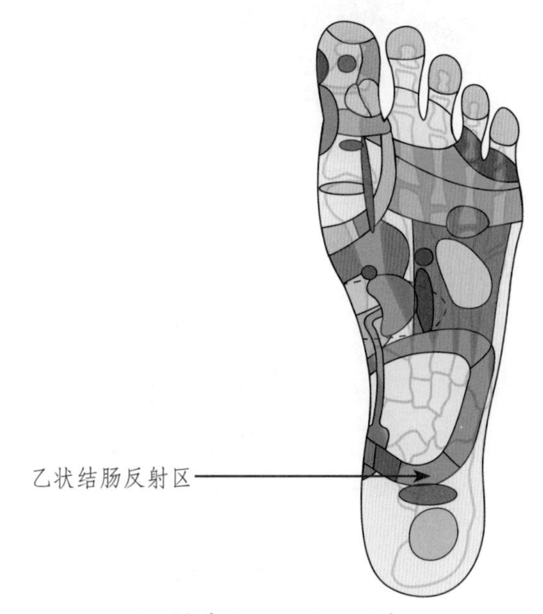

若石健康法乙状结肠反射区

（3）功能

上接降结肠，把粪便推向直肠，再推向肛门排出。

（4）乙状结肠反射区适应症

直肠炎，便秘，直肠静脉瘤（内痔、外痔），痔瘘，直肠癌（按摩乙状结肠反射区时加按脾脏反射区、肾上腺反射区和淋巴反射区效果更好）。

30. 直肠 Rectum

（1）解剖学位置

位于膀胱和生殖器官的背侧，是自肛门起向上 15 厘米的一段大肠。

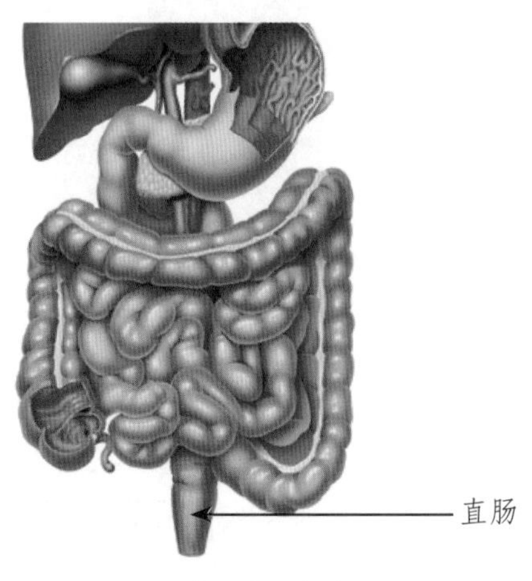

直肠解剖图

（2）反射区位置

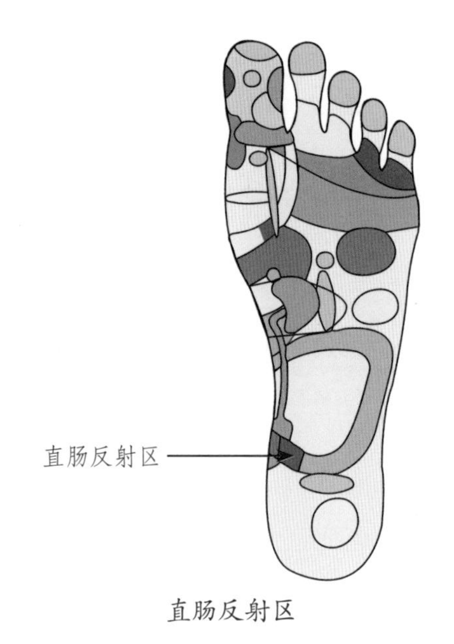

直肠反射区

（3）功能

粪便和肠胃气体排出的孔道，只有在排出消化废物时才打开。

（4）直肠反射区适应症

内痔，外痔，直肠炎，静脉瘤，痔瘘，痔核。

31. 肛门 Rectum

（1）解剖学位置

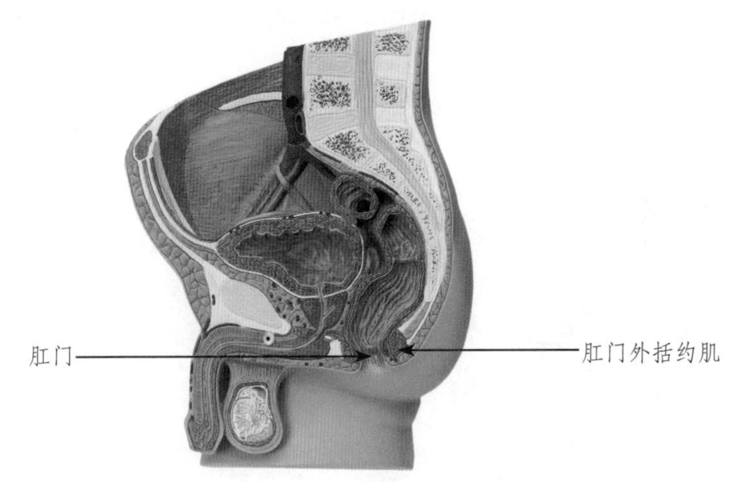

肛门解剖图

（2）反射区位置

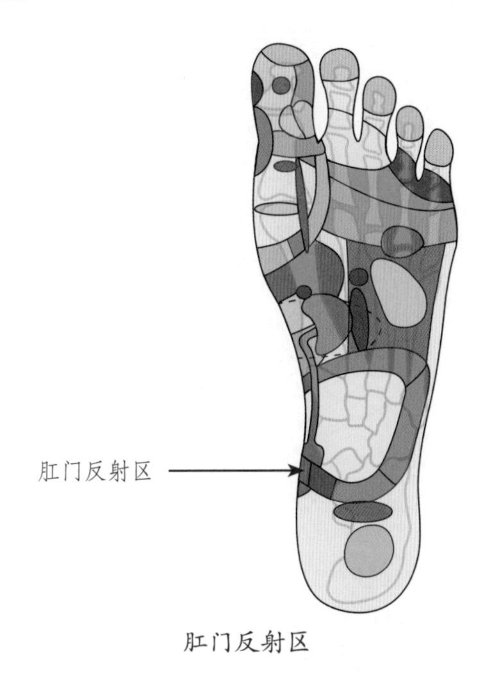

肛门反射区

（3）功能

粪便的排出口。

（4）肛门反射区适应症

痔疮，便秘，直肠炎，直肠癌，腹痛，下腹胀满，静脉曲张。

32. 生殖腺（男：睾丸 Testis；女：卵巢 Ovarian）

（1）解剖学位置

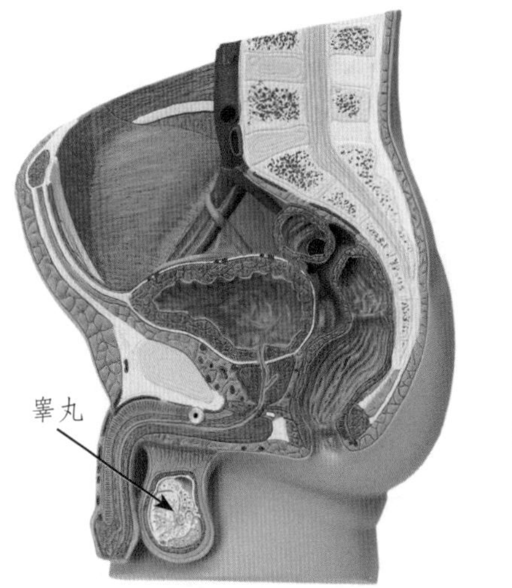

睾丸解剖图

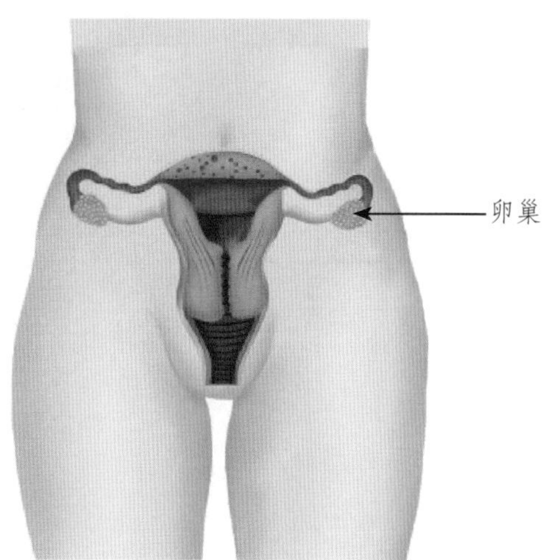

卵巢解剖图

（2）反射区位置

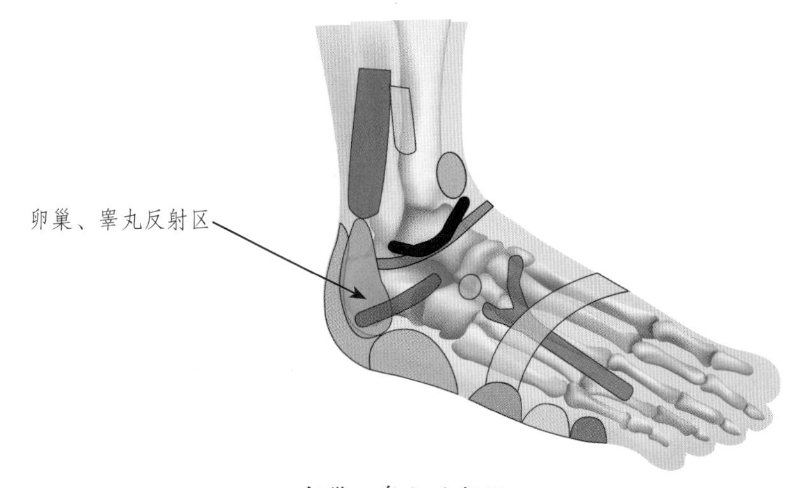

卵巢、睾丸反射区

（3）功能

男性的睾丸内有曲精细管，可制造精子，间质细胞制造雄性激素（睾丸素），维持男性性征。

女性的卵巢产生卵子和雌性激素，并促进女性第二性征发育，卵巢每 28 天排一次卵子，更年期后停止。

（4）生殖腺反射区适应症

性功能障碍，不孕症，睾丸炎，卵巢囊肿，带下，排卵时腹痛，卵巢炎，卵巢瘤，卵巢癌，记忆力减退，阿尔茨海默病。

33. 胸椎（背椎）Dorsal Vertebra

（1）解剖学位置

胸椎共十二节。

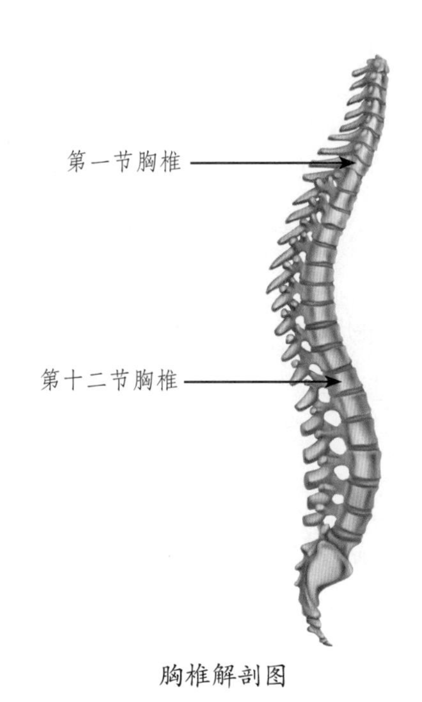

胸椎解剖图

（2）反射区

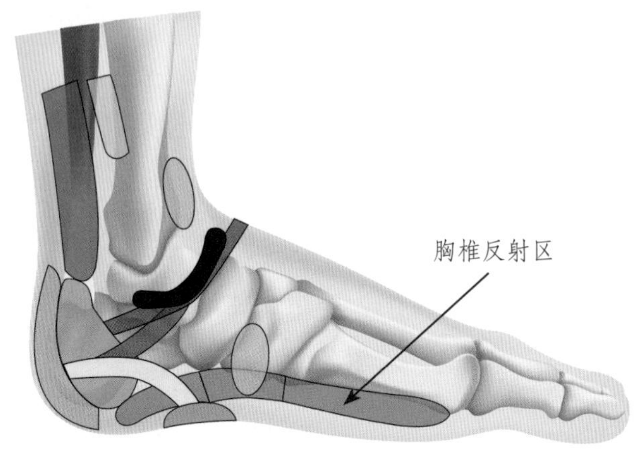

胸椎反射区

（3）功能

胸椎分十二节。

第一节

联系部位：手肘以下部位、食道、气管。

产生病变：支气管哮喘，咳嗽，呼吸不畅，手、胸酸痛。

第二节

联系部位：心脏、冠状动脉。

产生病变：功能性心脏疾病。

第三节

联系部位：肺、气管、胸膜。

产生病变：支气管炎，肺炎，肺充血（胸膜炎），流行性感冒。

第四节

联系部位：胆囊、胆管。

产生病变：胆囊疾病，带状疱疹。

第五节

联系部位：肝、太阳神经丛、血液。

产生病变：肝病，发热，低血压，贫血，血液循环不良，关节炎。

第六节

联系部位：胃。

产生病变：神经性胃炎，消化不良，胃灼热。

第七节

联系部位：胰腺、十二指肠。

产生病变：糖尿病，胃炎。

第八节

联系部位：脾。

产生病变：抵抗力下降，癌症。

第九节

联系部位：肾上腺。

产生病变：发炎，过敏症，麻疹，湿疹，红斑狼疮。

第十节

联系部位：肾。

产生病变：肾病，血管硬化，倦怠，肾盂肾炎，肾炎。

第十一节

联系部位：输尿管（肾）。

产生病变：痤疮，小丘疹，皮肤病，湿疹。

第十二节

联系部位：小肠、淋巴系统、输卵管。

产生病变：风湿症，疝气，不孕症。

（4）胸椎反射区适应症

如上述所叙每一节都有各自对应的适应症。

34. 腰椎 Lumbar Vertebra

（1）解剖学位置

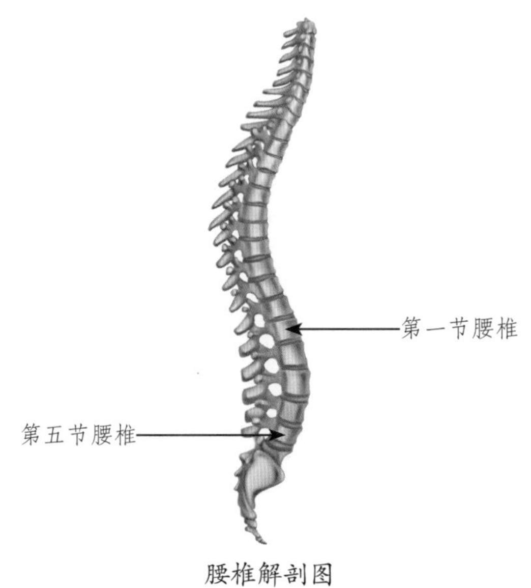

腰椎解剖图

（2）反射区位置

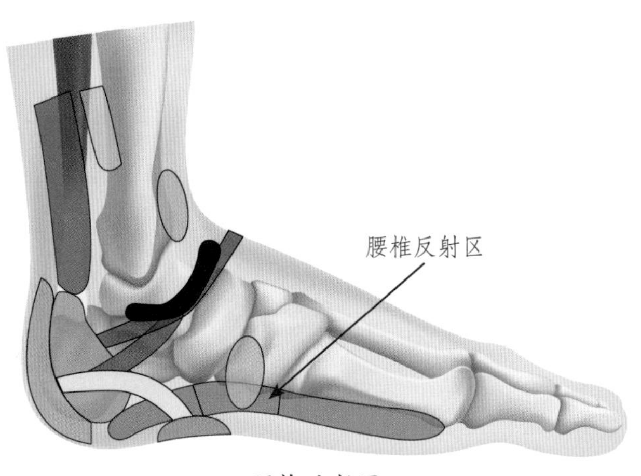

腰椎反射区

（3）功能

腰椎分 5 节。

第一节

联系部位：大肠、腹股沟。

产生病变：便秘，结肠炎，痢疾，腹泻，疝气。

第二节

联系部位：盲肠、腹部、大腿。

产生病变：盲肠炎，痛性痉挛，呼吸困难，静脉曲张。

第三节

联系部位：生殖器官、膀胱、膝。

产生病变：膀胱病，月经不调，小产，膝痛。

第四节

联系部位：前列腺、腰部肌肉、坐骨神经。

产生病变：坐骨神经痛，腰痛，排尿困难，频尿。

第五节

联系部位：小腿、踝、脚。

产生病变：腿部血液循环不良，腿部肌无力，足踝肿痛。

（4）腰椎反射区适应症

如上述所叙节各有病变。

35. 荐椎（骶骨）Tuillone Sacrum

（1）解剖学位置

在脊椎骨腰椎下部。

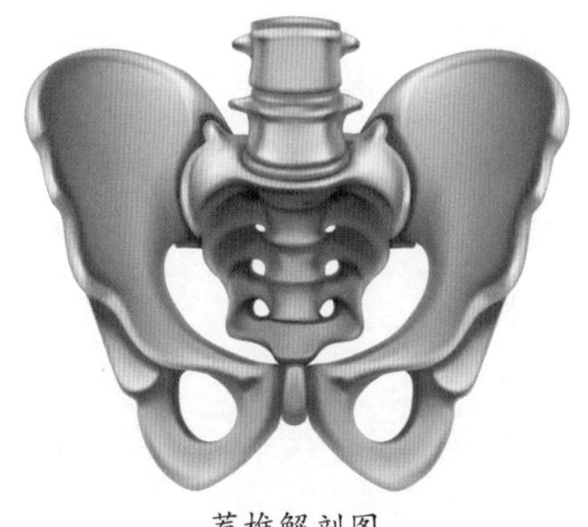

荐椎解剖图

（2）反射区位置

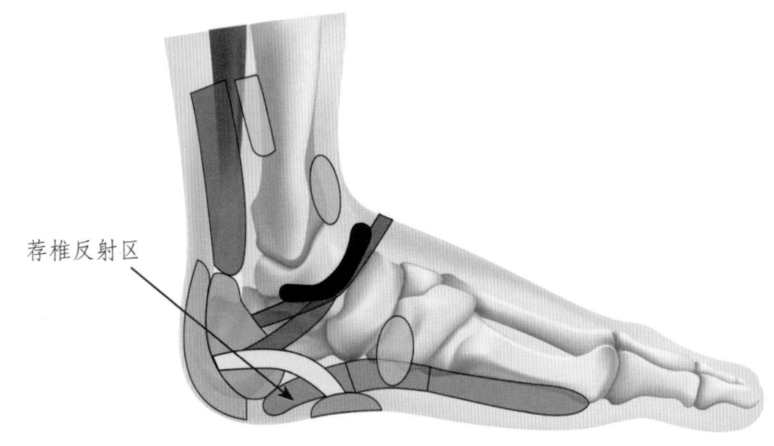

荐椎反射区

（3）功能

由 5 块荐椎合并而成，上面与第五节腰椎相接，下面与尾骨相连，侧面与 2 块髋骨构成骶髂关节，共同组成骨盆。第一荐椎突入骨盆腔内，称为岬，脊椎末端神经纤维贮于此处，可经上下成列的 4 对神经孔道传至各器官。

（4）荐椎反射区适应症

荐椎软骨脱出（骨刺），尾骨受伤，头痛，失眠，坐骨神经痛，骨盘歪斜，长短脚，静脉曲张，生殖系统疾病，排泄系统疾病，下肢酸麻、胀、痛、冰冷等症。

36. 肋骨 Ribs

（1）解剖学位置

左右各 12 条，后端皆与胸椎相连，上 5 条前端与胸骨相连，中 5 条前端融合成 1 条连于胸骨，下 2 条前端游离，合而构成胸廓。

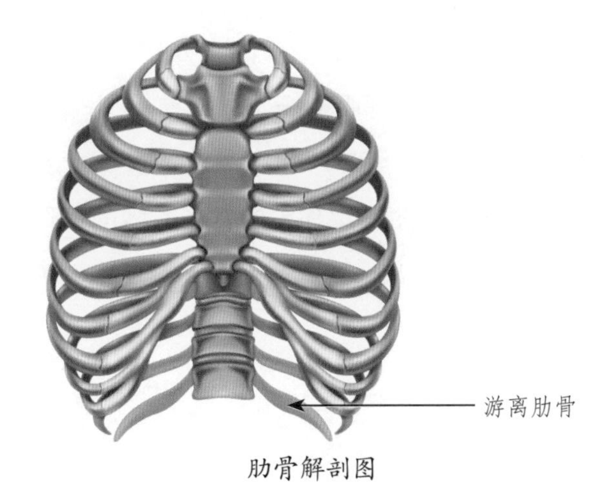

肋骨解剖图

（2）反射区位置

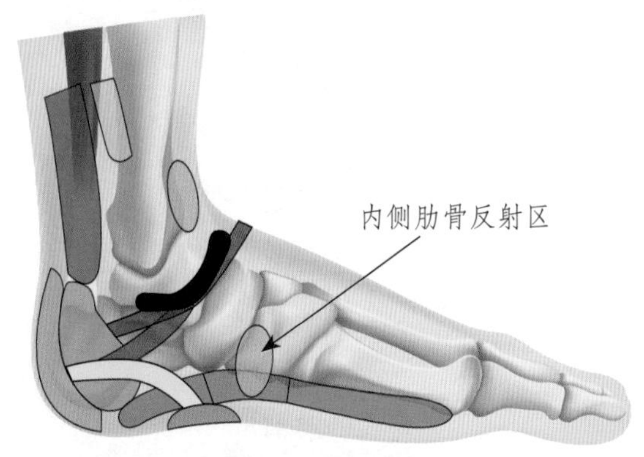

内侧肋骨反射区

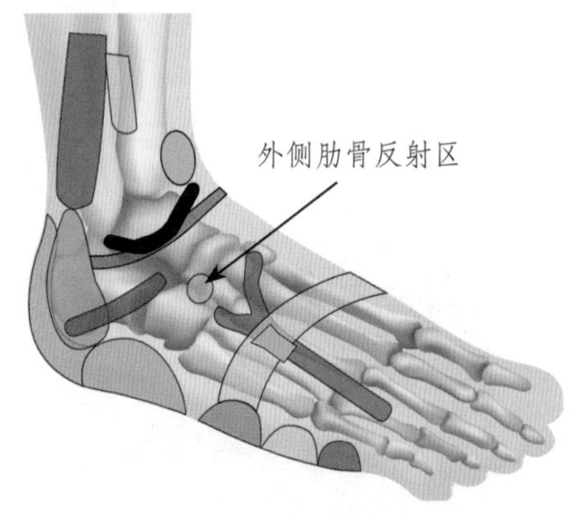

外侧肋骨反射区

（3）功能

保护心脏、肺等，肋间肌助呼吸顺畅。

（4）肋骨反射区适应症

肋骨的各种病变，肋骨骨折、裂伤，肋骨炎，胸闷，胸紧，各种肾脏病变（游离肋骨神经联系肾脏），肾衰竭，尿毒症，肾游走，闪腰等。

37. 内尾骨 Coccyx

（1）解剖学位置

上接骶骨，共 5 节。

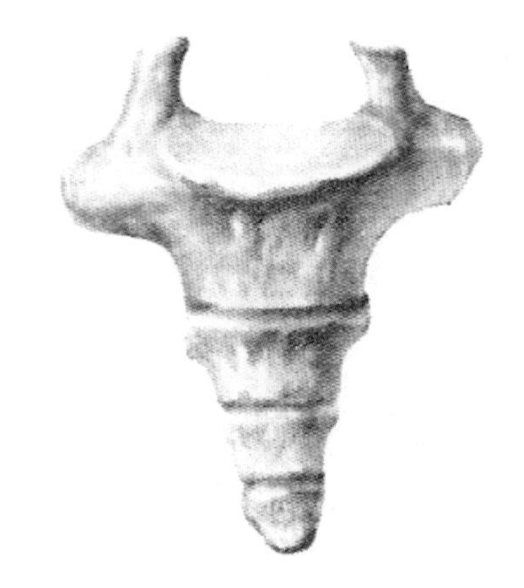

内尾骨解剖图

（2）反射区位置

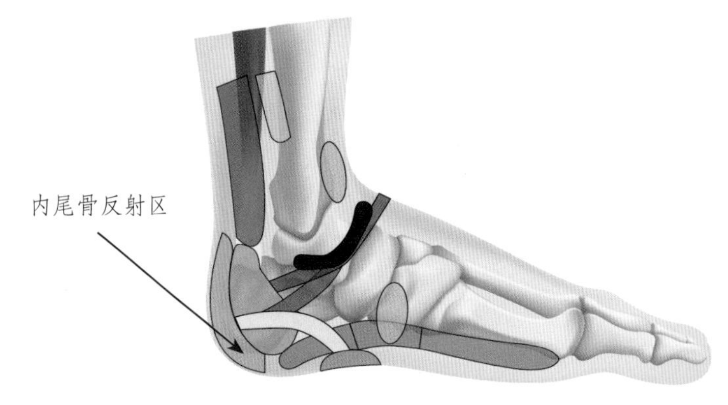

内尾骨反射区

（3）功能

呈三角形，尾骨在其上，与骶骨形成关节。

（4）内尾骨反射区适应症

坐骨神经痛，内尾骨受伤的后遗症，骨盆歪斜，长短脚，生殖或排泄系统病变，静脉曲张，下肢酸麻、胀、痛、冰冷等症。

38. 前列腺 Prostate、子宫 Uterus

（1）解剖学位置

前列腺由腺体和肌肉组织构成，位于尿道两侧，上贴膀胱，下连泌尿生殖器官，后为直肠。子宫位于骨盆腔中央，在膀胱与直肠之间。

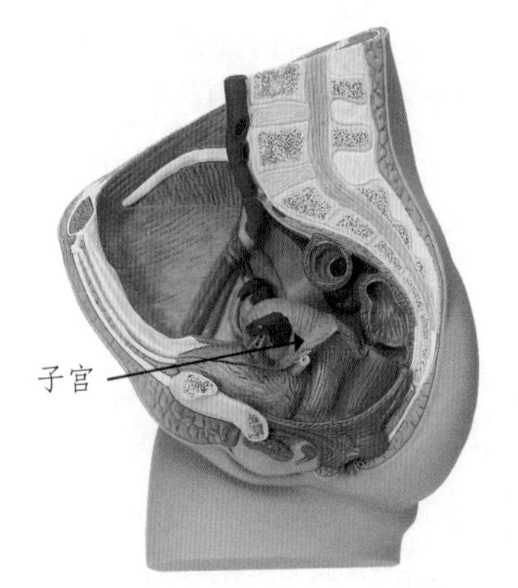

子宫解剖图

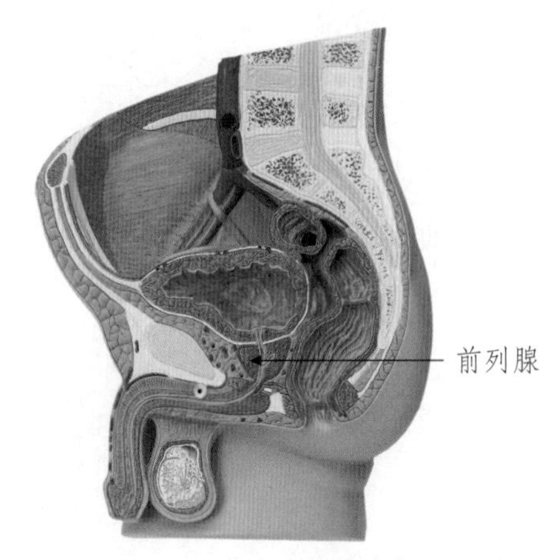

前列腺解剖图

（2）反射区位置

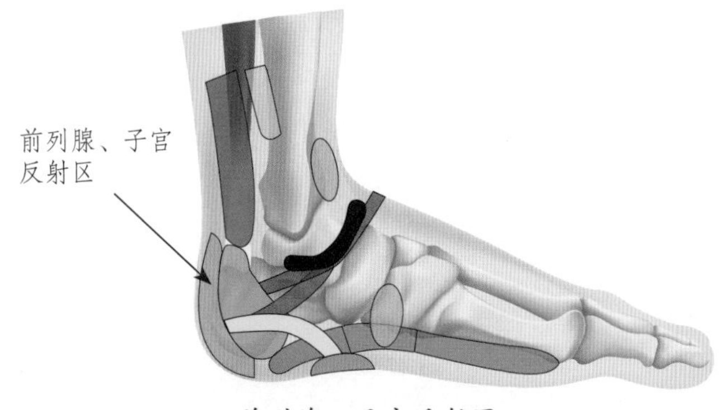

前列腺、子宫反射区

（3）功能

前列腺液为精液的主要成分，含有特殊蛋白酶及磷酸酶，有助于精子的运动。

子宫作为受精卵着床的场所，怀孕时胎儿生长发育的场所。

（4）前列腺、子宫反射区适应症

子宫肌瘤，子宫发育异常，痛经，子宫下坠或后倾，白带异常，月经异常，不孕，宫外孕，胎盘前置，子宫内膜炎，子宫颈癌，妊娠中毒症，更年期综合征，前列腺肿大，频尿，排尿困难，前列腺癌，血尿，尿道疼痛。

39. 下身淋巴 Lymph-Glands Abdomien

（1）解剖学位置

下身淋巴集中于腹股沟处的淋巴群上，位于肚脐下，由淋巴管聚积而成淋巴结，称为下身淋巴。下身淋巴包括髂外淋巴结、腹股沟深淋巴结、髂窝淋巴结、毛细淋巴管等。

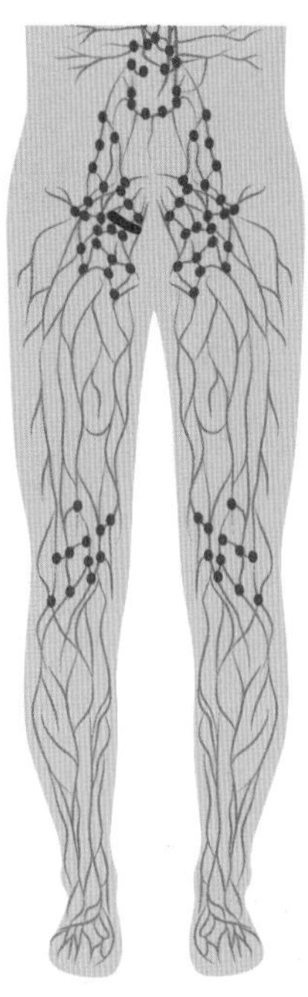

下身淋巴解剖图

（2）反射区位置

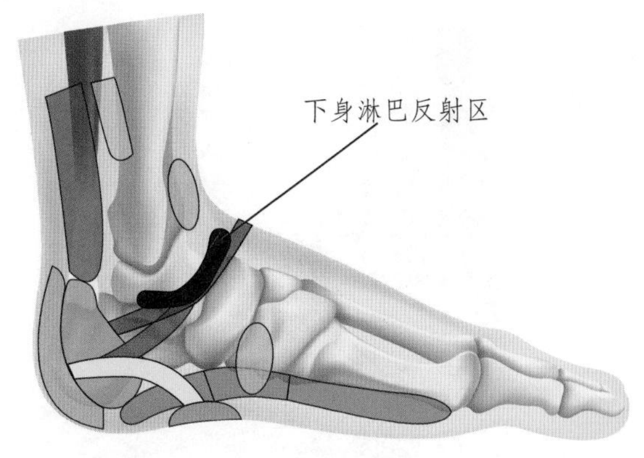

下身淋巴反射区

（3）功能

维持组织间液的蛋白质浓度。

（4）下身淋巴反射区适应症

各种炎症，癌症，发烧，腿部肿胀，踝部肿胀，囊肿，肌瘤，蜂窝性组织炎，免疫力下降等。

40. 髋关节 Hip-Joint

（1）解剖学位置

由股骨头与髋臼相对构成，髋臼内仅月状面被覆关节软骨，髋臼窝内充满脂肪。

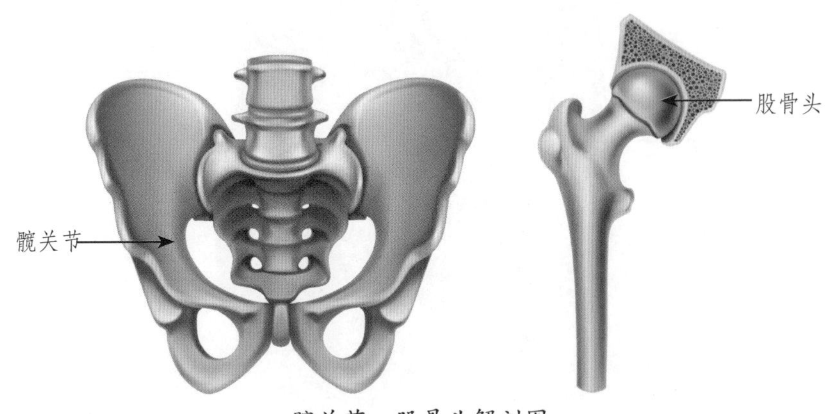

髋关节、股骨头解剖图

（2）反射区位置

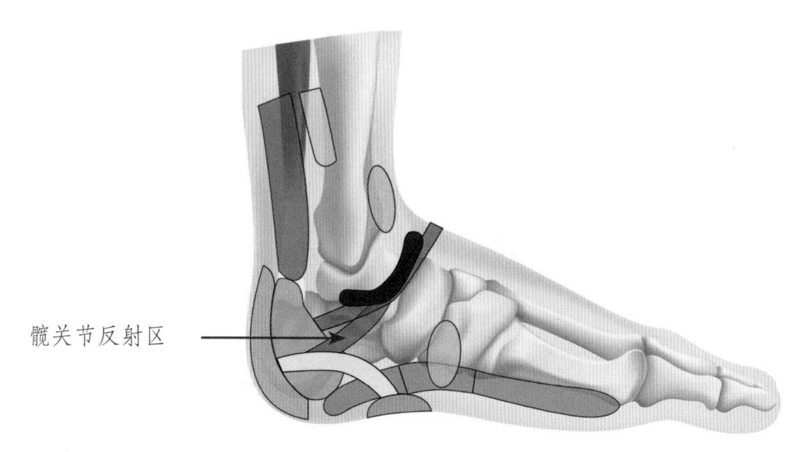

髋关节反射区

（3）功能

此关节可弯曲、伸直、外展、内收及旋转。

（4）髋关节反射区适应症

髋关节疼痛，坐骨神经痛，股骨头坏死，先天性髋关节脱臼，髋臼形成不全，外反髋，内反髋，长短脚，变形性髋关节症。

41. 腹股沟 Groin

（1）解剖学位置

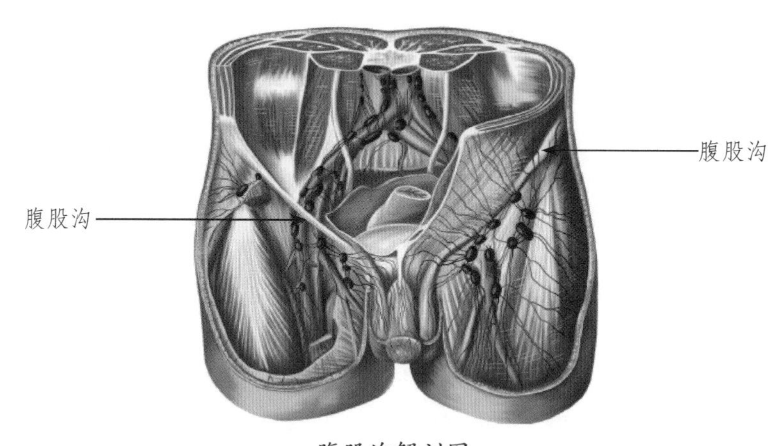

腹股沟解剖图

（2）反射区位置

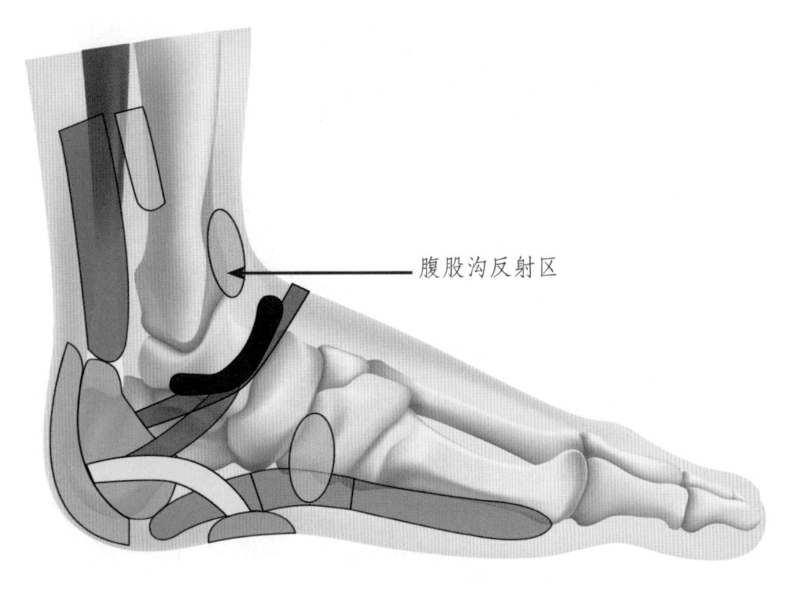

腹股沟反射区

（3）功能

与性功能有关。

（4）腹股沟反射区适应症

排泄系统、生殖系统的各种病变，性功能障碍，腹膜粘连，子宫粘连，下腹疼痛，下腹胀满，痛经，下肢无法抬举或无法盘坐。

42. 坐骨神经 Sciatic

（1）解剖学位置

起始于腰骶部的脊髓，经骨盆，从坐骨大孔穿出，抵达臀部，然后沿大腿背面下行至足部。

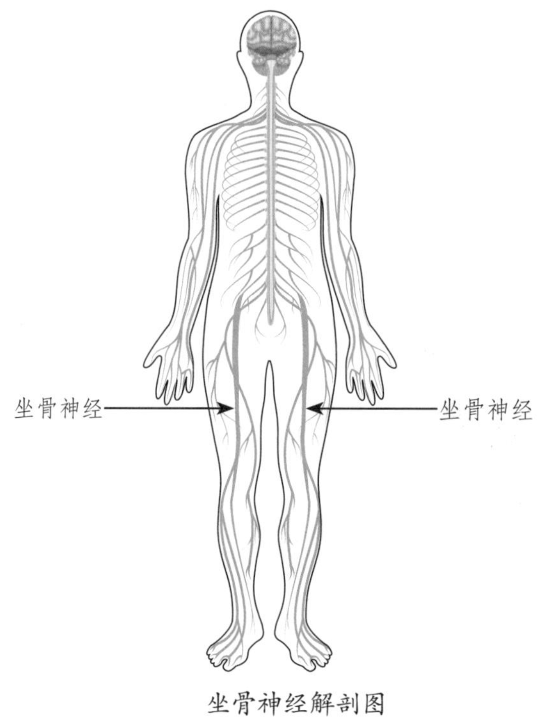

坐骨神经解剖图

（2）反射区位置

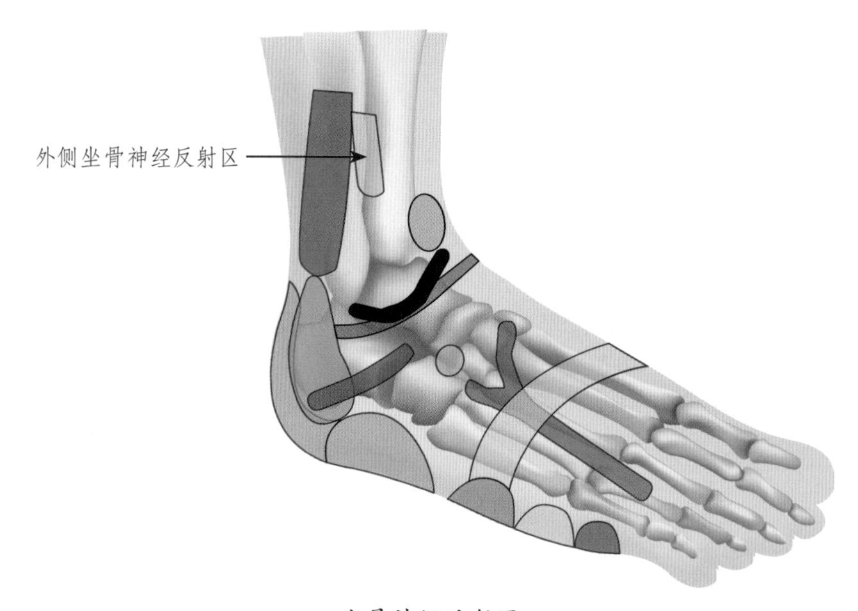

坐骨神经反射区

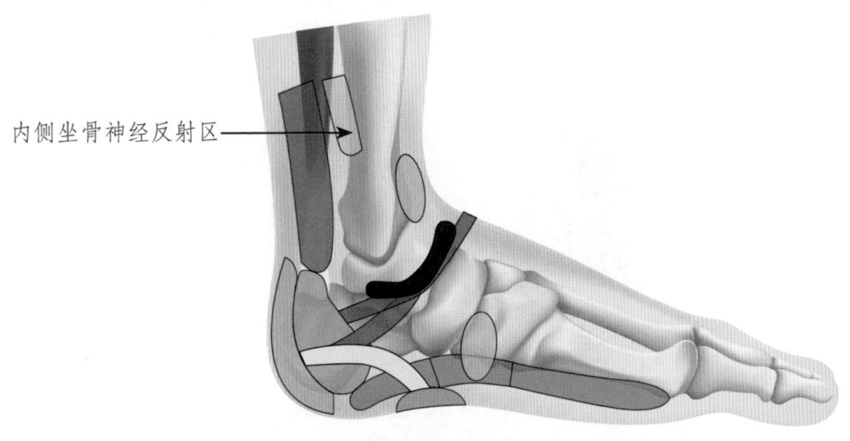

坐骨神经反射区

（3）功能

传达大脑的命令给弯曲肌和大内转肌，并把下肢的感觉传导至大脑。

（4）坐骨神经反射区适应症

坐骨神经痛，坐骨神经炎，膝关节无法弯曲、无法坐起、无法走楼梯，走路时膝关节无法伸直，双脚酸、痛、冰冷、胀等。

43. 肩 Shoulder

（1）解剖学位置

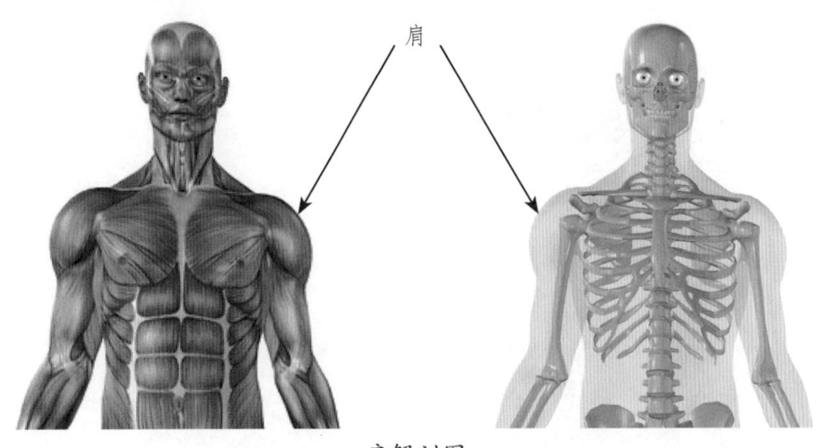

肩解剖图

（2）反射区位置

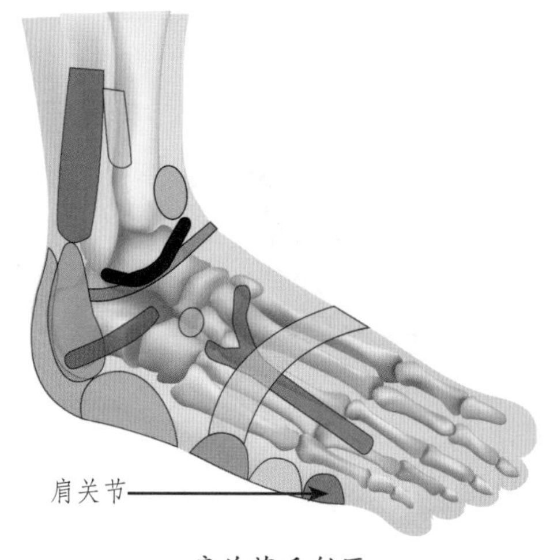

肩关节反射区

（3）功能

肩关节是上肢活动的主要部位。

（4）肩关节反射区适应症

五十肩，手臂无力，肩酸痛，肩部关节炎，手麻，肩关节习惯性脱臼。

44. 手臂 Arms

（1）解剖学位置

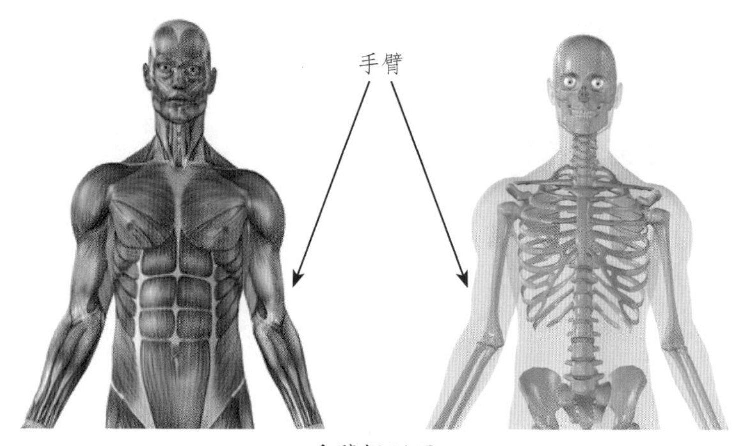

手臂解剖图

（2）反射区位置

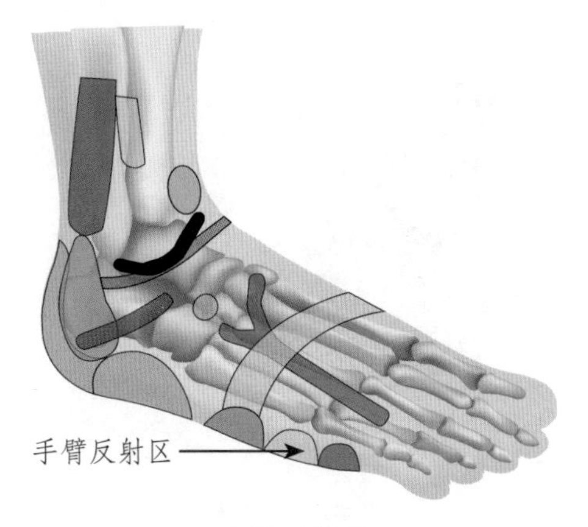

手臂反射区

（3）功能

从骨骼、肌肉、神经来说，手臂都是上肢的主要活动部位。

（4）手臂反射区适应症

五十肩，手臂无力，手臂酸痛，上肢麻痹，手臂肌肉拉伤，肩手症候群，举手和转动困难等。

45. 肘关节 Elbow Joint

（1）解剖学位置

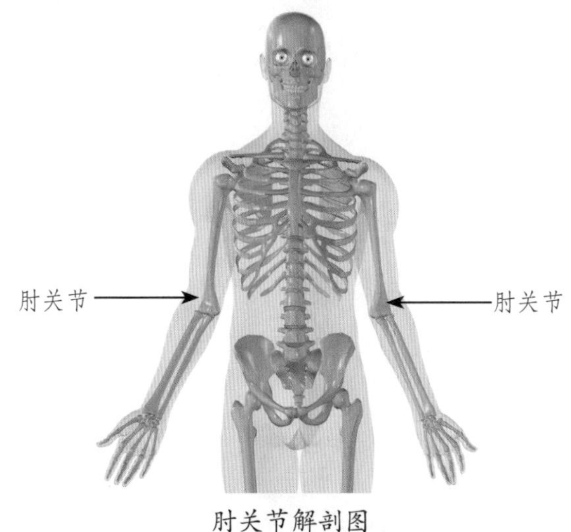

肘关节解剖图

（2）反射区位置

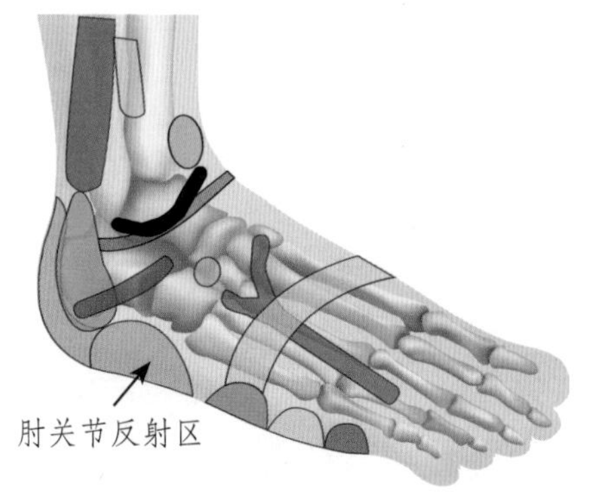

肘关节反射区

（3）功能

肘的伸展与弯曲是利用尺骨与肱骨之间的肱尺关节进行的。

（4）肘关节反射区适应症

肘关节受伤，肘关节酸痛，肘关节因碰撞受伤，内外反肘，棒球肘，网球肘，高尔夫球肘，肘关节炎等。

46. 膝 Knee

（1）解剖学位置

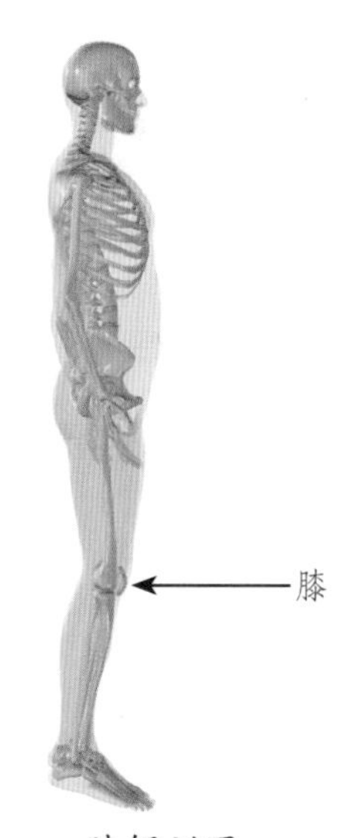

膝解剖图

（2）反射区位置

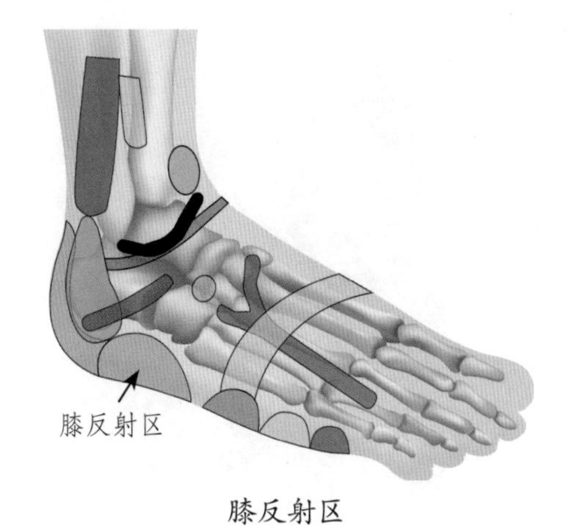

膝反射区

（3）功能

膝关节与屈膝、坐下、直立等弯曲伸展运动有关，承受身体重量，易受伤。

（4）膝反射区适应症

膝关节炎和膝关节疼痛，膝盖软骨软化症，膝关节水肿，先天性膝关节脱臼，内外侧半月板受伤，髌骨破裂。

47. 外尾骨 Coccyx

（1）解剖学位置

略呈三角形，由 3 ～ 5 节尾椎愈合而成，上接骶骨，是脊椎的最后一部分。

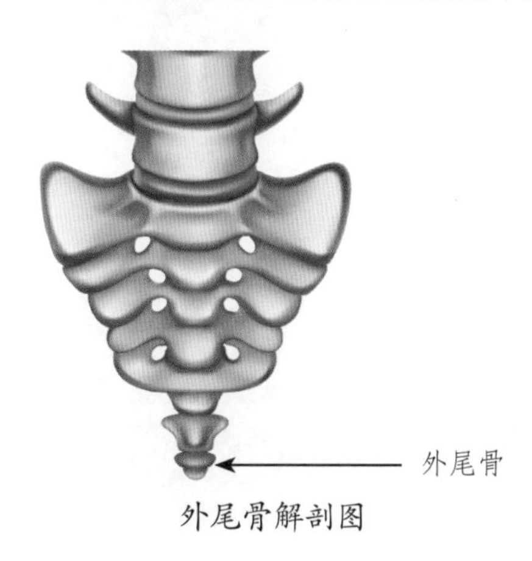

外尾骨解剖图

（2）反射区位置

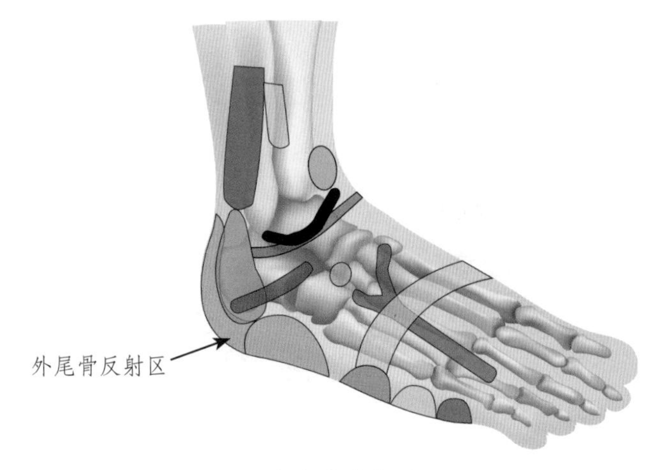

外尾骨反射区

（3）功能

外尾骨是脊椎骨中最不发达的部分，是尾巴的退化器官。

（4）外尾骨反射区适应症

坐骨神经痛，外尾骨受伤后遗症，骨盘歪斜，长短脚，生殖或排泄系统病变，头痛，静脉曲张，双脚酸麻、胀痛、冰冷等症状。

48. 肩胛骨 Scapular

（1）解剖学位置

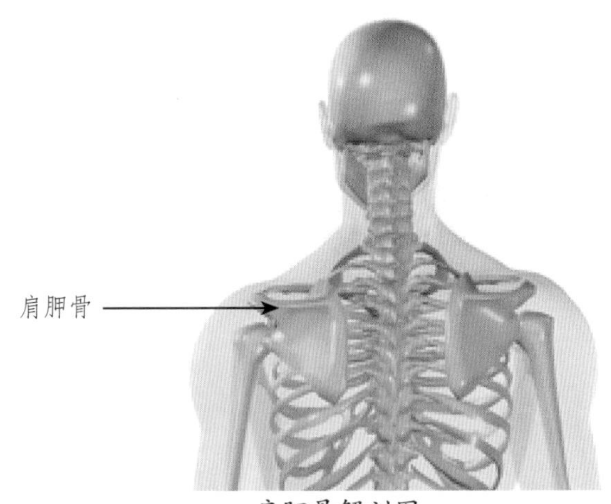

肩胛骨解剖图

（2）反射区位置

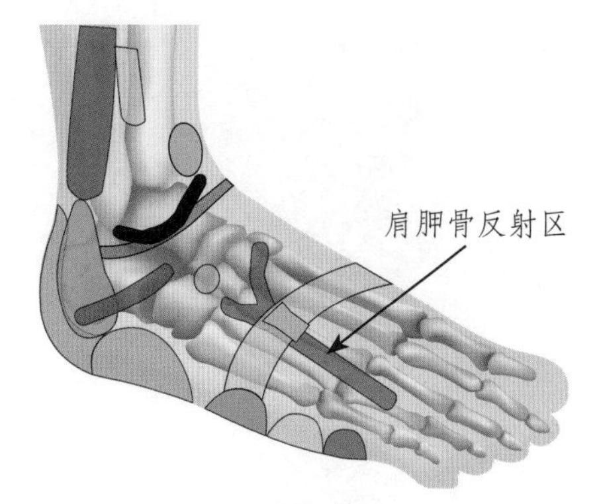

肩胛骨反射区

（3）功能

连接上肢和脊柱，上肢的前伸、后曲等活动要靠肩胛骨。

（4）肩胛骨反射区适应症

肩膀酸痛，肩关节障碍，举手和上肢转动困难，五十肩，颈肩背症候群，肩手症候群，棒球肩。

49. 上身淋巴 Lymph-Glands Upper

（1）解剖学位置

肚脐以上、颈以下的淋巴器官，包括脾、胸淋巴、扁桃体等。

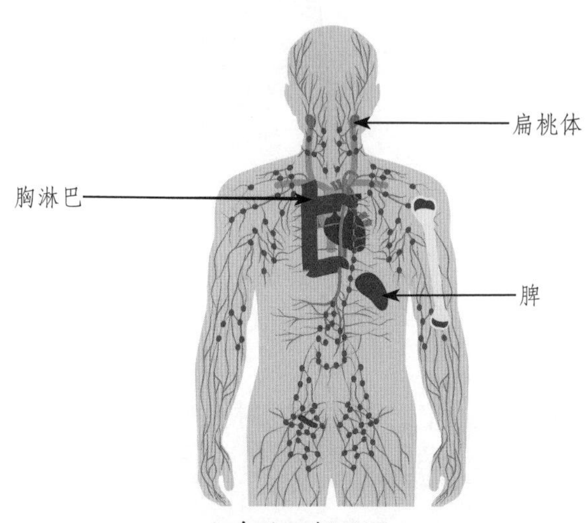

上身淋巴解剖图

（2）反射区位置

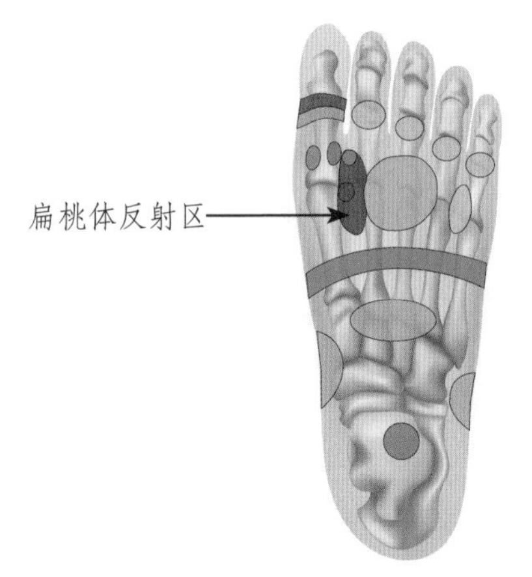

扁桃体反射区

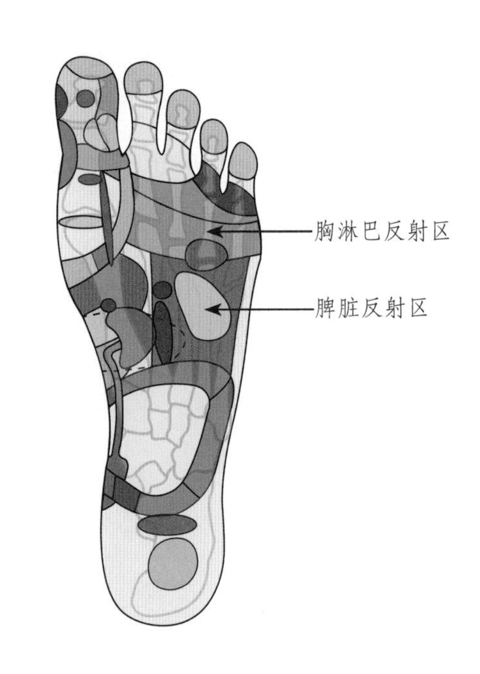

胸淋巴、脾脏反射区

（3）功能

过滤病原体，并制造淋巴细胞参与机体免疫反应。

（4）上身淋巴反射区适应症

各种炎症，癌症，发烧，囊肿，肌瘤，蜂窝组织炎，流行性腮腺炎，免疫力下降等。

50. 下腹部（女：子宫）

（1）解剖学位置

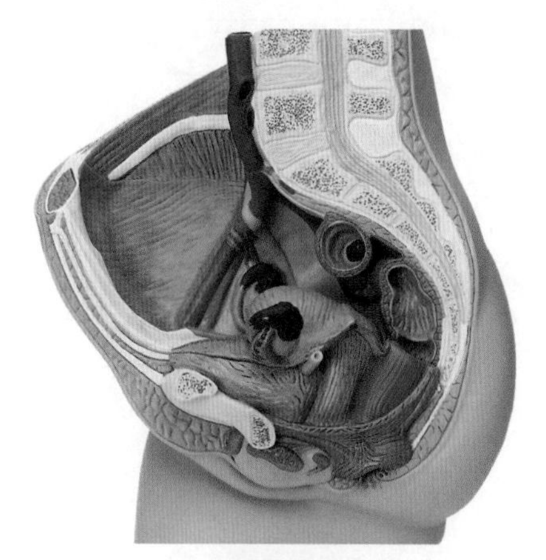

下腹部解剖图

（2）反射区位置

下腹部反射区同时也是月经腺反射区。

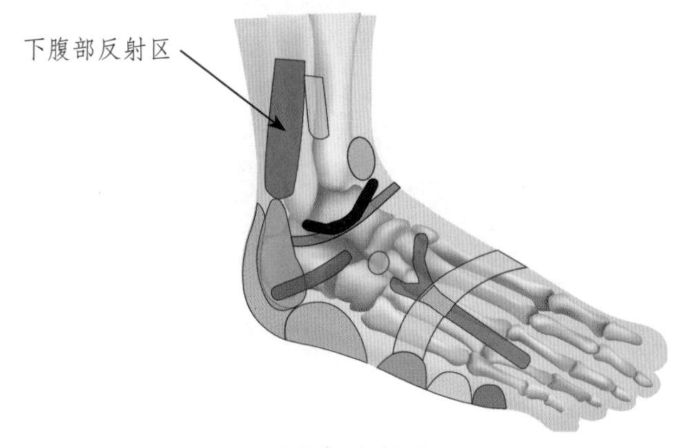

下腹部反射区

（3）功能

主要对女性而言，有3个重要时期：一是月经初潮前，二是产后，三是更年期。每个重要时期多按摩下腹部（月经期间不可按摩）对女性健康有益。

（4）下腹部反射区适应症

月经期间腹部疼痛，经期紧张，经期不规律，子宫粘连，肠粘连，生殖系统与泌尿系统病变

51. 上颚 Submaxilla Upper jaw

（1）解剖学位置

是一对位于上唇之后的锥状坚硬构造，前端为切齿叶，后部为臼齿叶。

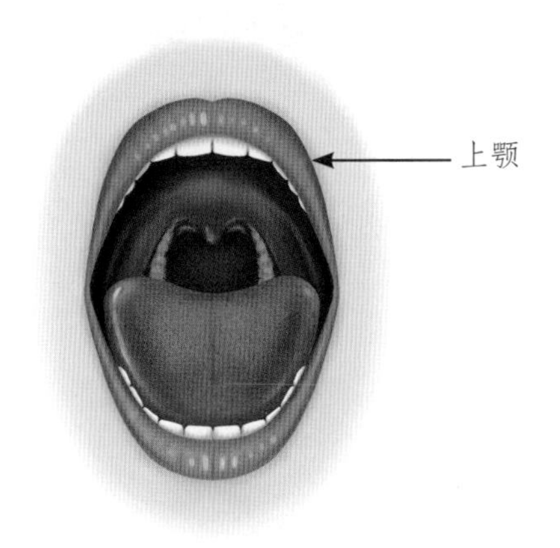

上颚解剖图

（2）反射区位置

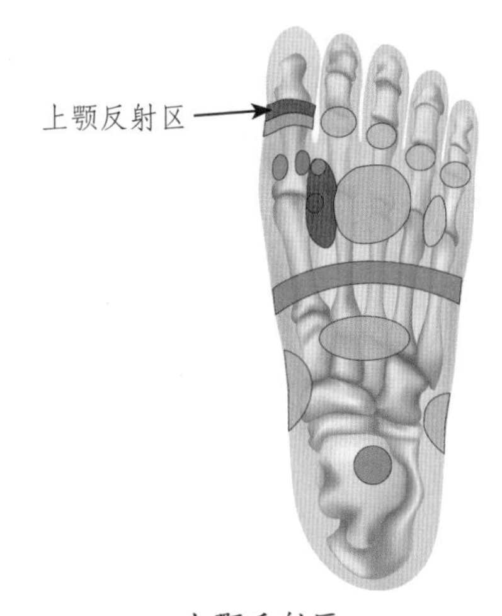

上颚反射区

（3）功能

切断、撕裂和磨碎食物，以利于消化。

（4）上颚反射区适应症

牙痛，上颚发炎，上颚感染，牙周病，打鼾，关节脱臼，嘴歪，流口水，不语，磨牙口腔癌等。

52. 下颚 Maxilla Lower jaw

（1）解剖学位置

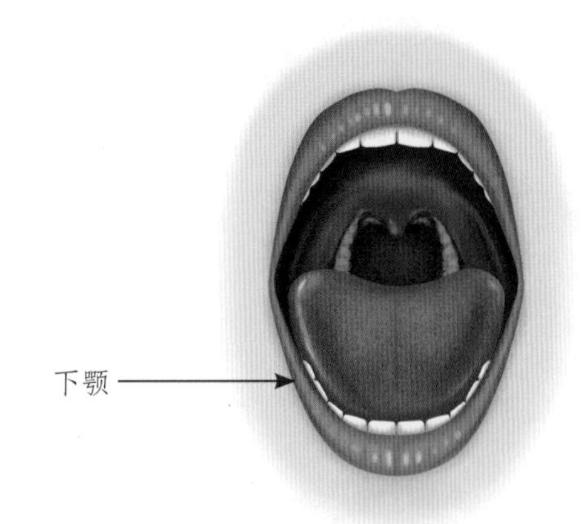

下颚解剖图

（2）反射区位置

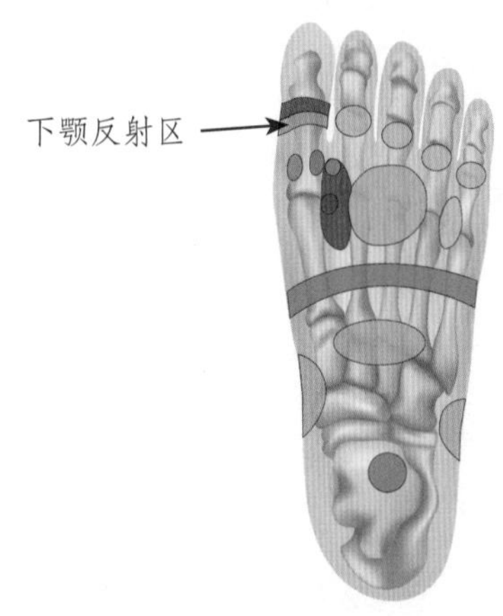

下颚反射区

（3）功能

与上颚配合撕裂、磨碎食物，以利于消化。

（4）下颚反射区适应症

牙痛，下颚发炎，下颚感染，牙周病，打鼾，下颚关节炎，颚关节脱臼，嘴歪，流口水，不语，下颚癌，磨牙等。

53. 扁桃体 Tonsils

（1）解剖学位置

鼻后孔的顶壁或咽与口腔、鼻腔交界处黏膜下淋巴组织所集成的团块。

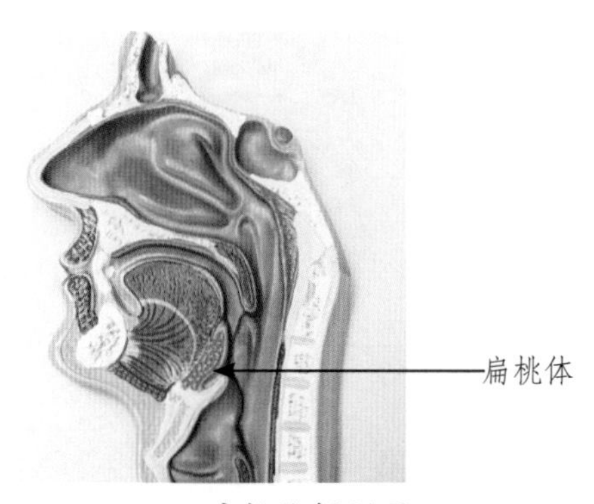

扁桃体解剖图

（2）反射区位置

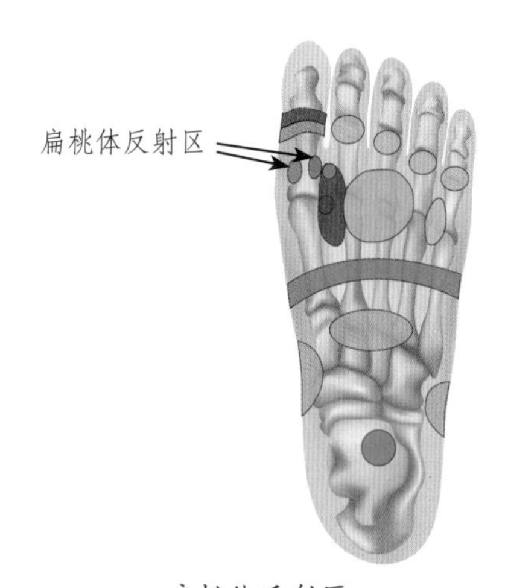

扁桃体反射区

（3）功能

扁桃体可清除气管内的细菌。

（4）扁桃体反射区适应症

感冒，重听，鼻炎，鼻蓄脓，扁桃体炎，扁桃体肿胀，扁桃体疼痛，扁桃体肥大，发烧，扁桃体引起的头痛，气管炎等。

54. 胸淋巴 Lymph-Glands Cistern

（1）解剖学位置

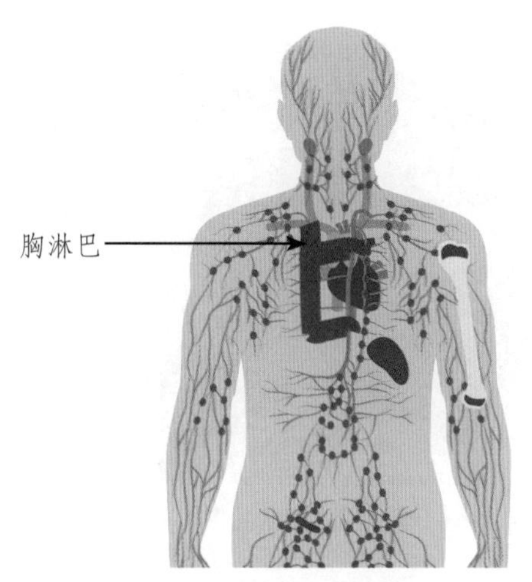

胸淋巴解剖图

（2）反射区位置

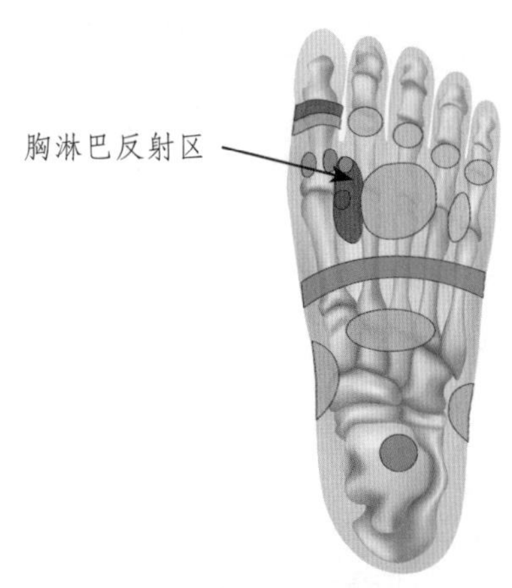

胸淋巴反射区

（3）功能

淋巴可清除有害细菌，捕捉巨噬细胞。胸部淋巴功能相同。

（4）胸淋巴反射区适应症

各种炎症，发烧，感冒，鼻炎，咳嗽，气喘，肺气肿，肺癌，乳房或胸部肿瘤，胸痛及缺乏抗体，免疫力下降等。

55. 喉 Larynx、气管 Wind pipe

（1）解剖学位置

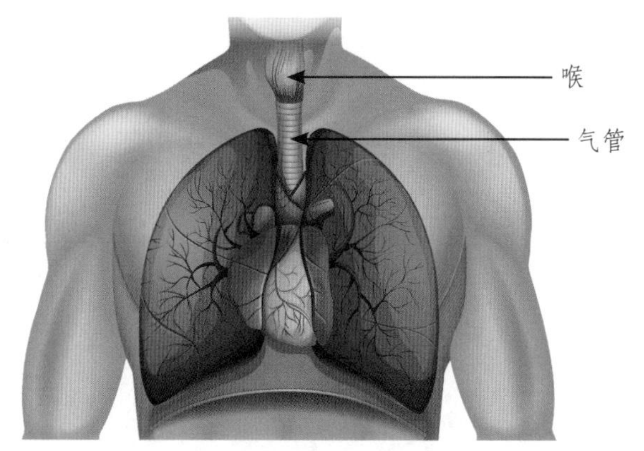

喉、气管解剖图

（2）反射区位置位置

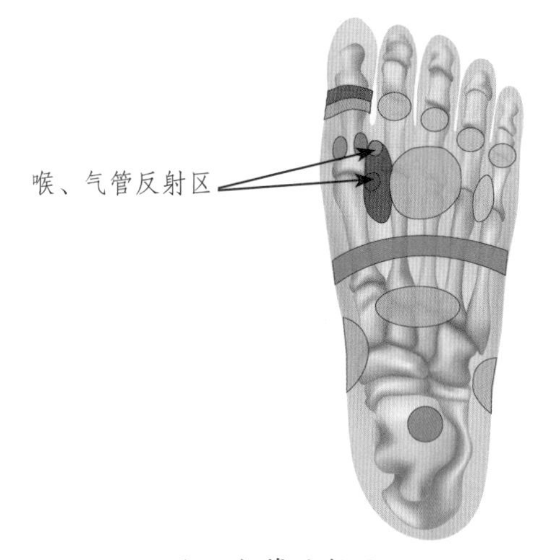

喉、气管反射区

（3）功能

喉：对通过喉进入气管的空气加温、湿润。喉内有声带，控制发声。吞咽时，喉室的软骨上升闭住喉的开口，以免食物进入气管。

气管：将空气送入肺泡，有过滤、温暖和湿润空气的作用。

（4）喉、气管反射区适应症

咽喉痛，咳嗽，气喘，气管炎，感冒，声音微弱，嘶哑，失声，声带息肉，喉癌，鼻咽癌，咽喉炎。

56. 内耳迷路（平衡器官）Balance organ

（1）解剖学位置

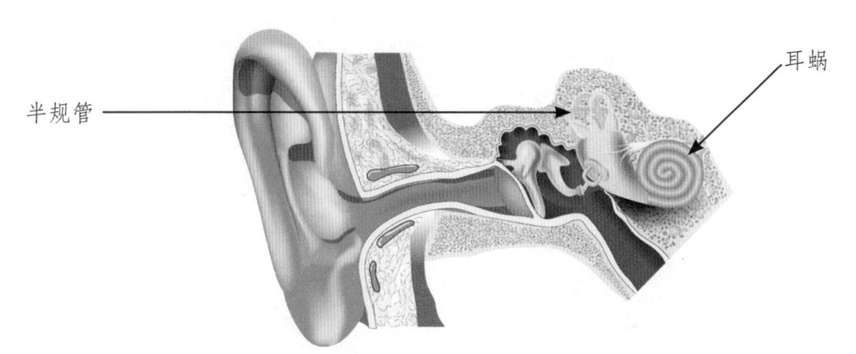

内耳迷路解剖图

（2）反射区位置

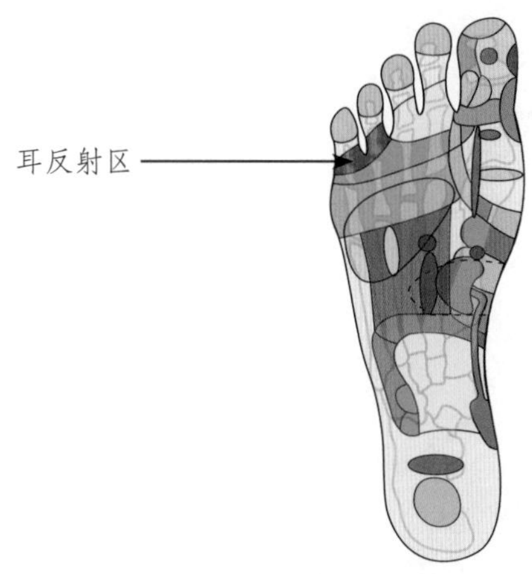

内耳迷路反射区

（3）功能

包括骨性迷路的耳蜗，传导声波，声波触动毛细胞，最后由毛细胞转换成神经冲动传到听觉中枢，由听觉中枢分析或声音。在耳蜗的上面有半规管，是保持平衡的器官。

（4）内耳迷路反射区适应症

头晕，眼花，晕车，晕船，高血压，低血压，耳鸣，重听，内耳机能衰退，平衡障碍，目眩，贫血等。

57. 胸部（女：乳房）Chest

（1）解剖学位置

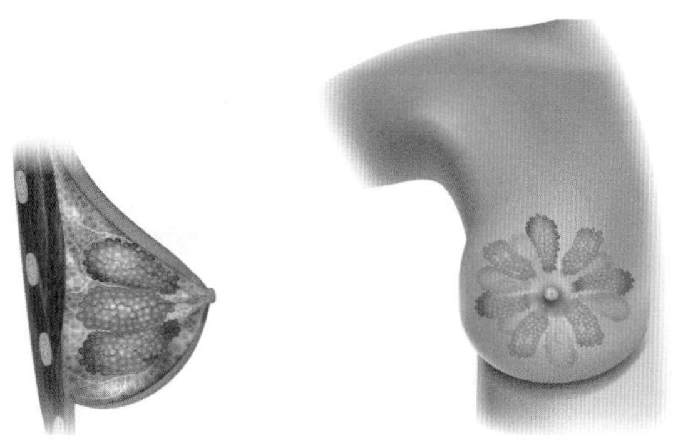

女性胸部解剖图

（2）反射区位置

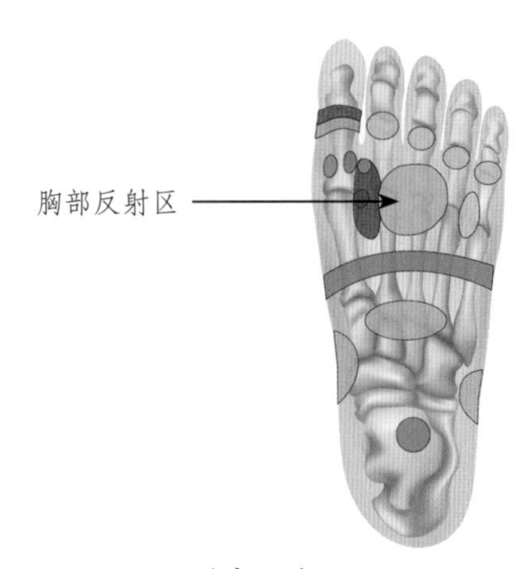

胸部反射区

（3）功能

坚固的笼状物（胸）保护着心脏、胸腺、肺及气管等重要器官。

（4）胸部反射区适应症

心肺功能保健，乳癌，胸闷，乳房充血（经期前），乳房囊肿，胸部或乳房附近皮肤发红、肿胀、疼痛，同时恶寒发烧，恶化时形成脓疡的症状等。

58. 横膈膜 Diaphragm

（1）解剖学位置

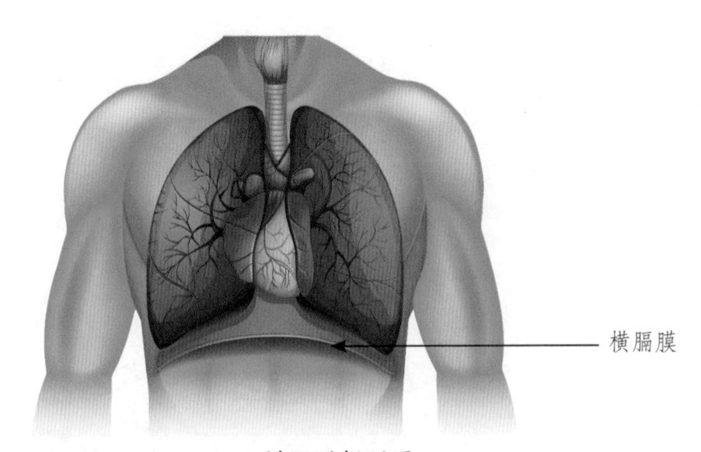

横膈膜解剖图

（2）反射区位置

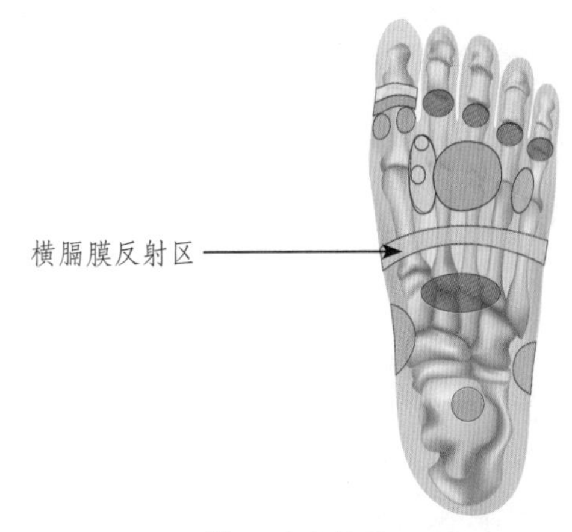

横膈膜反射区

（3）功能

横膈膜的张弛，令肺扩大或缩小，帮助肺呼吸。

（4）横膈膜反射区适应症

打嗝，横膈膜破裂引起的腹部膨胀，腹痛，腹水，恶心，呼吸困难或无力，呕吐等。

59. 解溪穴 Vital Point "Chieh Hsi"

（1）解剖学位置

在距骨附近。

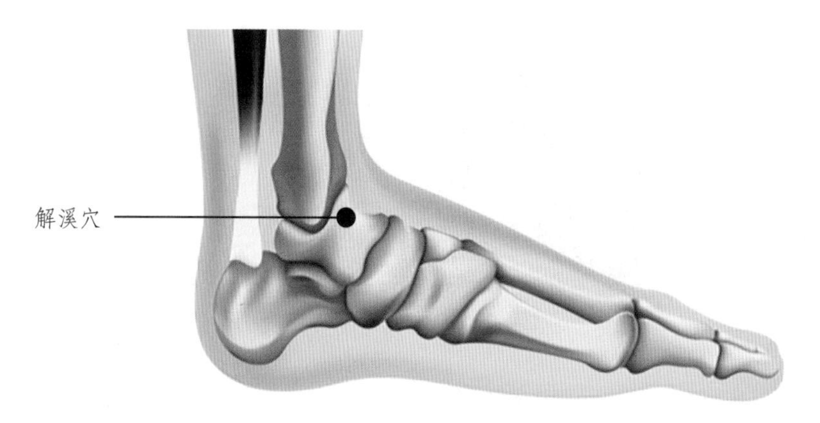

解溪穴解剖示意图

（2）反射区位置

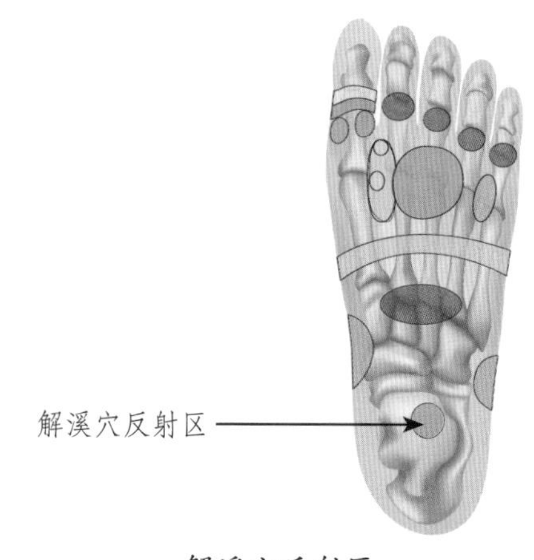

解溪穴反射区

（3）功能

化痰。

（4）解溪穴反射区适应症

咳嗽，气喘，头痛，头晕，腹胀，足踝肿痛，足踝扭伤，脚背痛，脚背无力抬举或旋转困难，行动不便等。

60. 肝脏 Liver

（1）解剖学位置

大部分位于右季肋部及上腹部，小部分位于左季肋区，上部紧贴膈肌，与右肺和心脏相邻。

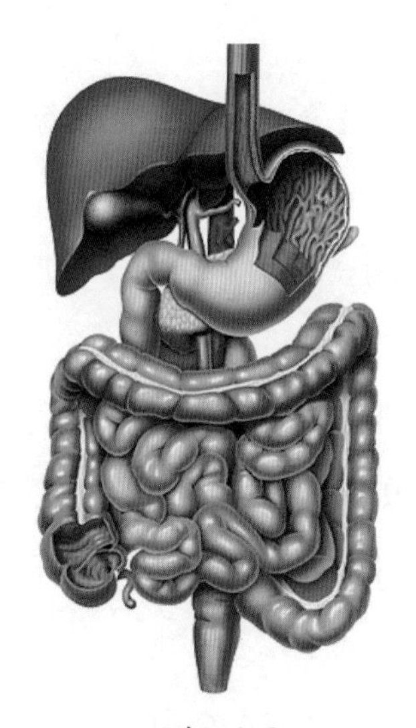

肝脏解剖图

（2）反射区位置

若石健康法认为肝脏反射区较小，而 Ann Gillanders 认为肝反射区面积较大。

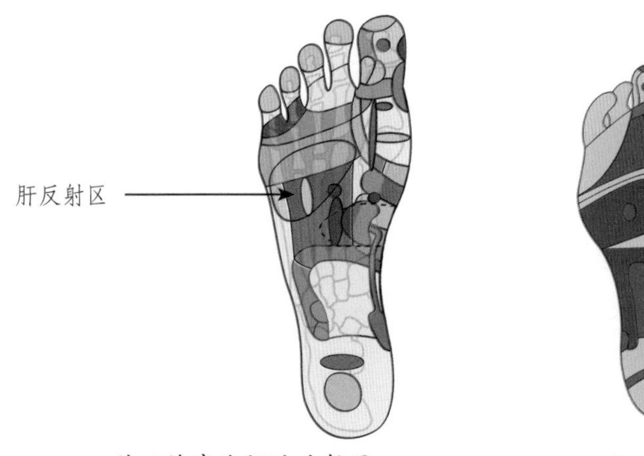

若石健康法肝脏反射区

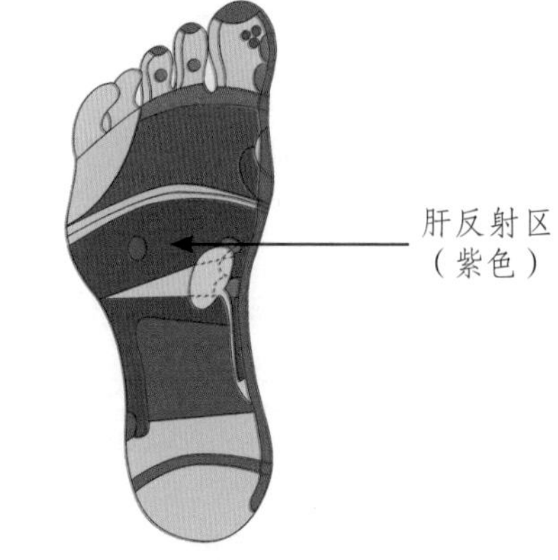

Ann Gillanders 肝脏反射区

（3）功能

肝的功能非常多，主要是分泌胆汁，储存糖原，调节蛋白质、脂肪和碳水化合物的代谢，还有解毒、造血和凝血的作用。而且切除部分后，还可再生。肝脏可制造 1000 种以上的酶，包括凝血因子、胆红素等。

（4）肝脏反射区适应症

肝硬化，肝功能不良，肝炎，肝斑，肝肿大，肝功能失调造成的营养不良、易疲劳、易怒、嗜睡，过敏，药剂性肝障碍，脂肪肝等。

61. 胆囊 Gall Bladder

（1）解剖学位置

位于右侧肋骨下肝脏后方的胆囊窝内。

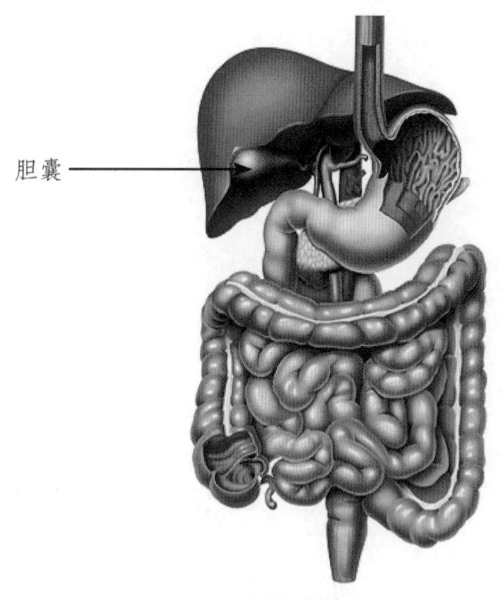

胆囊解剖图

（2）反射区位置

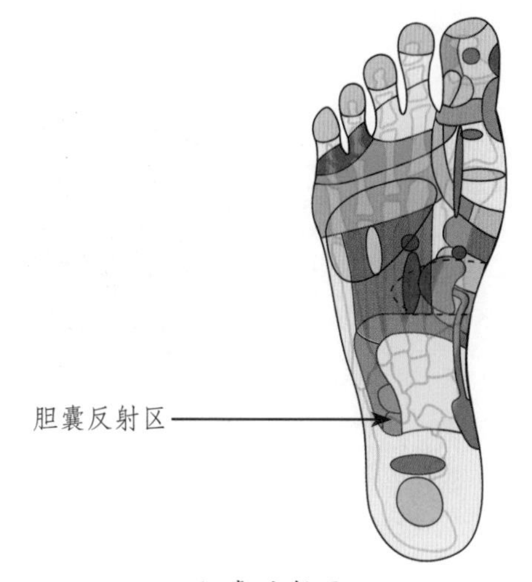

胆囊反射区

（3）功能

胆汁可消化脂肪；胆盐可除污，又可吸收脂肪酸、胆固醇。

（4）胆囊反射区适应症

胆结石，黄疸，消化不良，胆囊癌，胆囊炎，胆管癌，胆管堵塞，腹胀等。

62. 回盲瓣 Ileocecal Valve

（1）解剖学位置

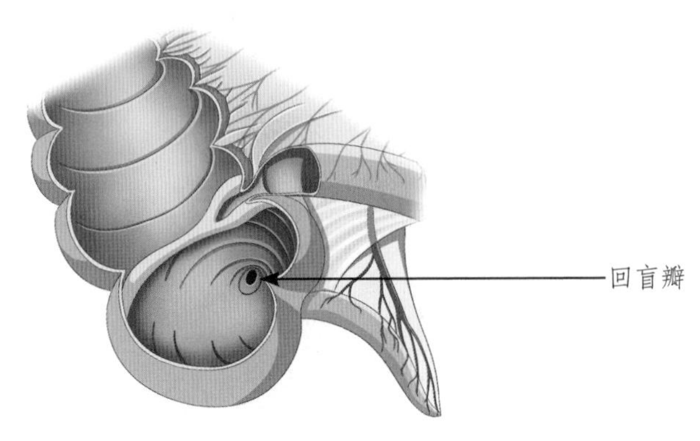

回盲瓣解剖图

（2）反射区位置

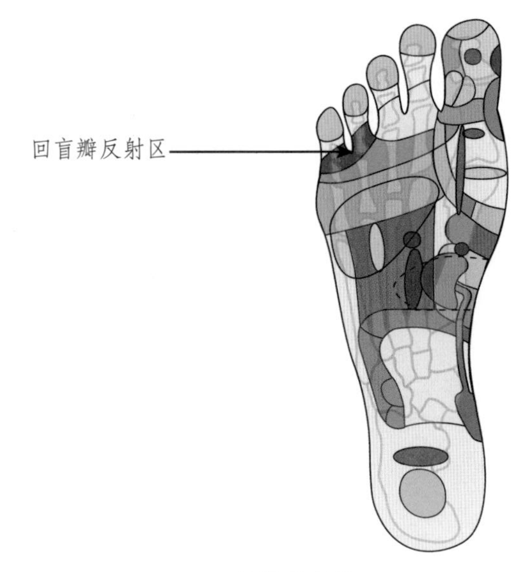

回盲瓣反射区

（3）功能

阻止小肠内容物过快地流入大肠，以便食物在小肠内被充分消化吸收；同时防止盲肠内容物逆流回小肠。

(4) 适应症

腹痛，腹鸣，腹部痉挛，消化不良。

63. 盲肠（阑尾）Appendix

(1) 解剖学位置

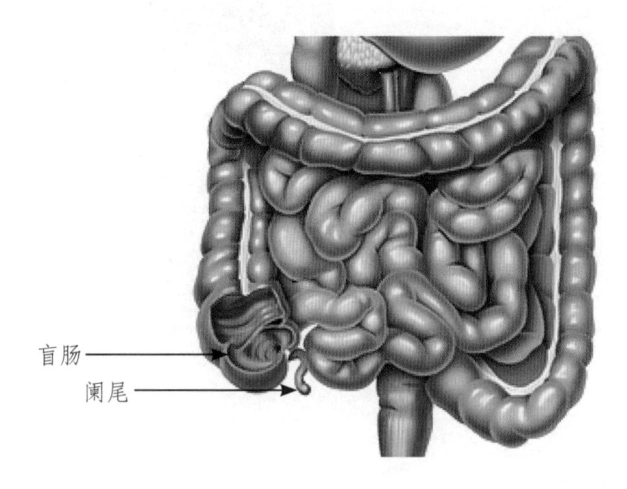

盲肠（阑尾）解剖图

(2) 反射区位置

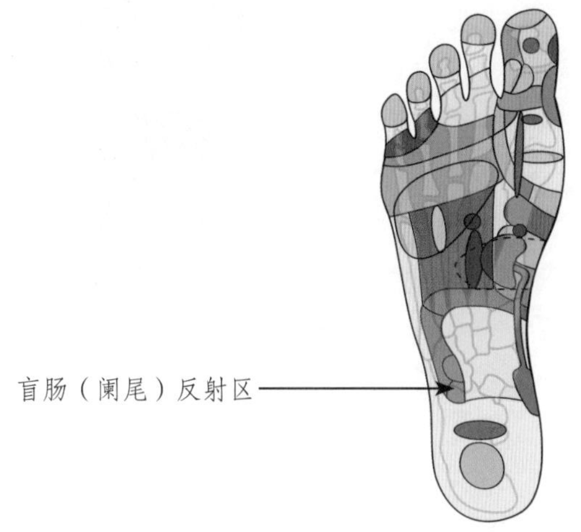

盲肠（阑尾）反射区

(3) 盲肠（阑尾）反射区适应症

胀气，急慢性阑尾炎（盲肠炎），右下腹痛，恶心，呕吐，发烧。

64. 升结肠 Ascending Colon

（1）解剖学位置

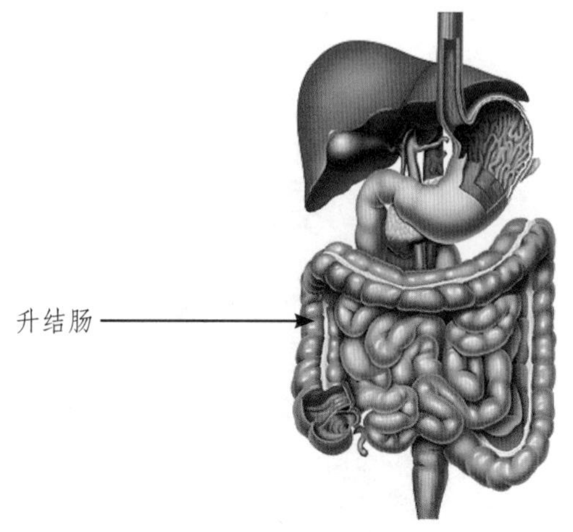

升结肠解剖图

（2）反射区位置

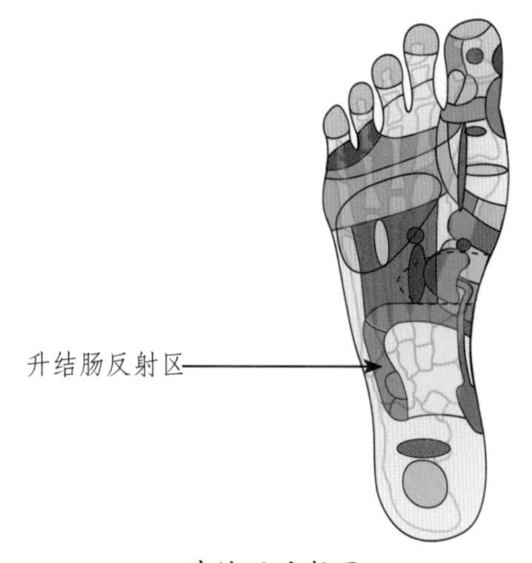

升结肠反射区

（3）功能

推动食糜进入横结肠。

（4）升结肠反射区适应症

过敏性大肠症候群，便秘，腹泻，大肠息肉，大肠炎，大肠癌。

（四）足底按摩后增强保健效果的穴位

根据患者的需要，按摩完脚的反射区约 30 分钟后，可选适当的穴位按摩，以增强保健效果，时间 15 分钟以上。

1. 太白穴

位置：足内侧缘、拇趾本节后下方赤白肉际凹陷处，属足太阴脾经。

主治：消化不良、胸肋胀、肠鸣切痛、胃心痛、呕吐、肌肉下垂等。

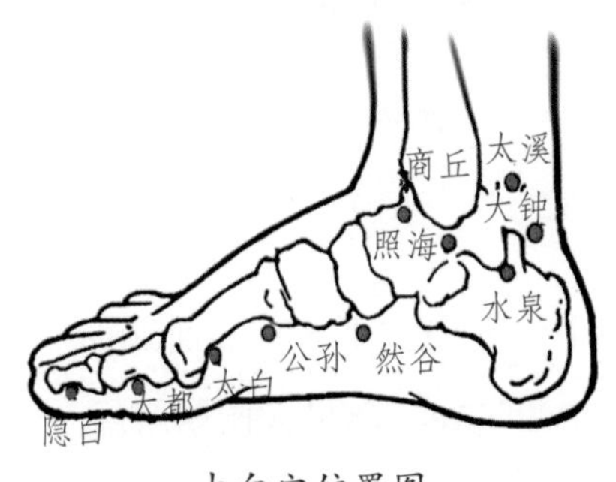

太白穴位置图

2. 太冲穴

位置：足背第一至第二跖骨间隙的前方凹陷处，属足厥阴肝经。

主治：头痛、眩晕、喉痛、咽喉气梗、肋痛、肝炎、高血压、神经衰弱等。

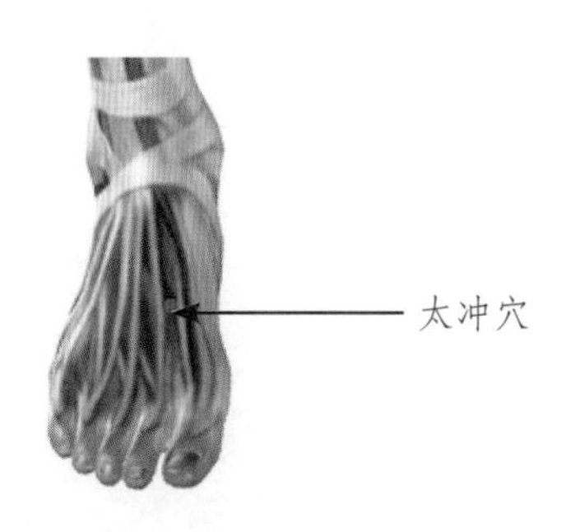

太冲穴位置图

3. 阳陵泉穴

位置：小腿外侧部、腓骨头前下方凹陷处，属足少阴胆经。

主治：胆绞痛、胆囊炎、胆结石、膝关节痛、漏肩风、落枕等。

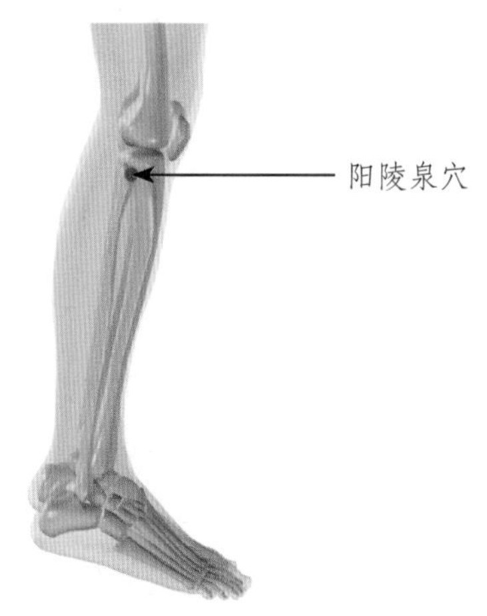

阳陵泉穴位置图

4. 承山穴

位置：小腿背面正中、委中穴下 8 寸、腓肠肌腹下，当用力伸直小腿或上提脚后跟时呈现尖角状凹陷处，属足太阳膀胱经。

主治：腰腿痛、坐骨神经痛、肩膀痛等。

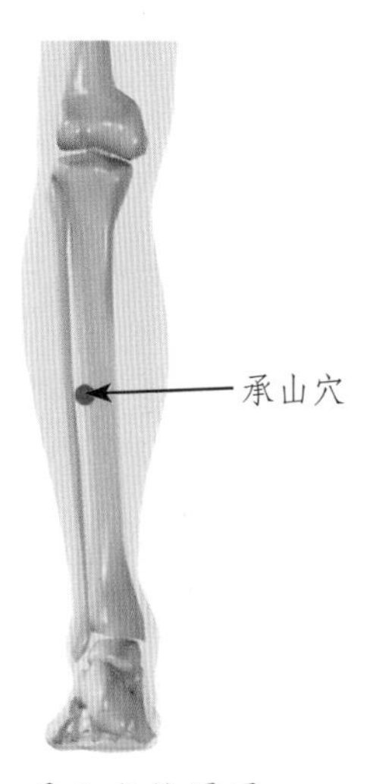

承山穴位置图

5. 风府穴

位置：正坐，头微前倾，后发际线正中直上 1 寸处，属督脉。

主治：癫痫、脑卒中不语、半身不遂、眩晕、头颈强痛、咽喉肿痛等。

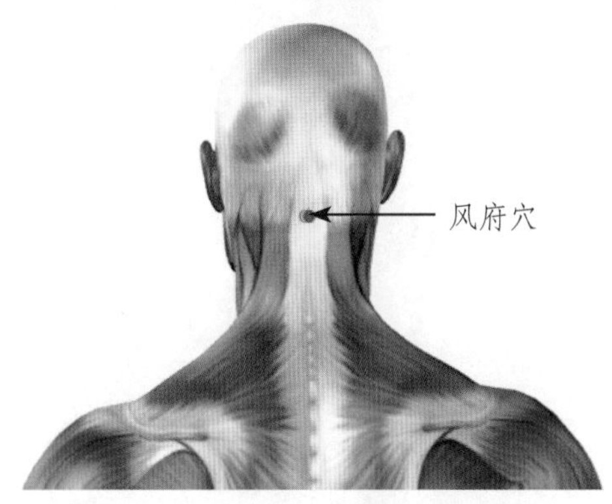

风府穴位置图

6. 合谷穴

位置：第一掌骨与第二掌骨之间、第二掌骨桡侧的中点处，属手阳明大肠经。

主治：头痛、目赤肿痛、鼻出血、牙齿痛、口眼歪斜、耳聋等头面五官诸疾。

注意事项：孕妇忌按。

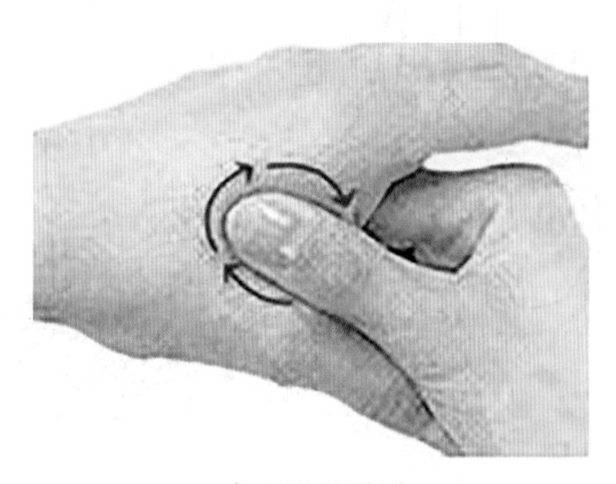

合谷穴位置图

7. 委中穴

位置：腘横纹中央处，属足太阳膀胱经。

主治：腰背痛、下肢痿痹、中风昏迷、小便不利、遗尿等。

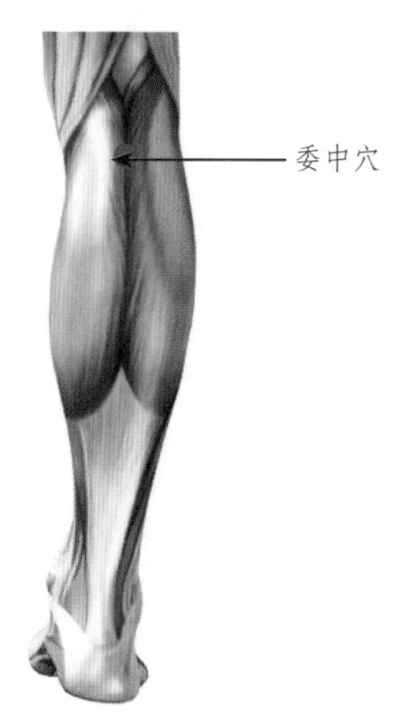

委中穴位置图

8. 昆仑穴

位置：外踝尖与后筋腱之间的凹陷处，属足太阳膀胱经。

主治：脚跟肿痛、头痛目眩、坐骨神经痛等。

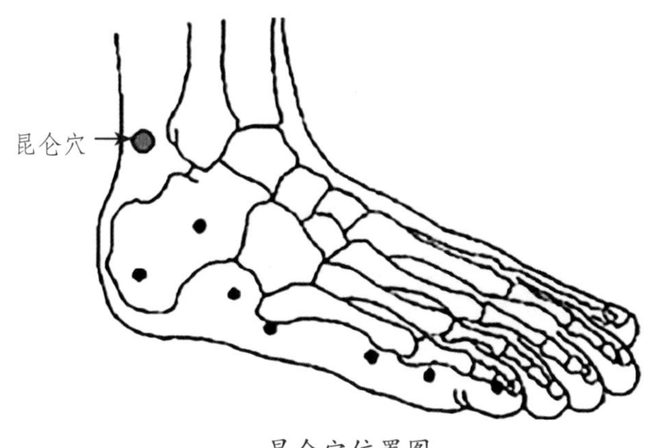

昆仑穴位置图

9. 风池穴

位置：胸锁乳突肌与斜方肌上端之间凹陷处，属足少阳胆经。

主治：脑卒中、头痛、眩晕、感冒、鼻渊、头颈强痛及耳鸣等内风疾病。

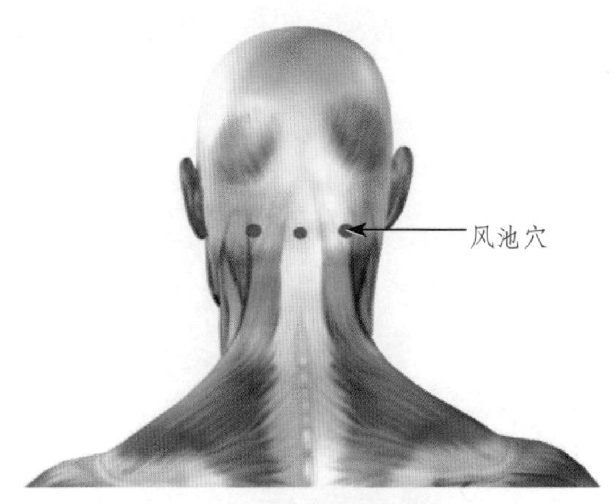

风池穴位置图

10. 悬钟穴

位置：腓骨后缘、外踝高点上 3 寸处，属足少阳胆经。

主治：下肢痿痹、头颈强痛、胸肋胀痛、脚气、落枕等。

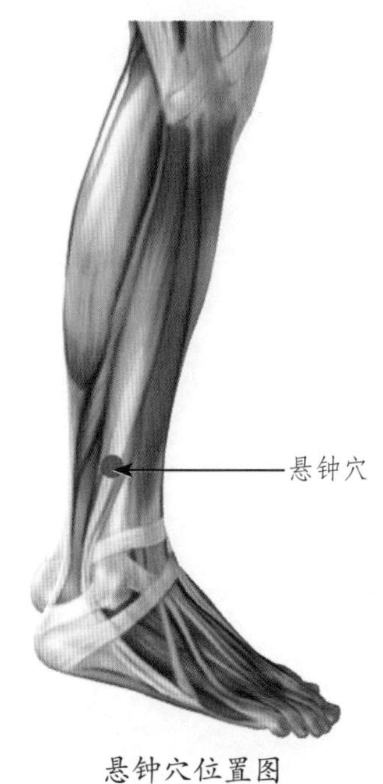

悬钟穴位置图

11. 百会穴

位置：头部前鬓际正中直上 5 寸，或两耳尖连线的中点处，属督脉。

主治：头痛、眩晕、脱肛、腹泻、阴挺、健忘、不寐等。

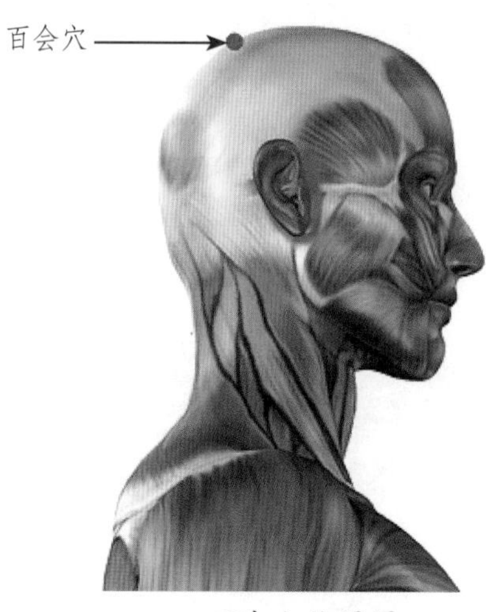

百会穴位置图

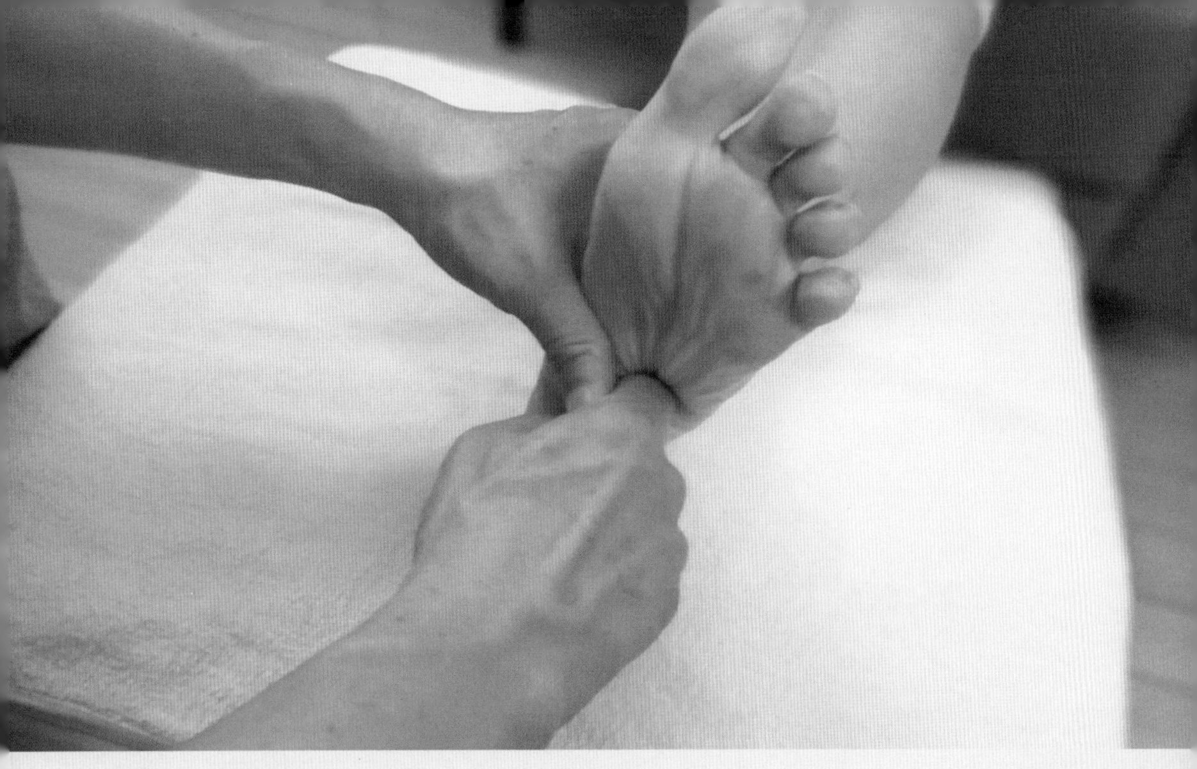

第三章

按摩手法

（一）足底按摩顺序

此足底按摩顺序是参考香港国际若石健康研究会在香港伊丽莎白医院妇产科做的科学试验——改善妇女尿失禁时所用的足底按摩顺序，效果良好，以供参考。足底反射区按摩顺序如下。

（A）用松树精油泡脚或热毛巾包脚。

（B）放松患者的双脚，按摩揉搓，活动血气。

（C）先按摩左脚，再按摩右脚。

（D）内侧阴经（肾经）由下至上，依次为太溪穴、三阴交穴、阴陵泉穴；外侧阳经（胃经）由上至下依次为足三里穴、丰隆穴、解溪穴。

以左脚为例：

1. 足底

（特A）涌泉穴

（特B）涌泉穴按摩区

（1）肾上腺（测患者所需力度大小）

（2）腹腔神经丛（放松）

（3）肾脏

（4）输尿管

（5）膀胱

（6）尿道（阴道、阴茎）

（7）额窦

（8）三叉神经

（9）小脑、脑干

（10）颈项

（11）颈椎

（12）鼻

（13）大脑（记忆区、运动区、感觉区）

（14）脑垂体

（15）副甲状腺

（16）甲状腺

（补充一）四小额窦

（17）眼、耳朵

（18）补肾 16 下

（19）斜方肌

（20）肺

（21）心脏

（22）脾脏

（23）胃

（24）胰脏

（25）抗癌区 6 ～ 10 下

（26）小肠（十二指肠、空肠及回肠）

a. 十二指肠

b. 空肠

c. 回肠

（27）横结肠

（28）降结肠

（29）乙状结肠

（30）直肠

（31）肛门

（32）男：睪丸；女：卵巢

2. 内侧

（33）胸椎 12 节

（34）腰椎 5 节

（35）荐椎

（36）内侧肋骨

（37）内尾骨

（38）前列腺（上）、子宫颈（下泻）

（39）下身淋巴

（40）腹股沟

（41）髋关节

（补充二）直肠、肛门（脚外侧）

（42）坐骨神经

3. 外侧

（43）肩（左、中、右）

（44）手臂

（45）肘关节

（46）膝

（47）外尾骨

（补充三）男：睾丸；女：卵巢（辅）

（48）肩胛骨

（49）外侧肋骨

（50）上身淋巴

（51）髋关节（脚外侧）

（52）下腹部（男）；月经腺（女）

（补充三）坐骨神经（脚外侧）

4. 脚面

（53）上颚、下颚

（54）扁桃体

（55）胸淋巴

（56）内耳迷路

（57）胸部（女：乳房）

（58）横膈膜

（补充四）重复上、下身淋巴）

（59）解溪穴

（60）肝

（61）胆囊

（62）回盲瓣

（63）盲肠

（64）升结肠

（A）涌泉穴、涌泉按摩区、肾脏、输尿管、膀胱、尿道再按 1 次。

（B）揉搓、轻拍、转动、拉伸以放松。

（C）根据各人不同需求，再做重点反射区，可重复几次（如上、下身淋巴，大肠）。

（D）也可在上述全面做的过程中加强。

（E）做完后，用热毛巾包裹脚部保暖。最后喝 2 杯水。

特别注意 2 点：

（1）64 个反射区一定要按顺序依次按摩，才能达到自我调节的最佳效果。

（2）按摩头部、眼睛和耳朵时间较长，其目的在于按到一些仍未知的头部器官或组织的反射区，希望有助于一些脑退化、神经等头部问题的改善。

（二）检查心脏的三种按摩手法

安全第一：按脚前先要检查心脏！

检查心脏有三种按摩手法。

第一种按摩手法是用右手拇指的指腹轻摸患者的心脏反射区，力度分为轻、中、重。如患者感觉痛，就说明心脏有问题，一定要到医院去检查。并且按摩心脏反射区力度要轻。避免过度刺激心脏（会产生危险）！

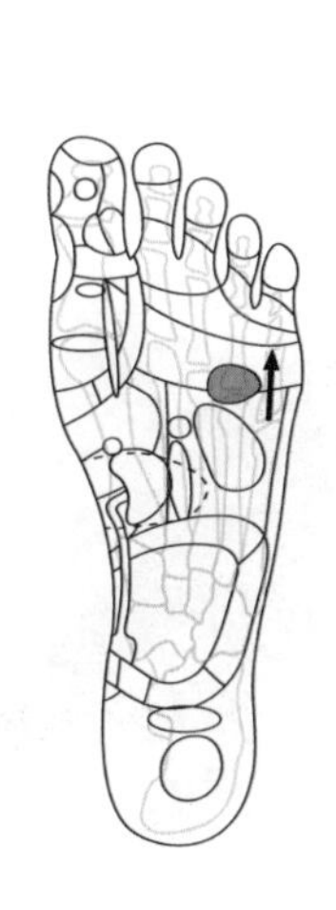

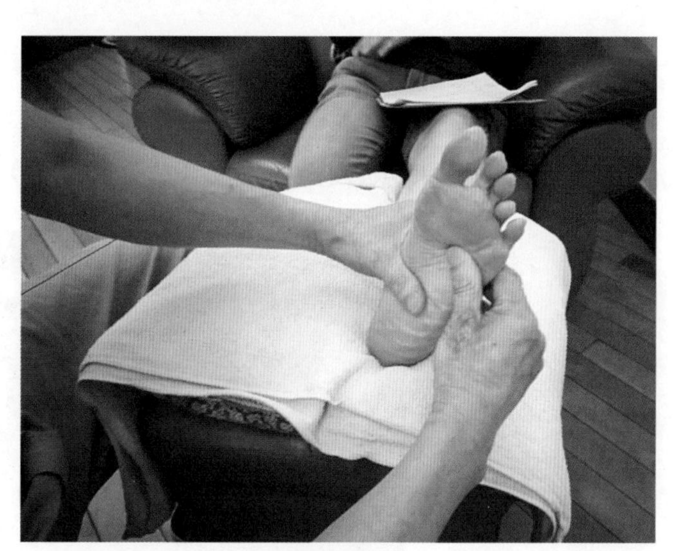

心脏反射区位置和按摩手法

若是用第一种按摩手法时患者感觉不痛，就使用第二种按摩手法。

第二种按摩手法是右手握拳，用食指往上推按，力度分轻、中、重。如果患者感觉痛，不是一般人的反应，要提醒患者心脏可能有问题，最好去医院检查。

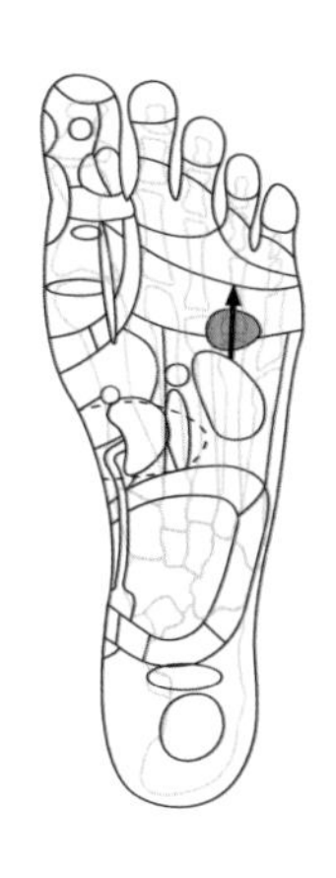
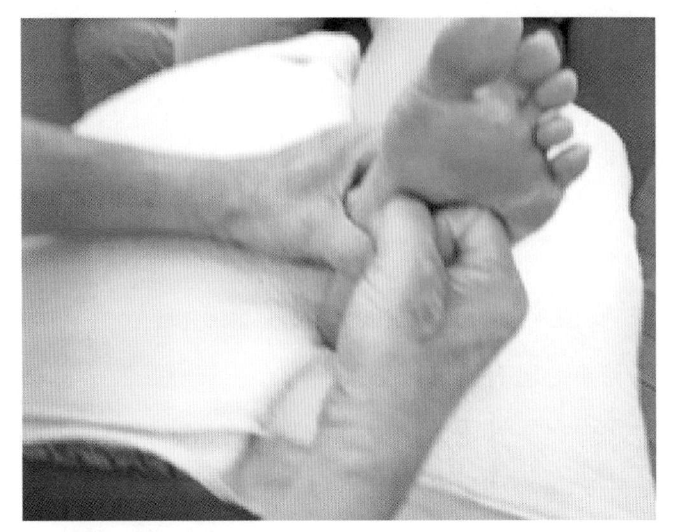

心脏反射区位置和按摩手法

若使用第二种按摩手法时患者感觉不痛，则用第三种按摩手法。

第三种按摩手法是右手握拳，用食指往下压按，力度也分轻、中、重。如果患者感觉痛，说明患者心脏可能有问题，建议其去医院检查。

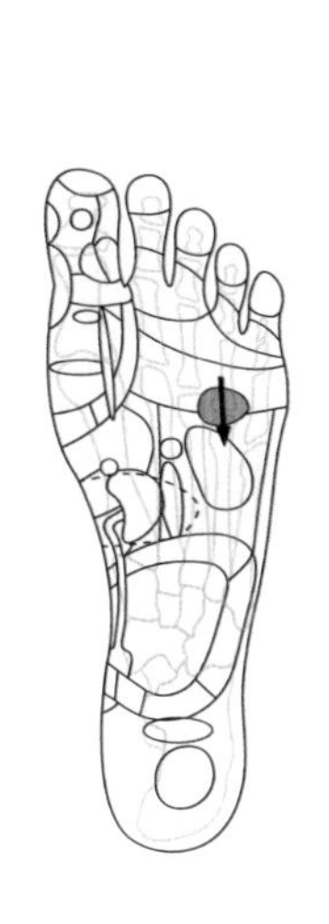
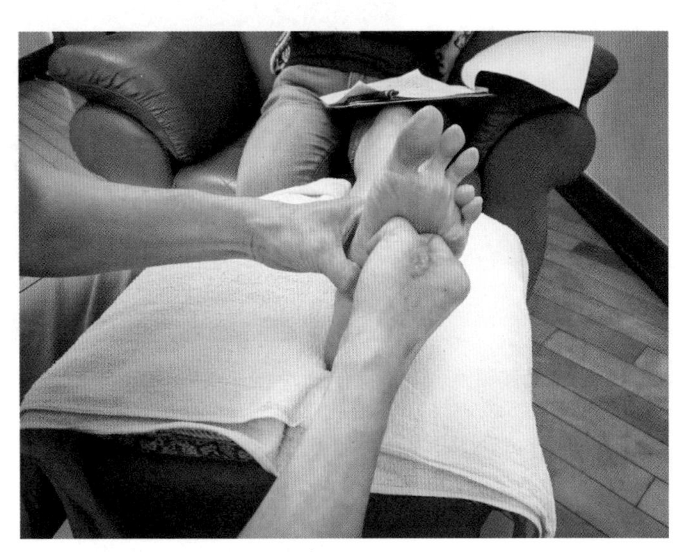

心脏反射区位置和按摩手法

检查查心脏没有问题后，就可以正式开始始做足底按摩。

首先按摩足底按摩前要案的 6 个穴位，帮助患者去水、排毒、帮助消化！

（三）足底按摩前要按摩的 6 个穴位

1. 太溪穴

位置：足内踝尖与跟腱之间的凹陷处，属足少阴肾经。

主治：消渴、月经不调、不寐、遗精、阳痿、尿频、腰脊痛等。

注意事项：孕妇忌用。

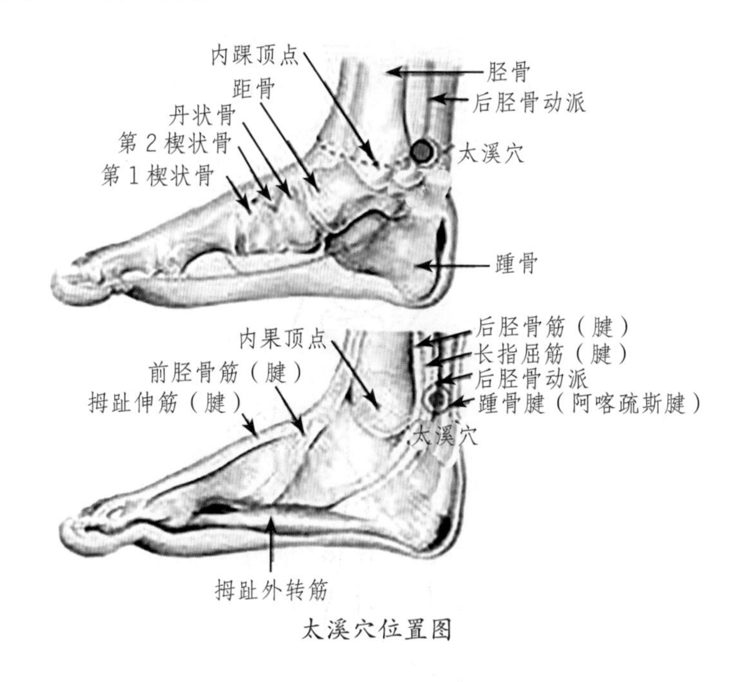

太溪穴位置图

2. 三阴交穴

位置：内踝尖直上四横指、胫骨内侧面后缘处，属足太阴脾经。

主治：月经不调、痛经、带下、阳痿、小便不利、不孕、消化不良等。

注意事项：孕妇忌用。

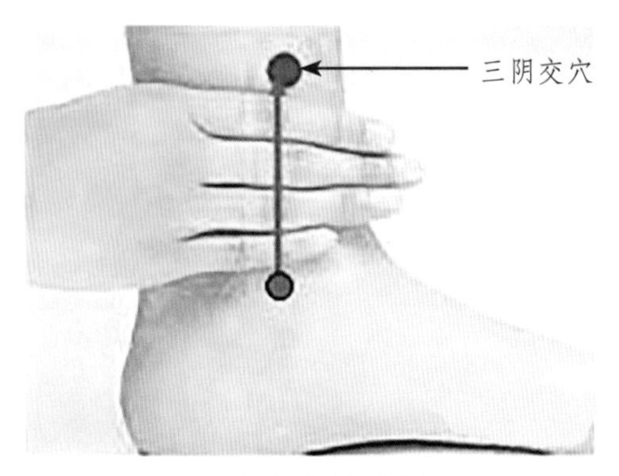

三阴交穴位置图

3. 阴陵泉穴

位置：小腿内侧、胫骨内侧踝后下方凹陷处，属足少阴肾经。

主治：腹胀、腹泻、水肿、膝盖疼痛、尿闭、尿失禁、遗精、阳痿、月经不调、痛经等。

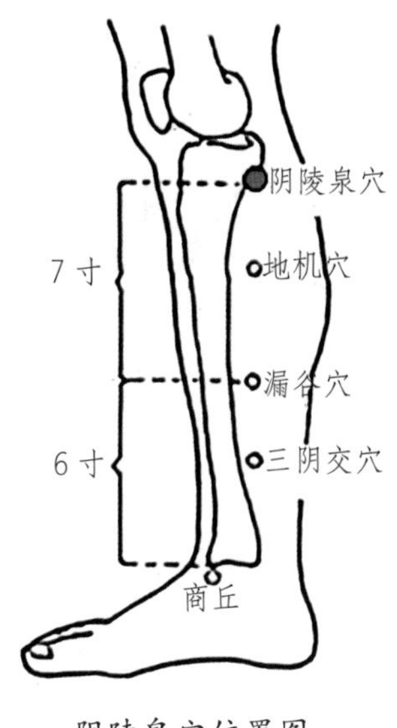

阴陵泉穴位置图

4. 足三里穴

位置：小腿前外侧、犊鼻穴下 3 寸、胫骨前缘外一横指（拇指）处，在胫骨前肌中，属足阳明胃经。

主治：消化不良、急慢性胃炎、肠胃功能失常、白细胞减少症等。

注意事项：孕妇忌按。

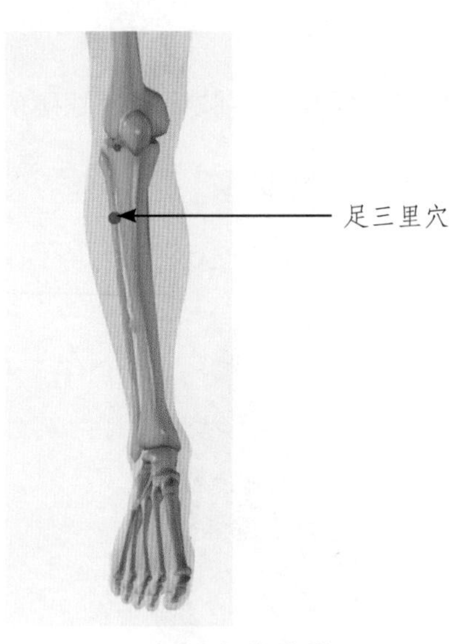

足三里穴位置图

5. 丰隆穴

位置：小腿前外侧、外踝尖上 8 寸，距胫骨前缘两横指（拇指）处，属足阳明胃经。

主治：头痛眩晕、痰多咳嗽、呕吐、便秘水肿、癫狂痛、下肢痿痹等。

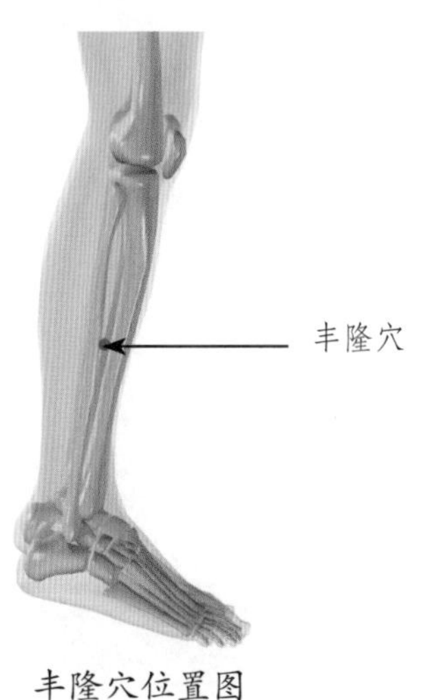

丰隆穴位置图

6. 解溪穴

位置：足背与小腿交界处的横纹中央凹陷处，指长伸肌腱与趾长伸肌腱之间，属足阳明胃经。

主治：头面浮肿、腹胀、便秘、足膝痛、足膝痿痹、痰多咳嗽等。

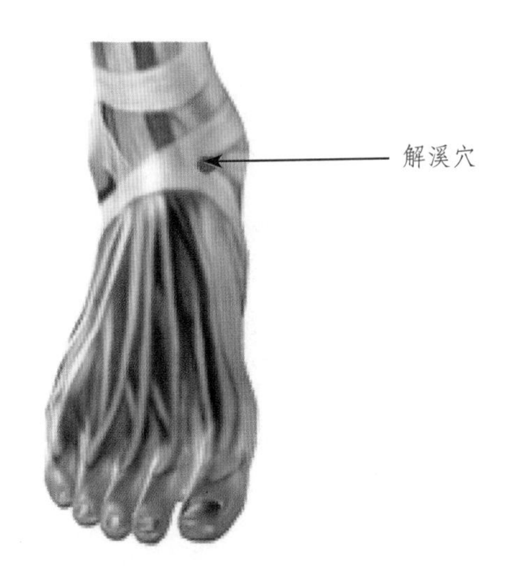

解溪穴位置图

（四）涌泉穴及涌泉穴按摩区

涌泉穴及涌泉穴按摩区是《黄帝内经》中最重要的穴位。

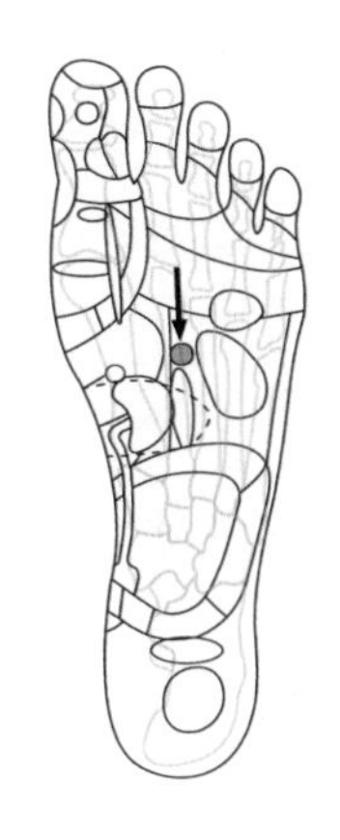

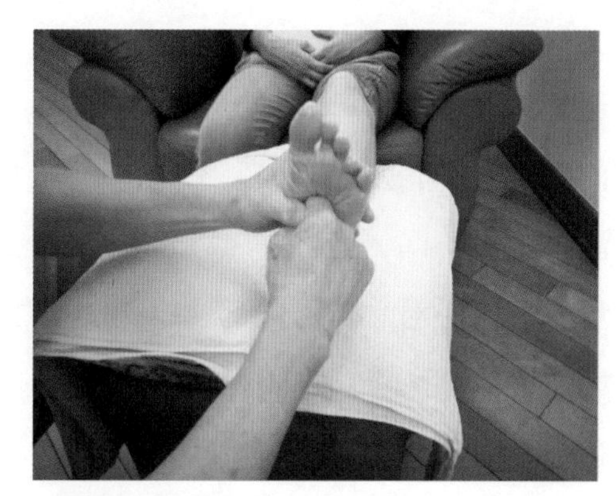

涌泉穴按摩手法

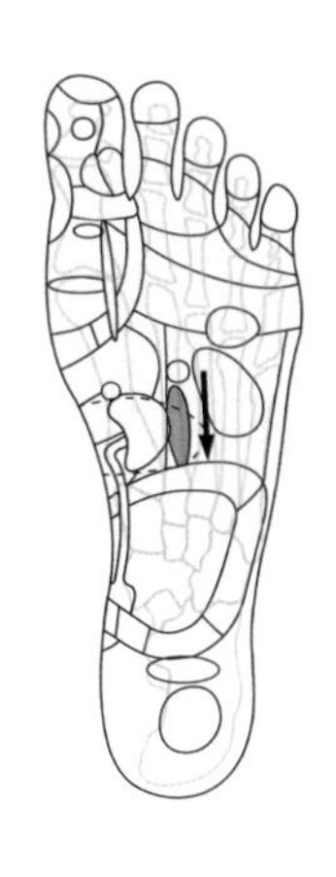

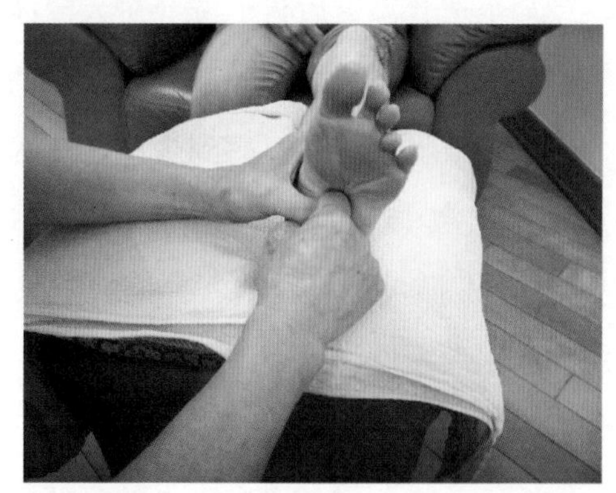

涌泉穴按摩区按摩手法

（五）施力、运气

（1）施力

食指关节之力，手腕之力，手肘之力，肩膀之力，拧腰之力，左手助力，大腿之力。

（2）运气

按之前吸气，按下去吐气。

（3）注意事项

避免患者的脚心对着自己胸部，以免受病气（即病变器官产生的有害生物电波）影响；或戴手套、口罩抵抗病气。

（4）护手方法

中医护手处方：川木瓜、苏木、泽兰、红花、当归、生地、细辛、骨碎补各 15 g，加上三大片生姜，用纱布袋装好煎煮 20 ～ 30 分钟，水开时先用蒸气熏手，冷却至适合温度后再泡洗。每天浸沐 2 次。

民间护手法：将水煮至沸腾，加入半杯白米醋，再煮 1 ～ 2 分钟，加入适量冷水，将双手放入搓洗，以感到少许刺热为度。

海桐皮汤：川淑 15 g，海桐皮、没药、归尾（酒炒）、透骨草、乳香各 10 g，川芎、红花、威灵仙、白芷、甘草、防风各 5 g，用布袋包好，煎煮 45 分钟，再加入冰水后熏洗。

（5）若石调息养气法

该法是以练气为主，可与调血为主的足部反射运动相互弥补，血气兼顾，合乎太极的要旨。经络学上说，腧穴是人体气血的总会，脏腑经气均是由腧穴相互贯通的。若石调息养气法重视背部的锻炼，可以调和气血，有开通闭塞的作用，对消化机能、呼吸机能和新陈代谢有良好的帮助，对维护和保障人体健康具有重要的作用。因此，国际若石健康研究会在 1990 年东京世界大会召开时，正式予以推荐。

第一式：轻转天柱苏百脉（整脊柱，理任督）

第二式：慢理龙髓神自调（整脊柱，理任督）

第三式：背后细瞧痨伤治（加强颈椎功能）

第四式：左右开弓似射雕（加强肺、大肠功能）

第五式：欲安脾胃单举手（加强脾、胃功能）

第六式：摇头摆尾心火消（加强心、心包、腰膝功能）

第七式：十指攀足肾腰固（加强肾、小肠、膀胱功能）

第八式：攒拳怒目气力高（加强肝、胆功能）

第九式：脚跟七颠整脏腑（抚慰六脏、六腑）

第十式：双掌托天抚三焦（整理三焦）

（六）手法十二式

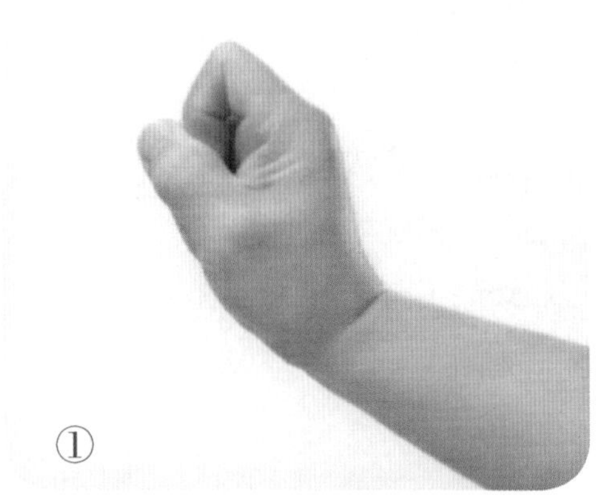

（1）单食指扣拳式：肾上腺等，最为通用。

（2）拇指推掌式：肩胛骨等。

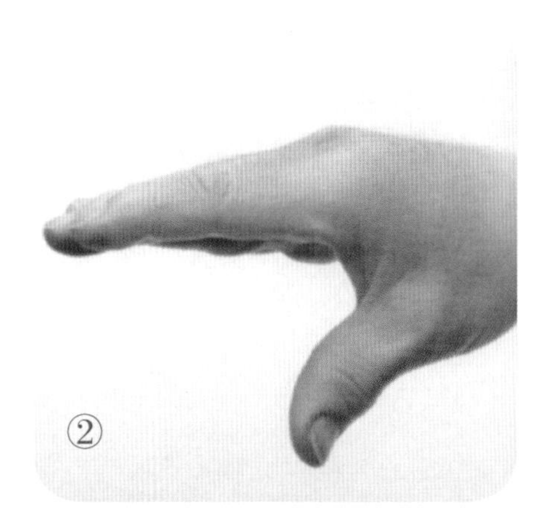

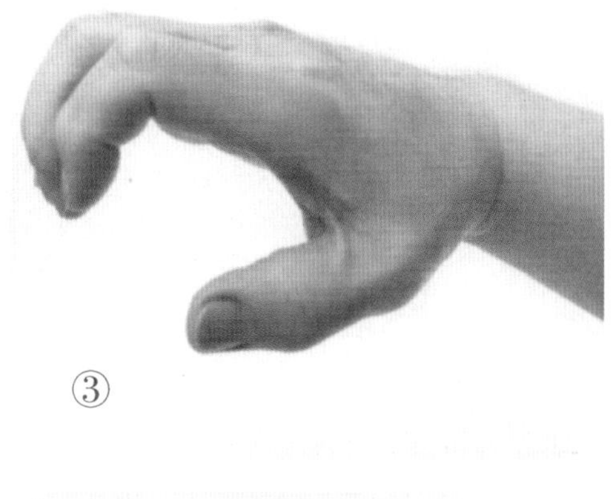

（3）扣指式：颈项、扁桃体等。

（4）捏指式：股关节、髋关节。

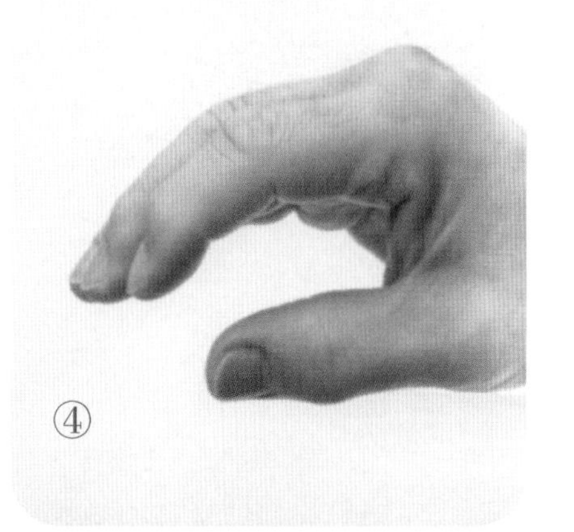

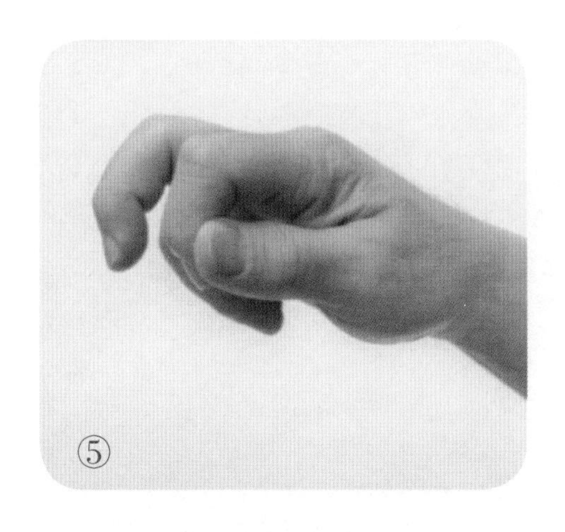

（5）双指钳式：颈椎等。

（6）握足扣指法：肾上腺、肾脏。

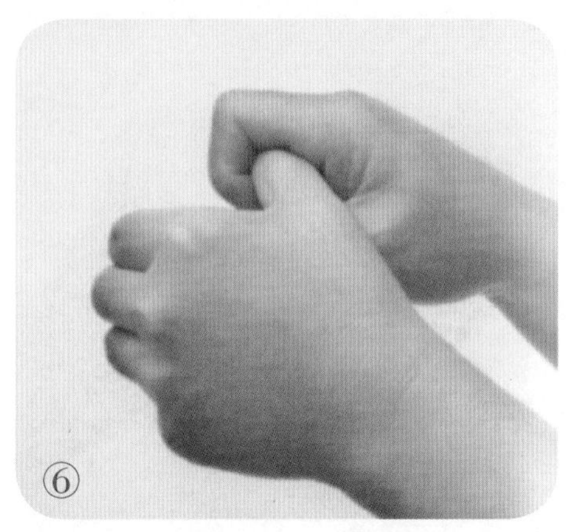

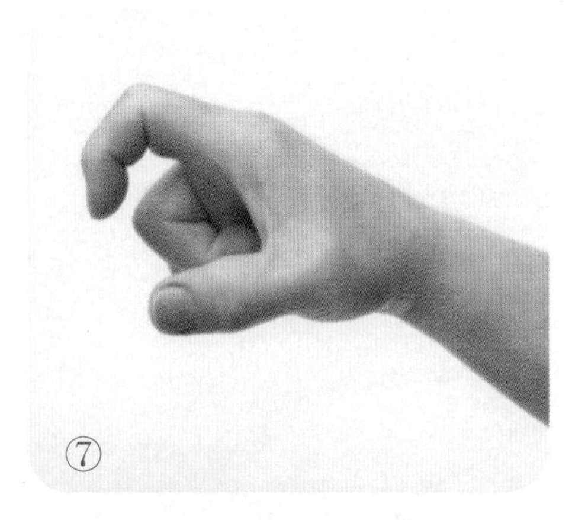

（7）单食指钩式：甲状腺、内耳迷路、胸淋巴等。

（8）姆食指扣拳式：小肠、胸。

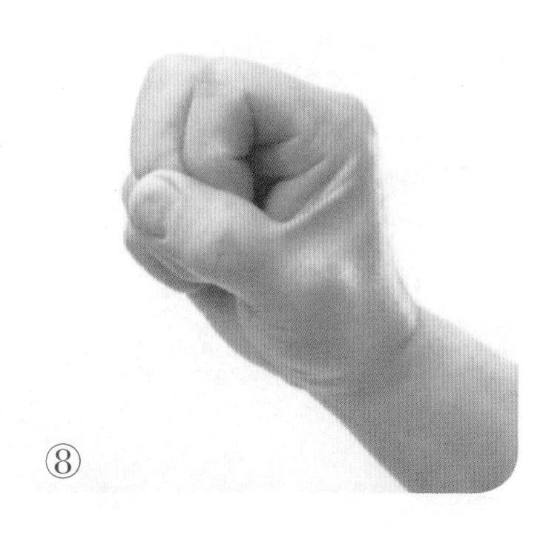

（9）双掌握推式：上下身淋巴。

（10）双指拳式：子宫、前列腺、尿道等。

（11）双拇指扣掌式：肩等。

（12）推掌加压式：脊椎、腰椎。

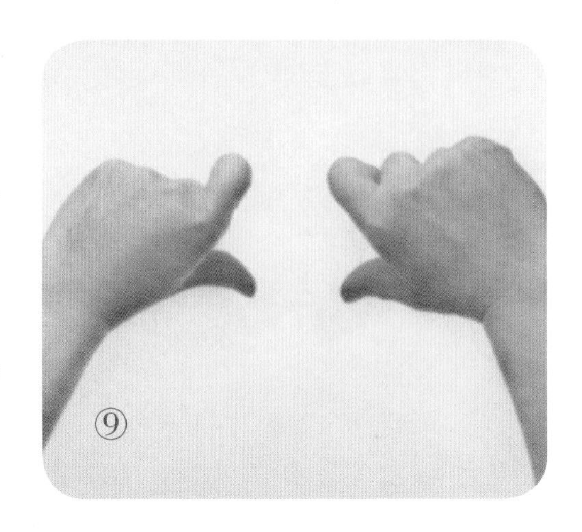

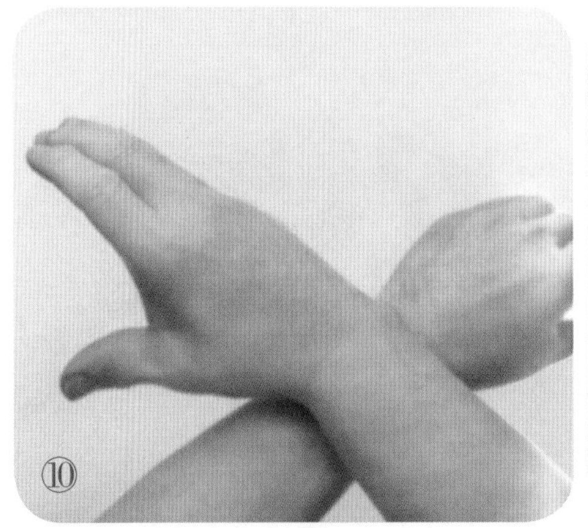

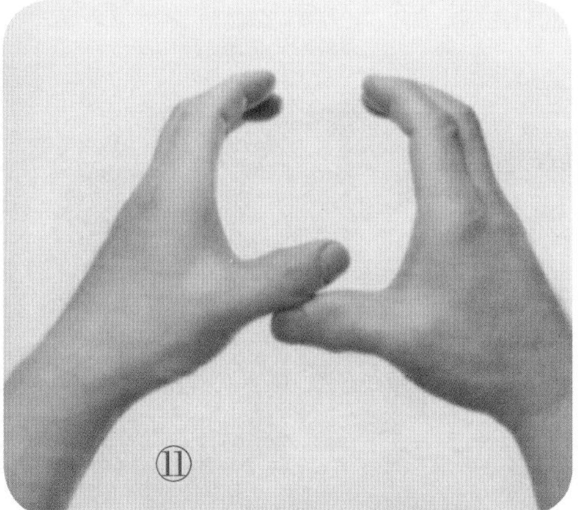

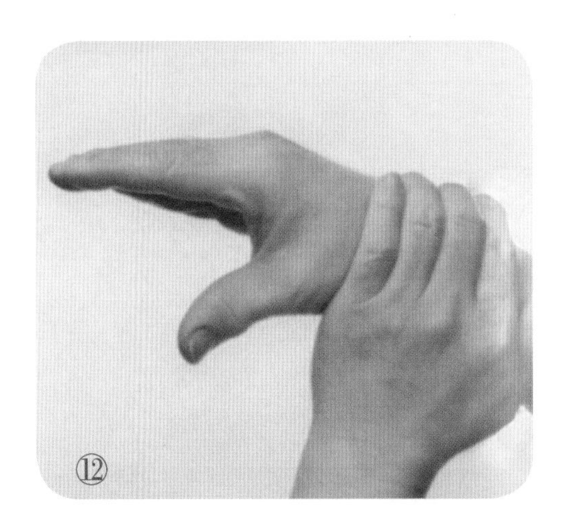

（七）64个反射区按摩手法

1. 肾上腺反射区按摩手法

按摩时注意施力，用手腕、手臂、肩膀、腰部施力，施力时大腿顶住手肘。

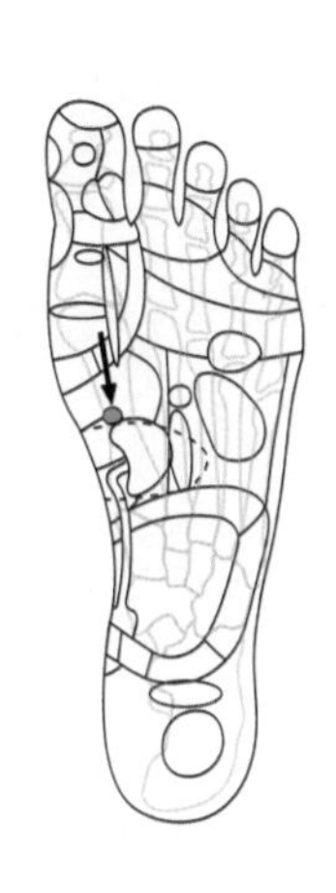

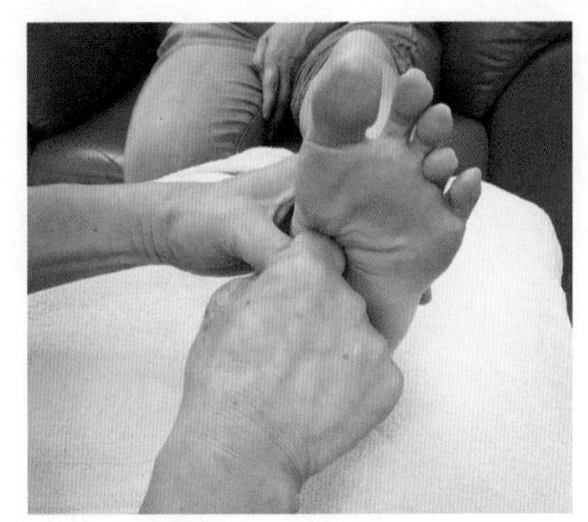

肾上腺按摩手法

2. 腹腔神经丛（太阳神经丛）反射区按摩手法

按摩腹腔神经丛反射区时手法可轻些，用两指或三指均可。

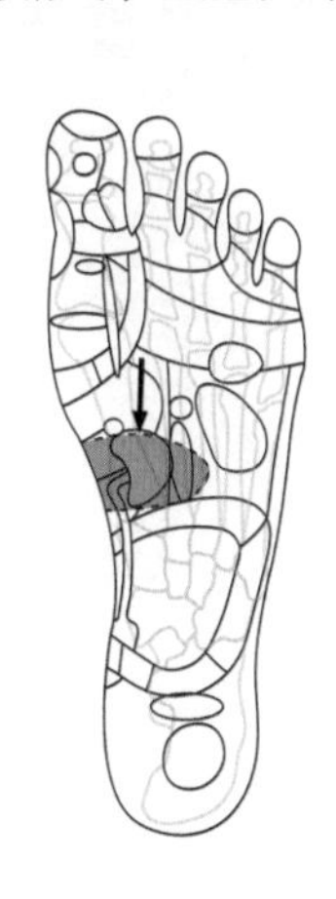

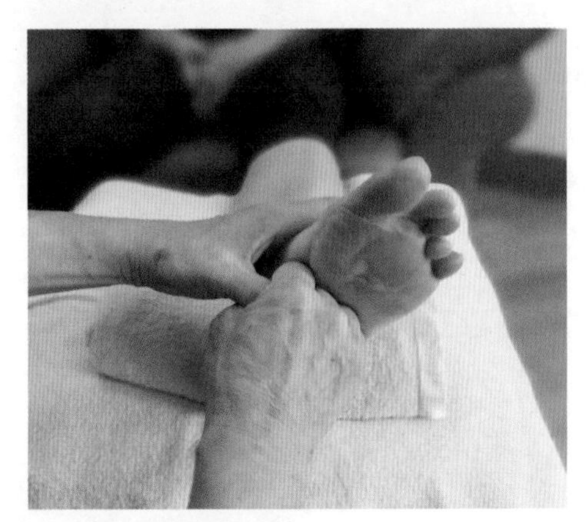

腹腔神经丛按摩手法

3. 肾脏反射区按摩手法

先按摩涌泉穴按摩区，再按真正的肾脏反射区。过去认定的肾脏反射区，实际是涌泉穴按摩区，因为效果好，必须按摩，而新认定的脚内侧的真正肾脏反射区更要按摩，二者缺一不可。

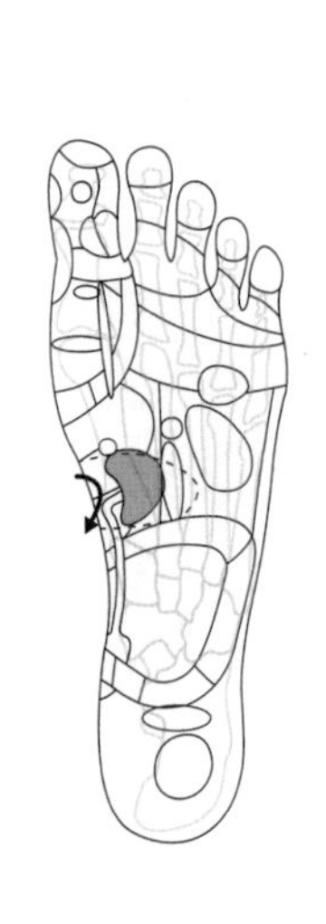

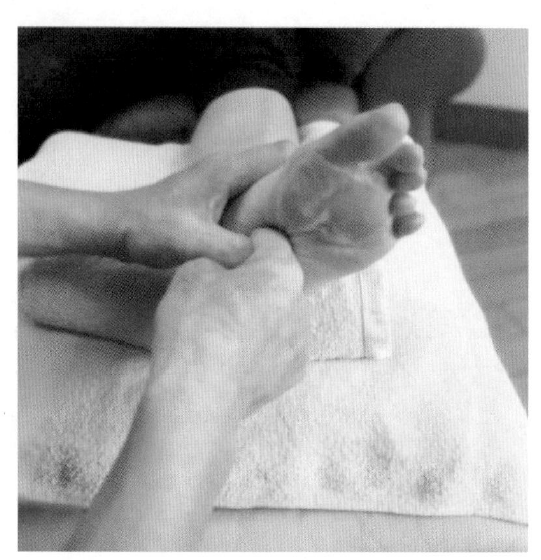

肾脏反射区按摩手法

4. 输尿管反射区按摩手法

由上至下，由输尿管反射区至肾盂反射区，再到膀胱反射区。

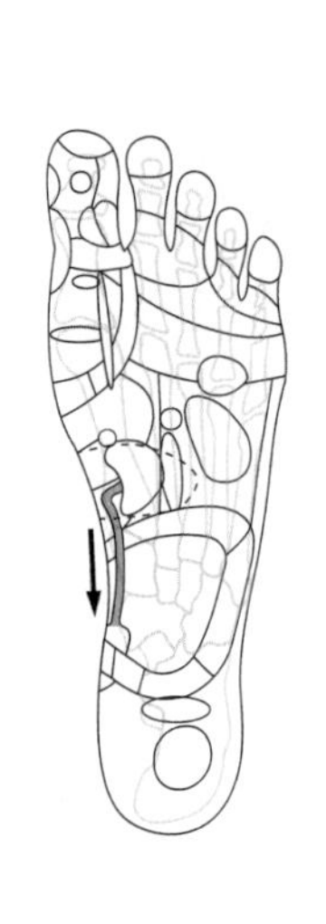

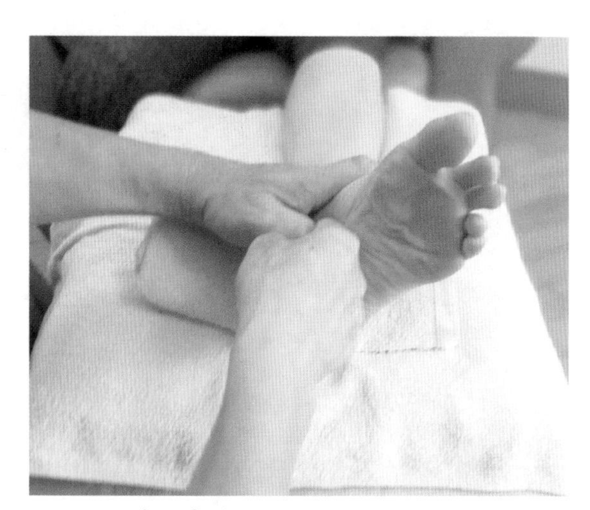

输尿管按摩手法

5. 膀胱反射区按摩手法

顺时针由下转向上（经括约肌），至膀胱反射区处（骨缝中）点一下即可。

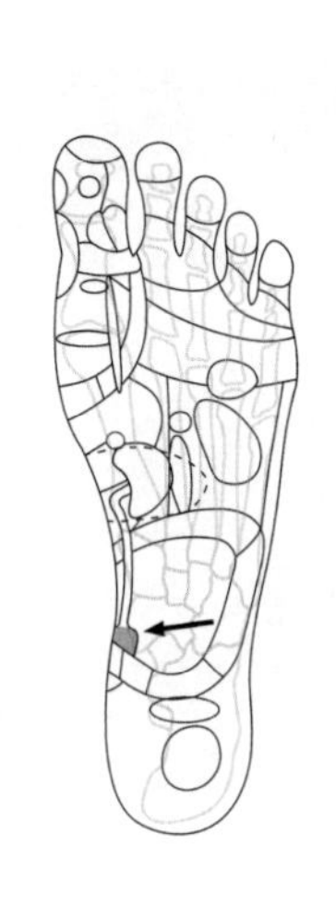

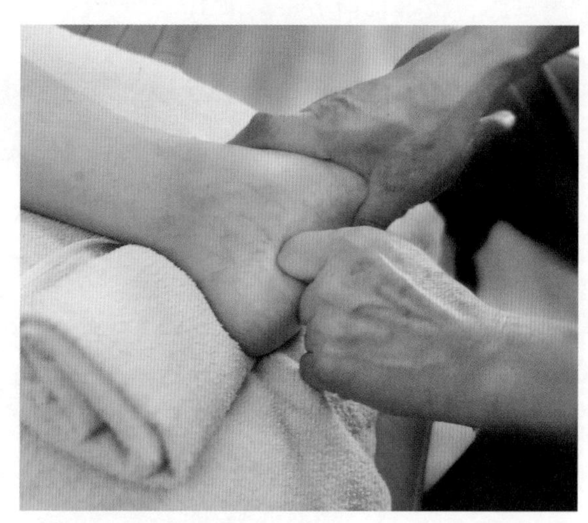

膀胱反射区按摩手法

6. 尿道反射区按摩手法

尿道反射区按摩手法分补和泻。

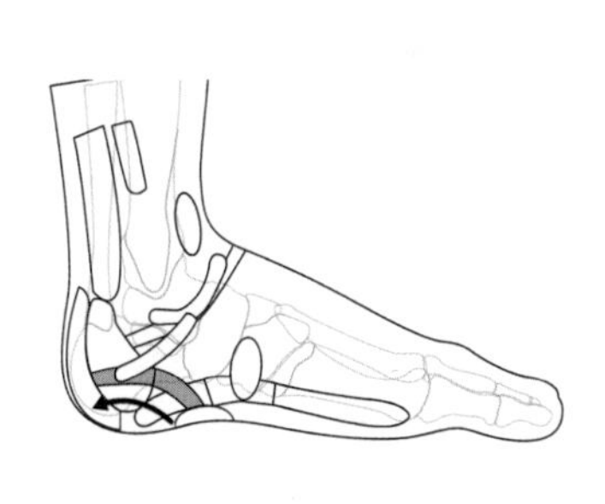

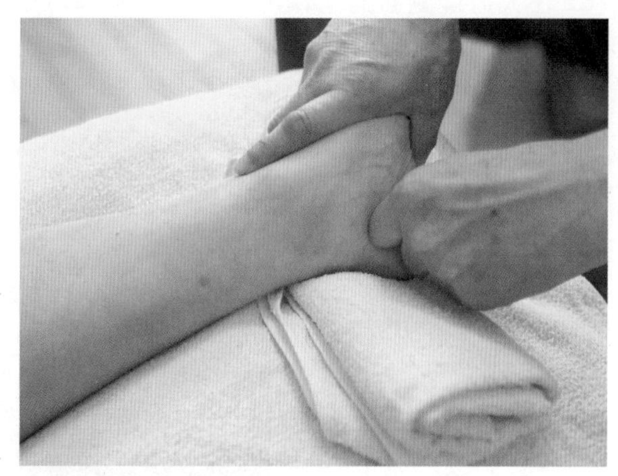

尿道反射区按摩手法

7. 额窦反射区按摩手法

先按摩大拇趾的上端，大拇趾上的反射区全部按摩之后，再按摩甲状腺反射区、副甲状腺反射区，接着再按其他 4 个小额窦反射区，以免血液循环不顺畅。按摩大拇趾时由里往外或由外往里朝一个方向按摩，不可来回按摩。按摩 4 个脚趾，一般患者往下按即可，是为泻；体弱者则往上按，是为补。按摩要慢一些，感觉是把力渗透进去。

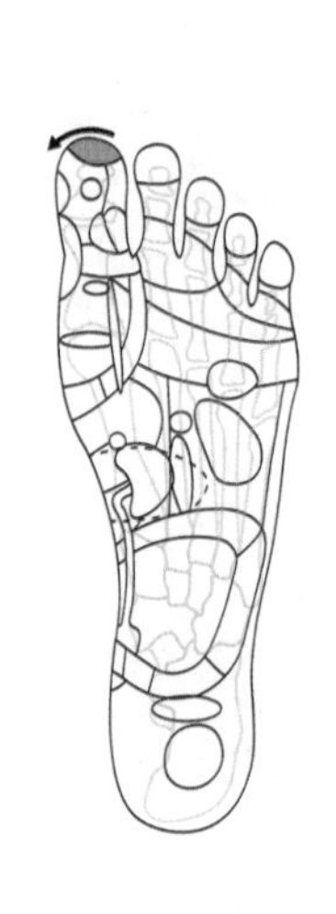
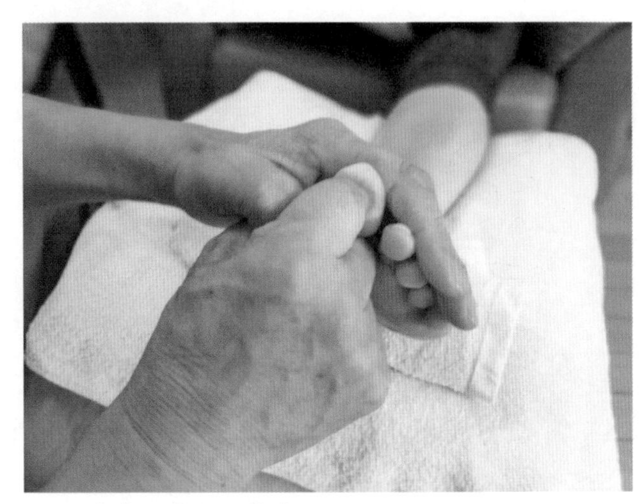
额窦反射区按摩手法

8. 三叉神经反射区按摩手法

在大拇趾侧面的上端由上往下按压，可用拇指或食指按压。

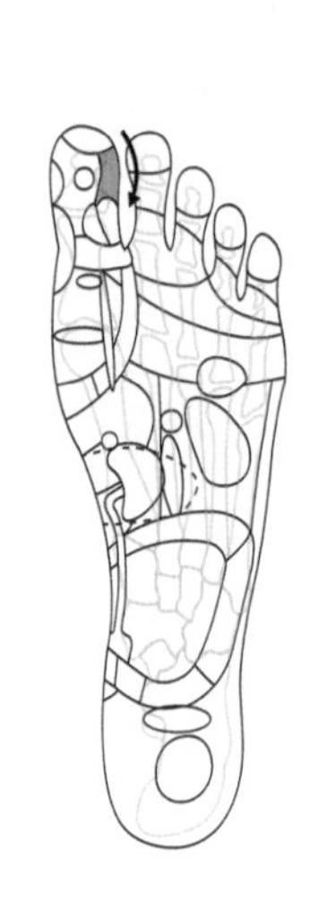
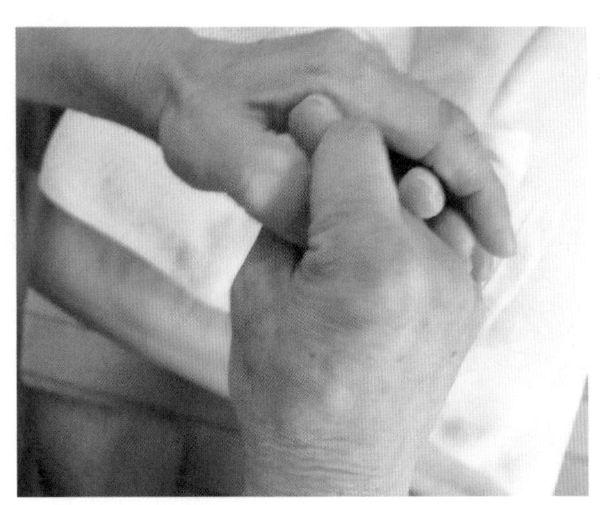
三叉神经反射区按摩手法

9. 小脑、脑干反射区按摩手法

按压反射区下部内侧 3 下，再按反射区上、下侧各 3 下。可配合按摩其他脚趾中部各 3 下。

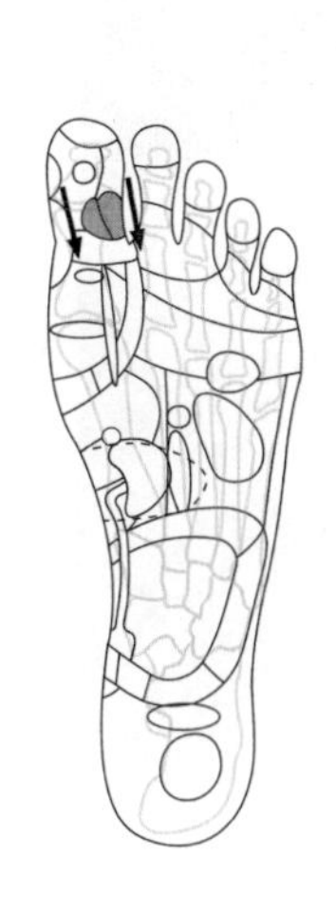

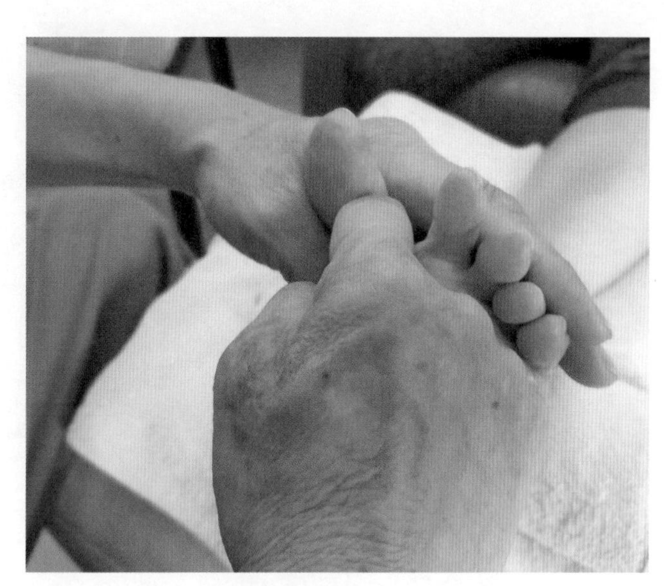

小脑、脑干反射区按摩手法

10. 颈项反射区按摩手法

该反射区按摩手法有 2 种，即拇指由内向外按压和食指由内向外按压，

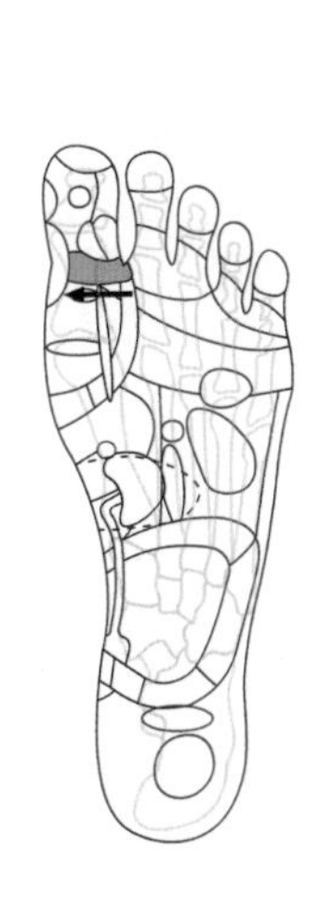

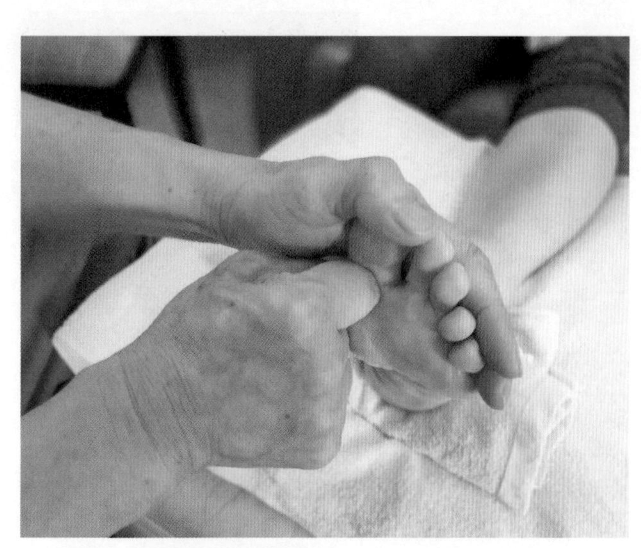

颈项反射区按摩手法

11. 颈椎反射区按摩手法

食指和中指固定大拇趾，食指施力由上往下推按。值得注意的是，颈椎有七节，第四节往往会痛。

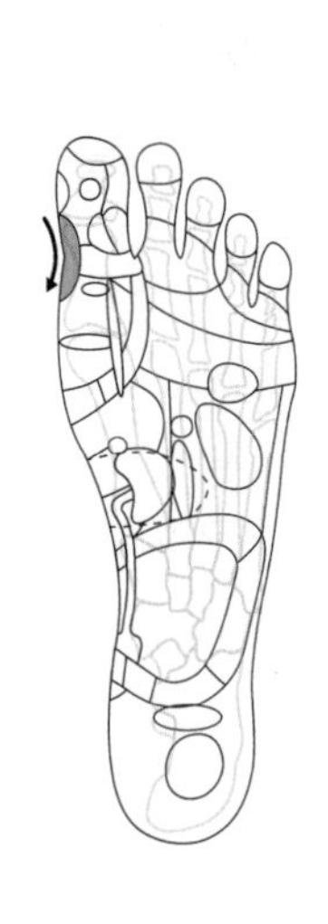
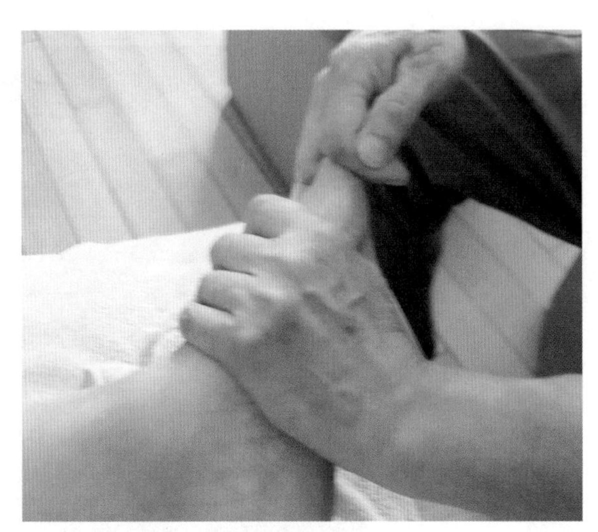
颈椎反射区按摩手法

12. 鼻反射区按摩手法

用右手大拇指往上推，轻微的问题，手指可向脚尖端搓（辅）；严重的问题，手的关节可向下压（泻）。

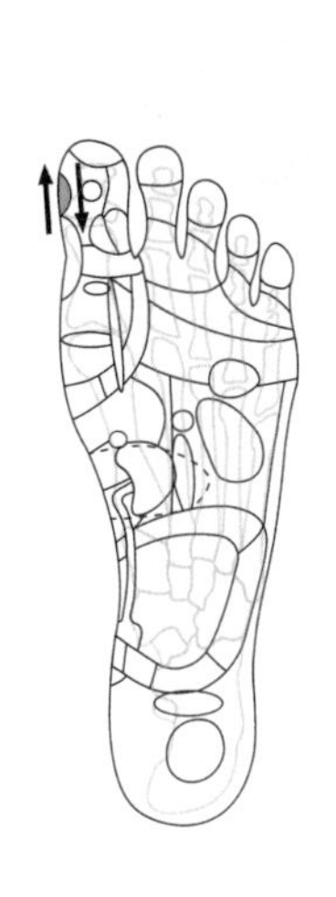
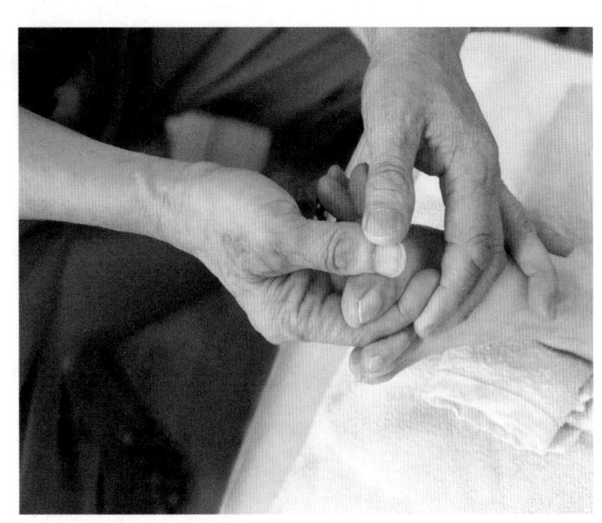
鼻子反射区按摩手法

13. 大脑反射区按摩手法

大脑分三个区域：记忆区、运动区、感觉区。按摩分三排，每排按摩 6 ～ 7 下，来回共 3 次。

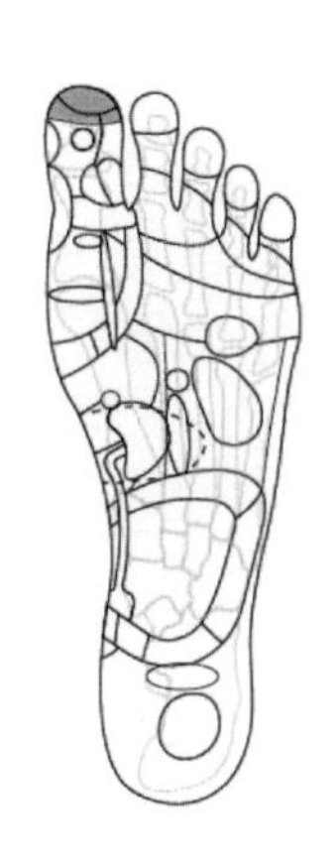

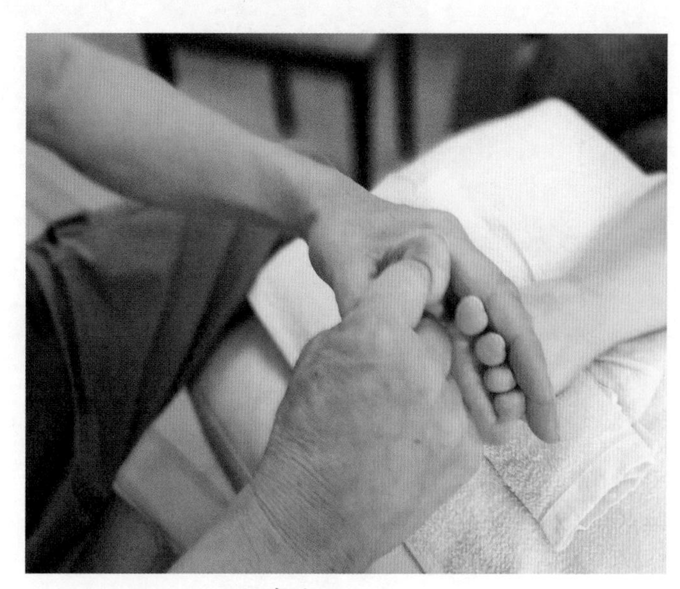

大脑记忆区按摩手法

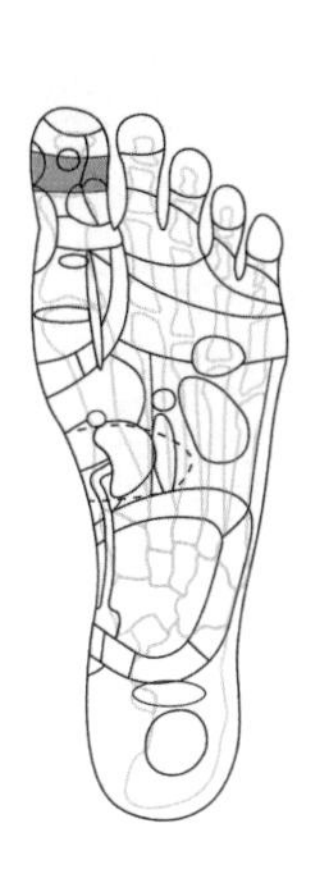

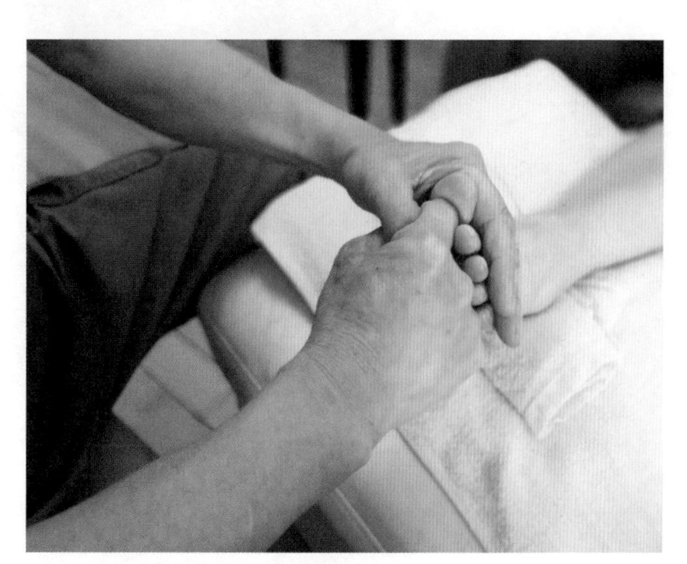

大脑运动区按摩手法

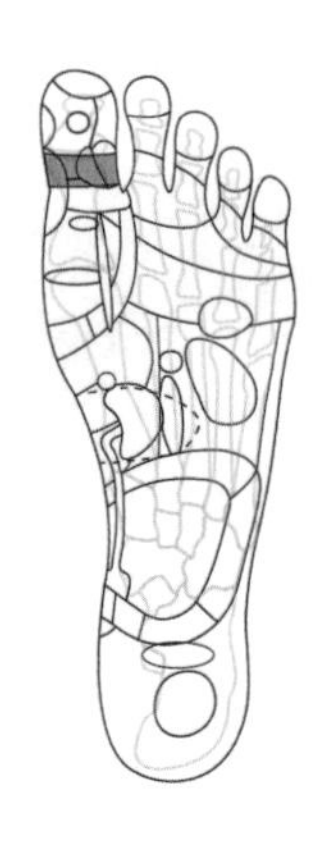

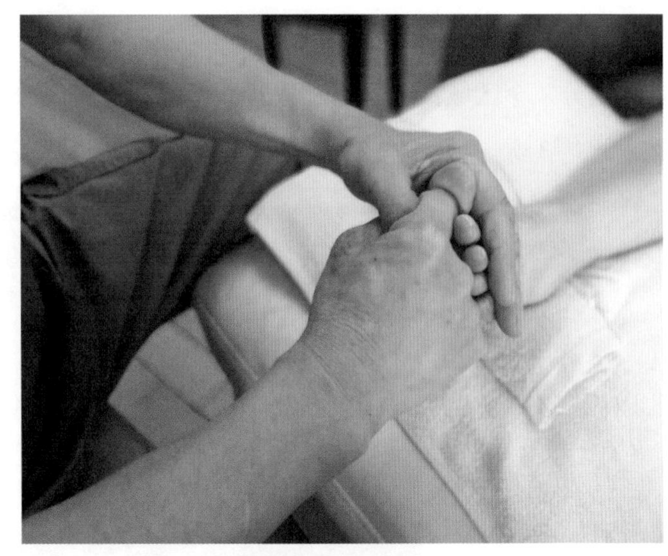

大脑感觉区按摩手法

14. 脑垂体反射区按摩手法

按摩大拇趾中部。

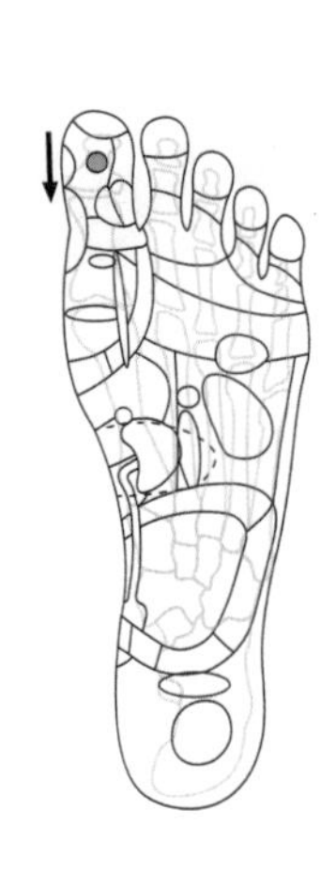

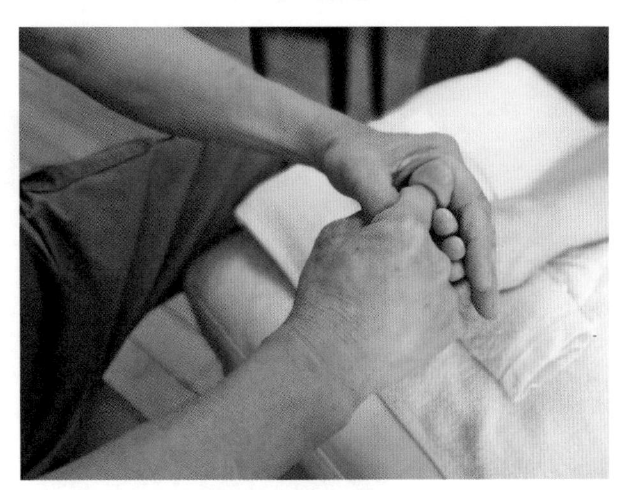

脑垂体反射区按摩手法

15. 副甲状腺反射区按摩手法

用食指横着按，被按摩处会产生酸痛的感觉。

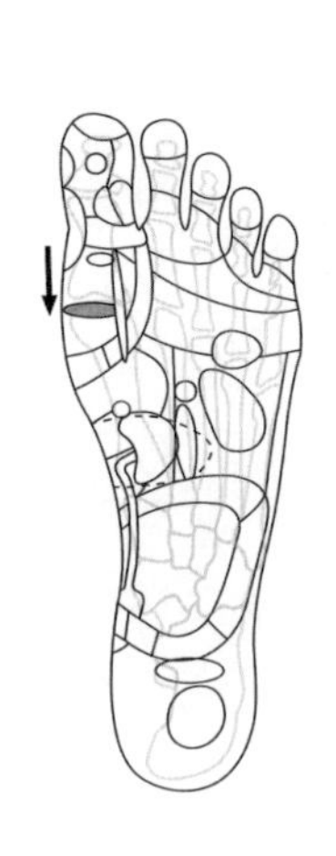

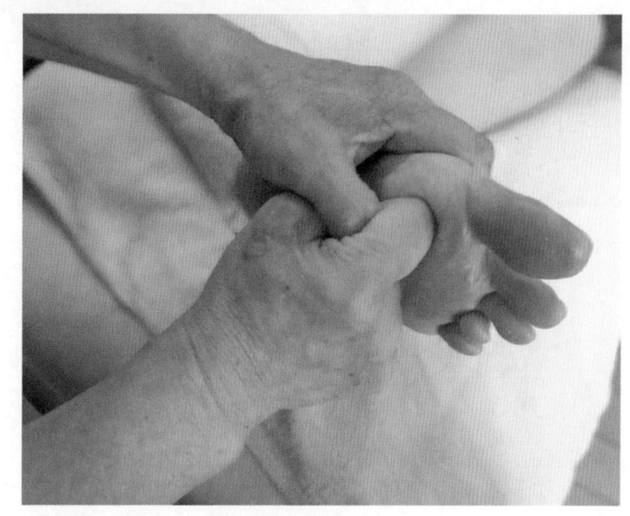

副甲状腺反射区按摩手法

16. 甲状腺反射区按摩手法

可往上压，也可用食指往上勾。

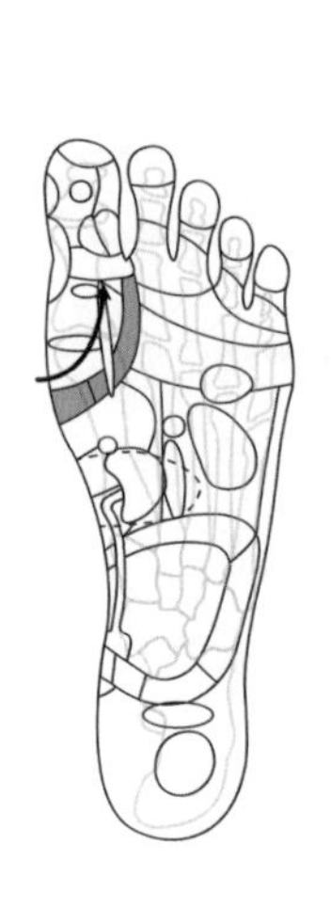

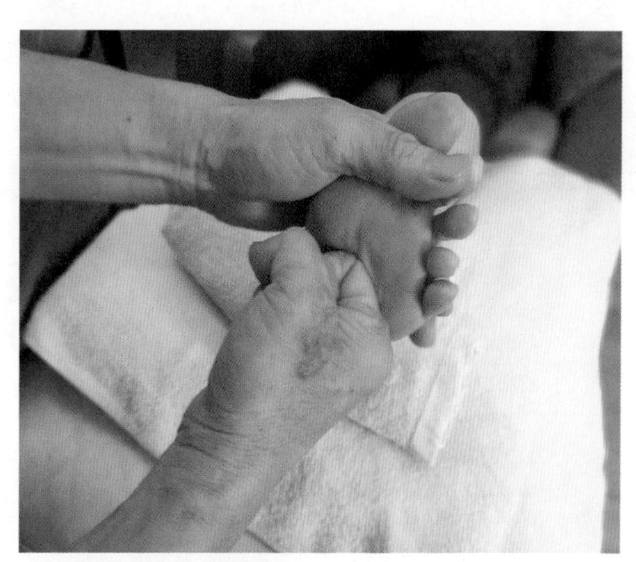

甲状腺反射区按摩手法

补充一 4 个小额窦反射区按摩手法

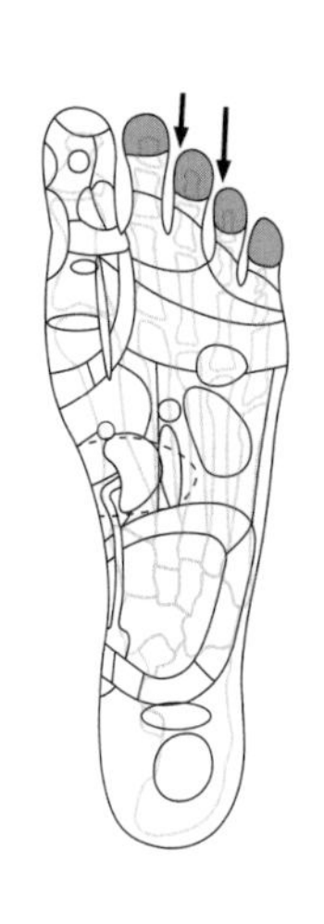

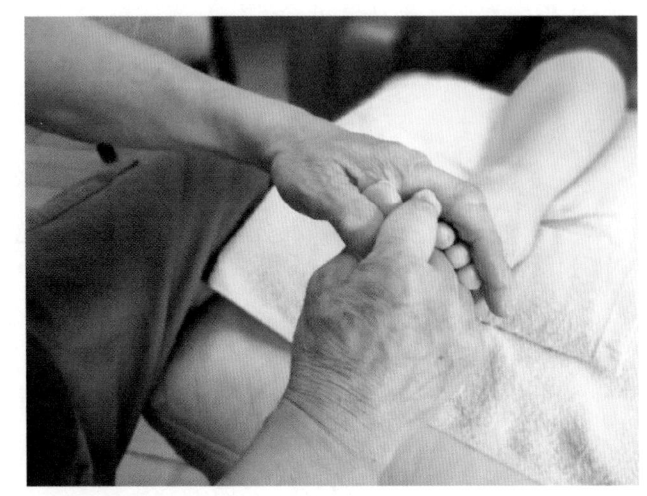

4 个小额窦反射区按摩手法

17. 眼、耳反射区按摩手法

眼：脚底眼反射区的两根脚趾先各按 3 下，再由上往下推按，最后扫按。脚背也有眼反射区，作用比脚底重要。

耳：在脚底可由上往下按，也可以由小趾往中间按；脚面由两脚趾往趾缝按。脚背眼睛反射区、耳朵反射区在脚趾之间的凹陷处各按 1 下，脚底由脚后跟脚尖按 3 下，再全部按摩，最后在肾反射区按 15 下。

一搓；

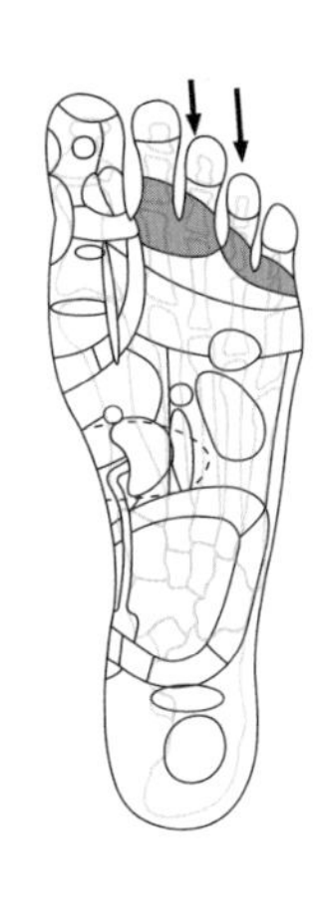

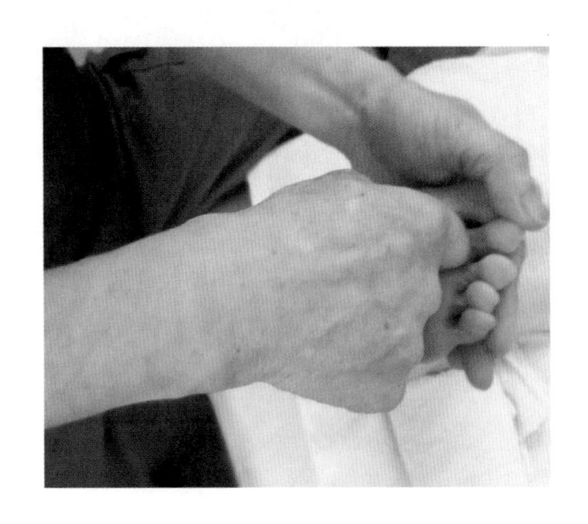

二点：点眼、反应区 3 下，点脚趾中部；

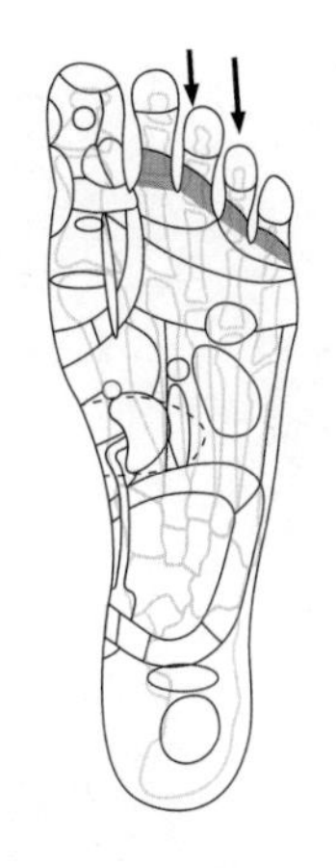

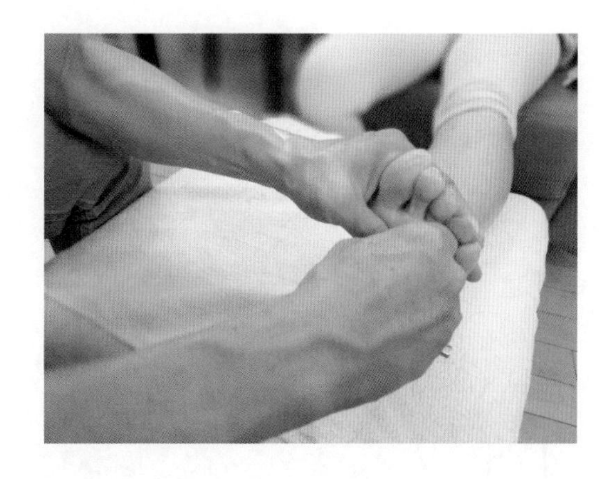

搓三面（脚底面、左侧面、右侧面）；

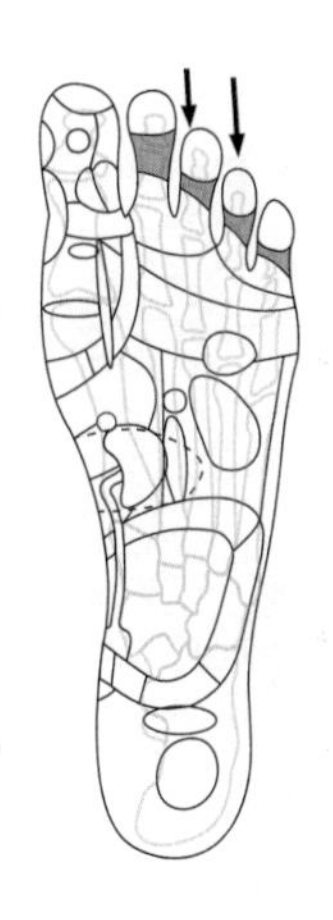

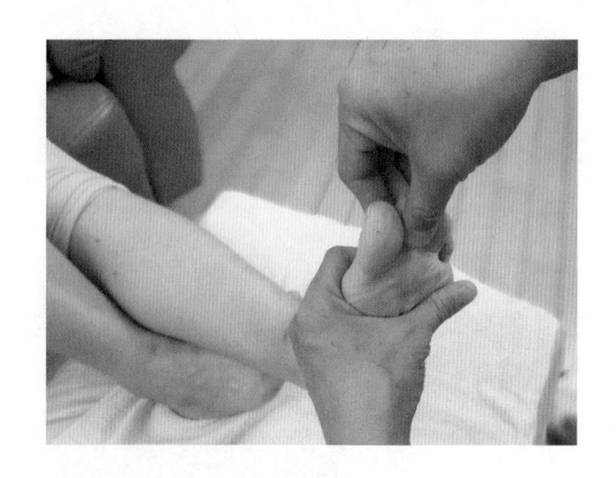

压脚面右侧缝（眼、耳反应区等）；

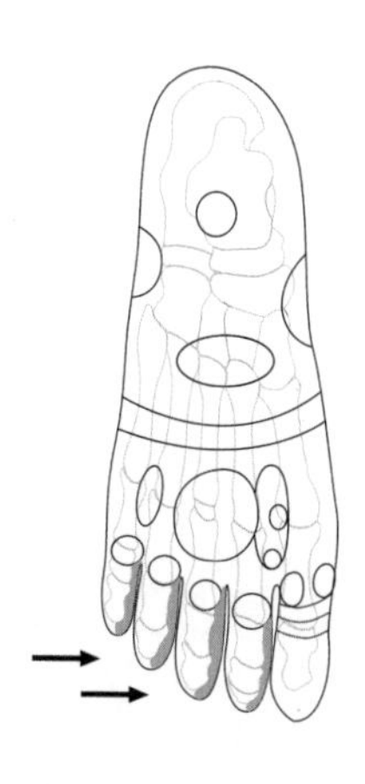

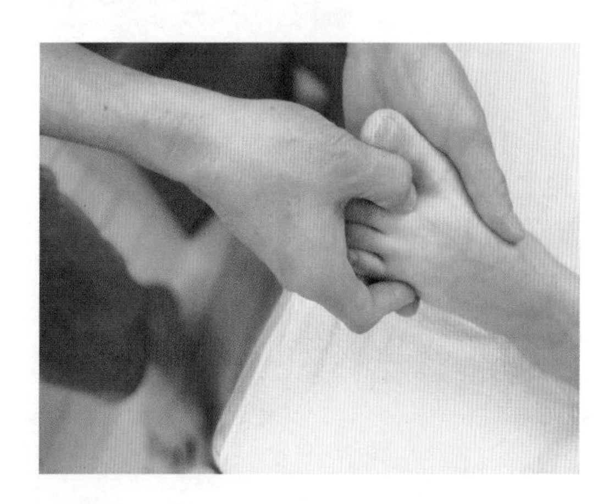

搓脚面脚趾（眼、耳反应区等）；

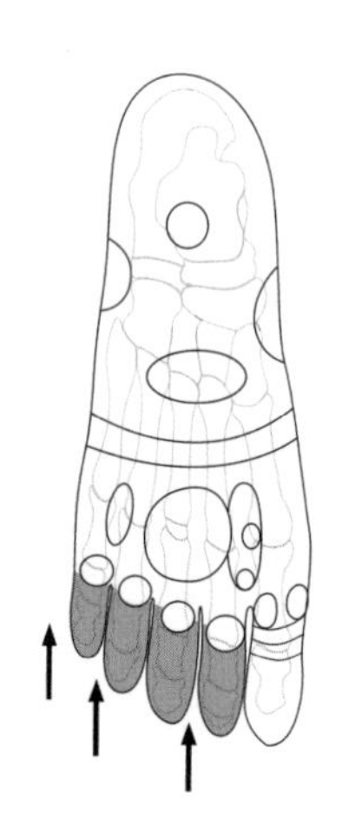

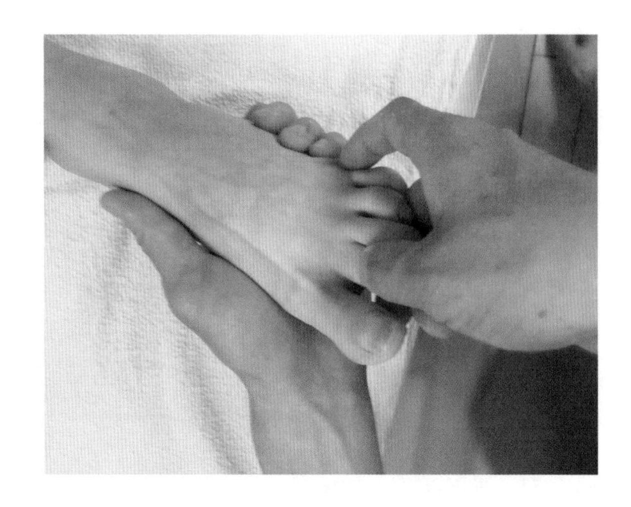

脚底大扫荡（眼、耳反应区等）；

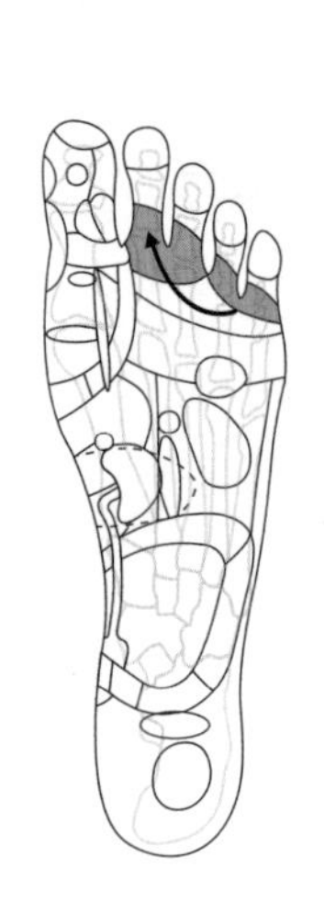

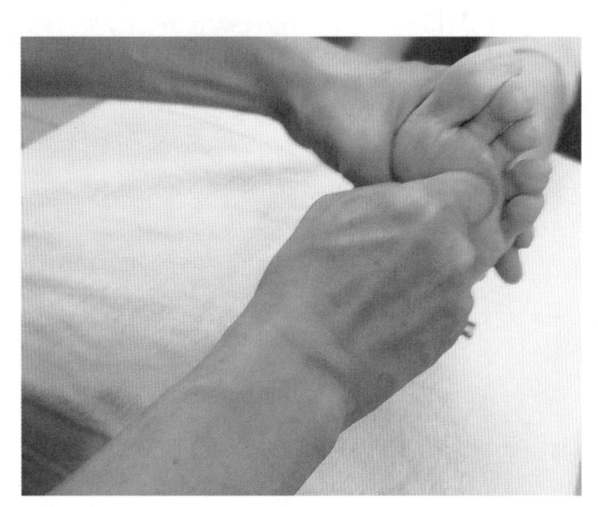

眼、耳朵反射区按摩手法

18. 补肾按摩手法

在反射区由右下往左上施压。

注意：

①肾要泻，把肾脏血管里的脏东西排出去；

②肾要补，依据器官的功能，肾脏需要补；

③平补平泻：肾脏不能同时补和泻，容易将毛孔撕裂，两种手法要间隔3~5分钟，这是补肾的一个合适的时间。

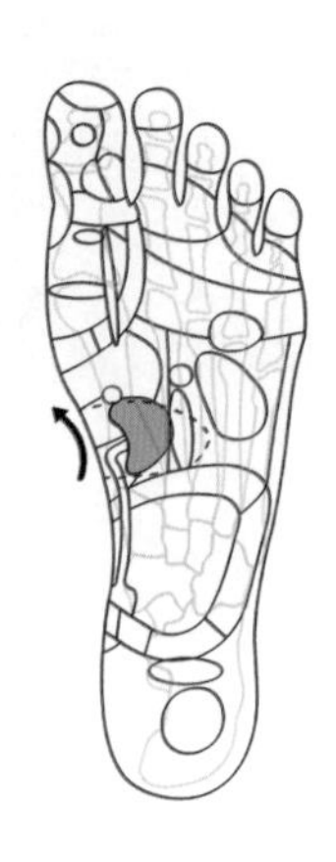
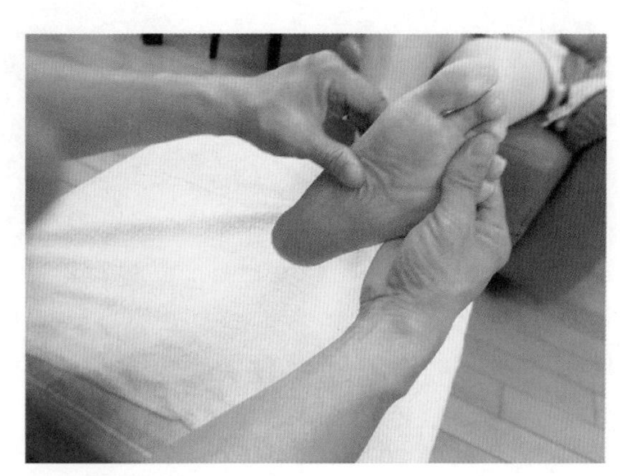

补肾按摩手法

19. 斜方肌反射区按摩手法

在反射区由右下往左上施压。

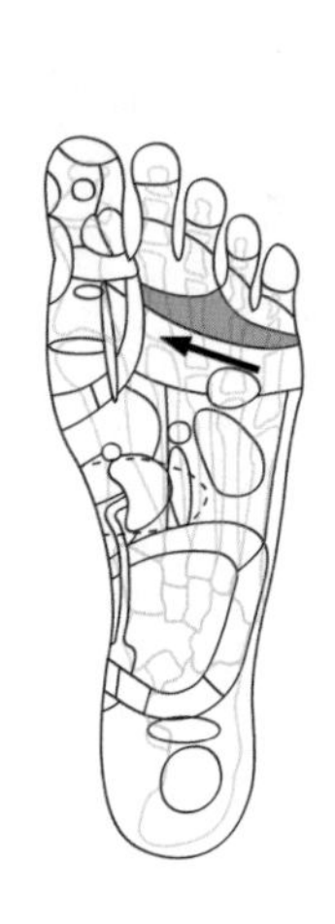
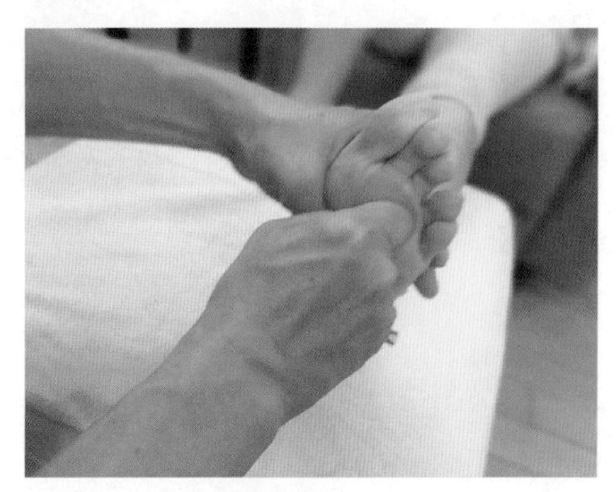

斜方肌反射区按摩手法

20. 肺反射区按摩手法

从中间向两侧按压。

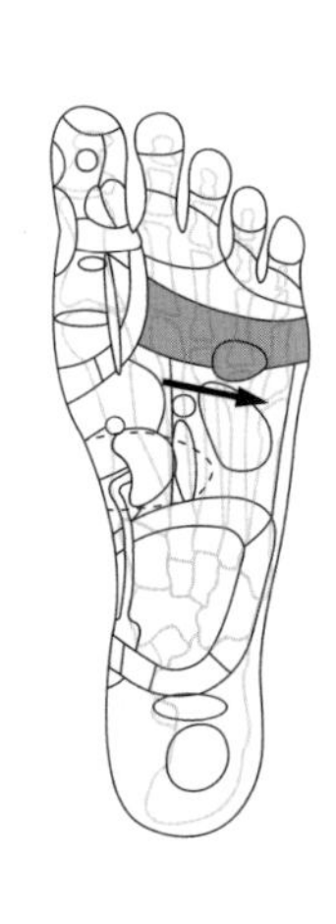

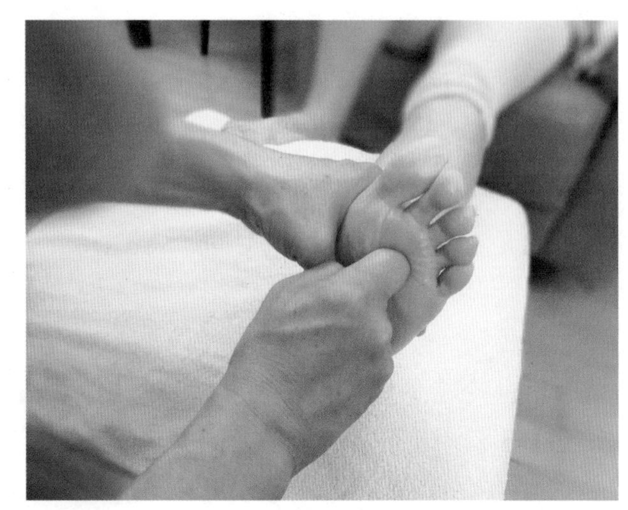

肺反射区按摩手法

21. 心脏反射区按摩手法

从脚尖至脚后跟压按。

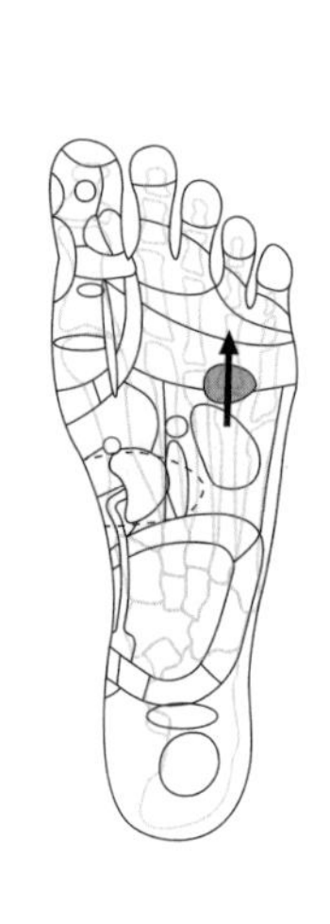

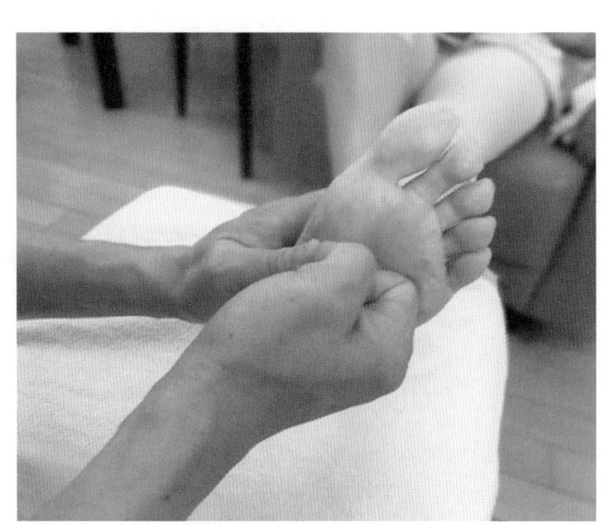

心脏反射区按摩手法

22. 脾脏反射区按摩手法

从脚尖至脚后跟压按。

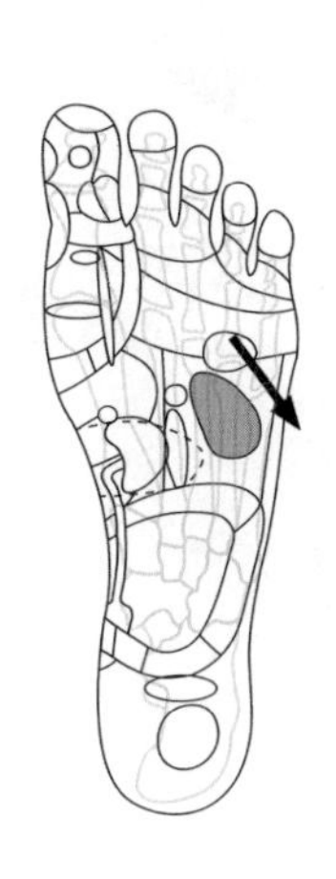

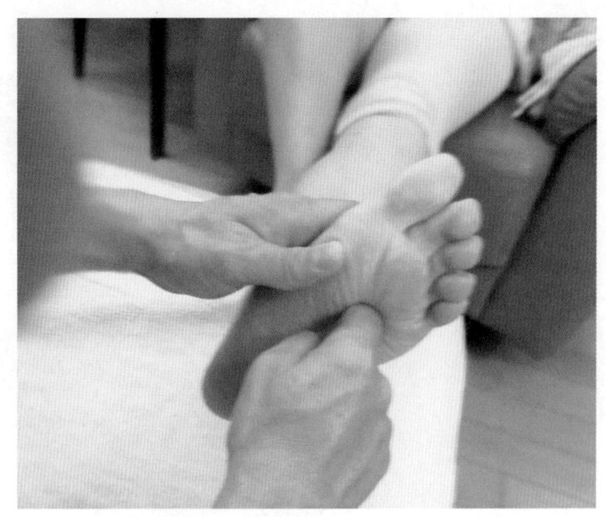

脾脏反射区按摩手法

23. 胃反射区按摩手法

从脚外侧向内侧压按，要有渗透力。

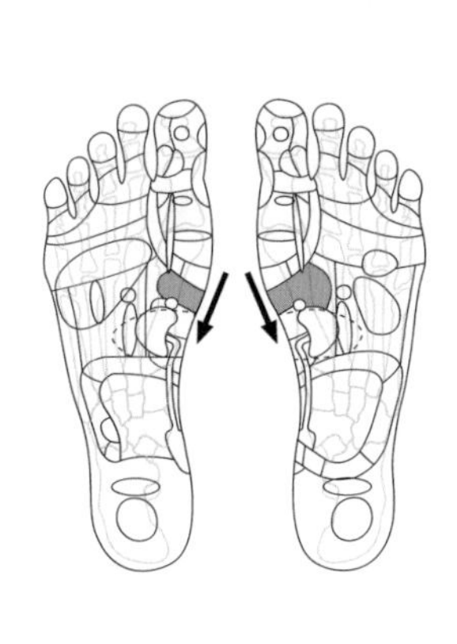

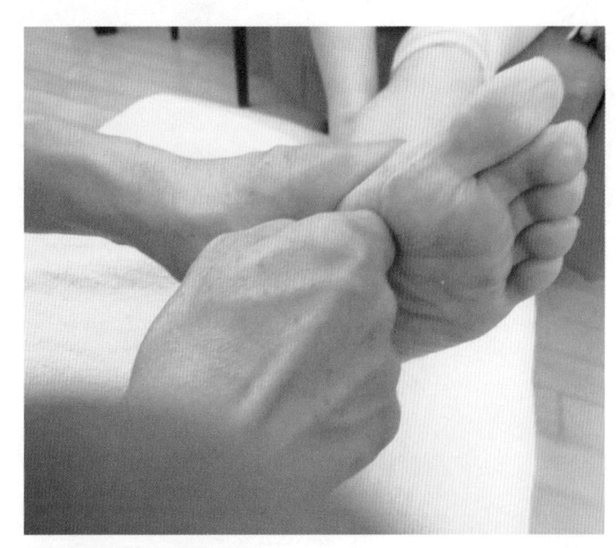

胃反射区按摩手法

24. 胰脏反射区按摩手法

从脚外侧向内侧压按。注意，按摩胰脏反射区降血糖时，不可触碰肾上腺反射区，否则血糖不降反升。

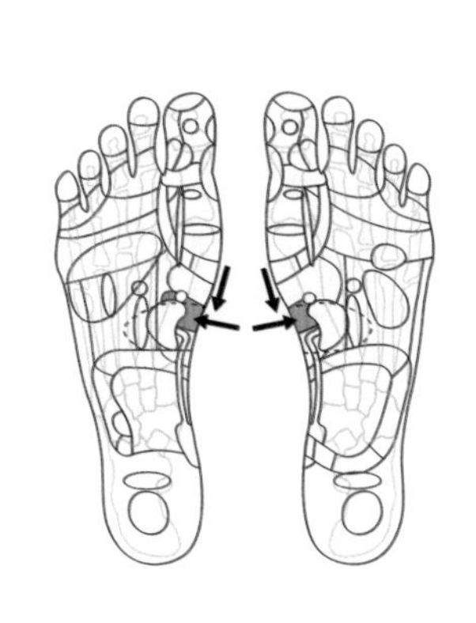

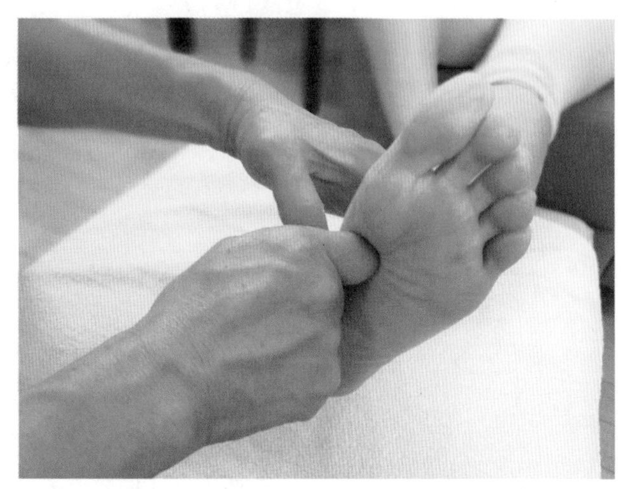

胰脏反射区按摩手法

25. 特殊抗癌反射区按摩手法

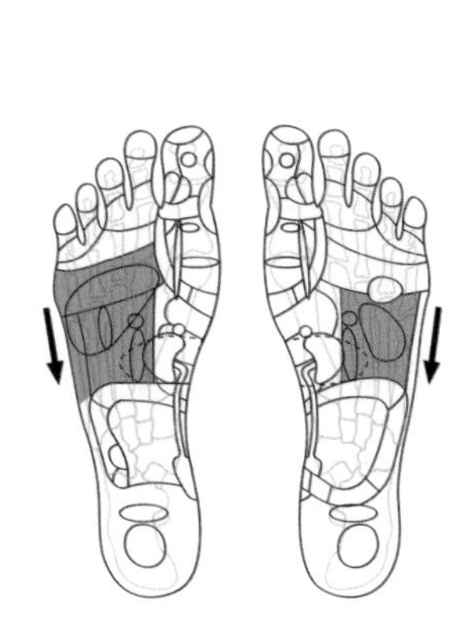

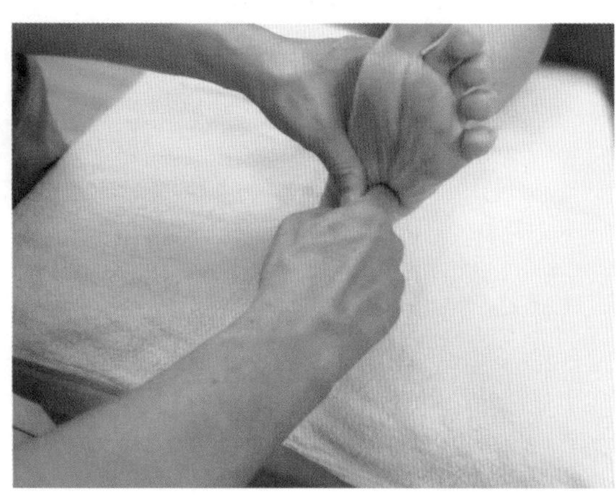

特殊抗癌反射区按摩手法

26. 小肠（十二指肠、空肠及回肠）反射区按摩手法

十二指肠按摩手法为沿反射区从脚尖至脚后跟压按。

空肠及回肠反射区按摩手法为在整个左脚底从脚尖至脚后跟压按，压按一片，可用多指一起压按。

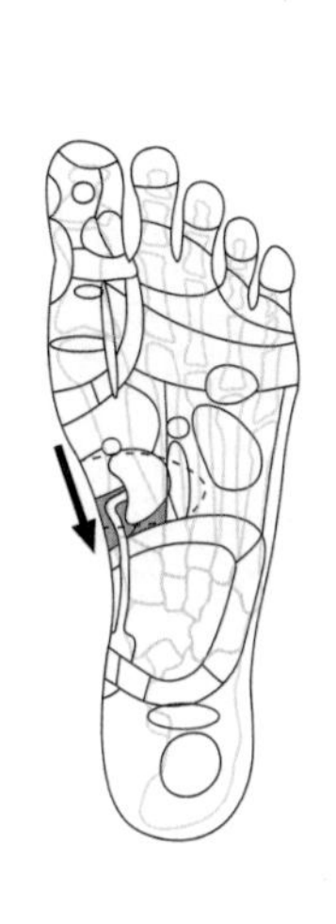

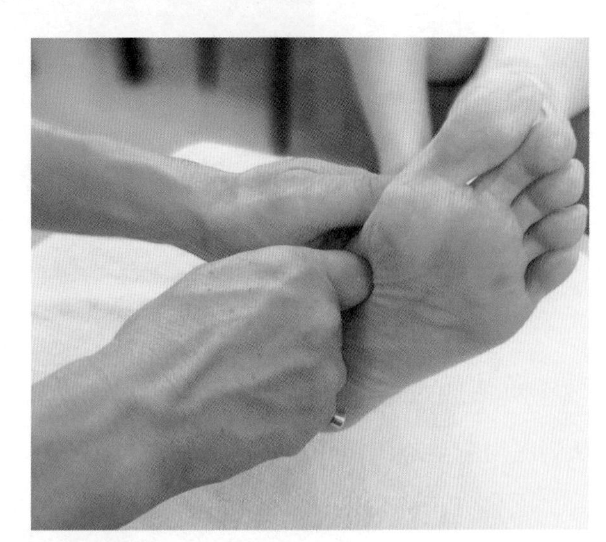

十二指肠反射区按摩手法

空肠反射区和回肠反射区是一片的，可以一行一行的按摩，亦可四个手指一起往下按摩。

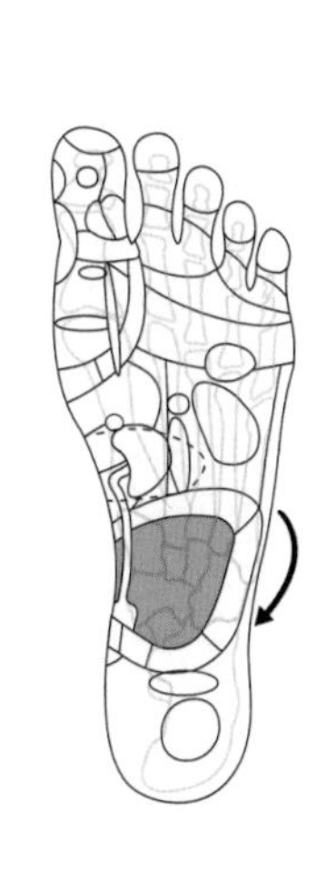

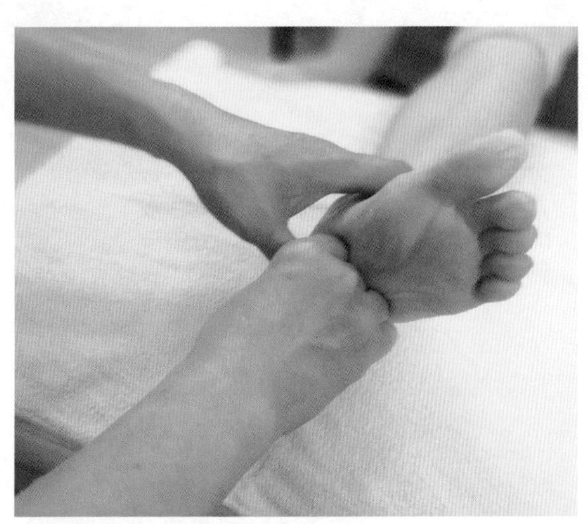

空肠反射区按摩手法

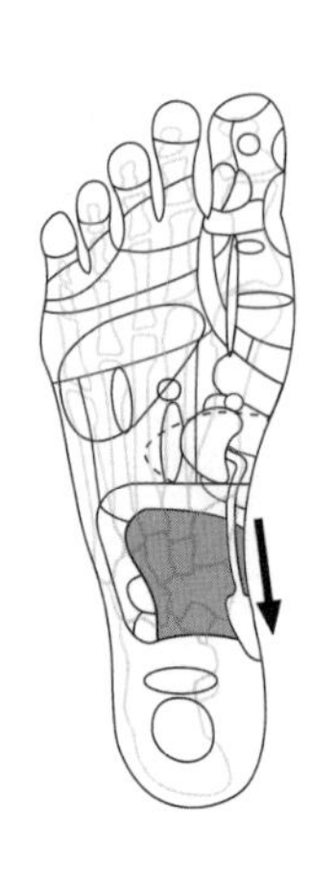

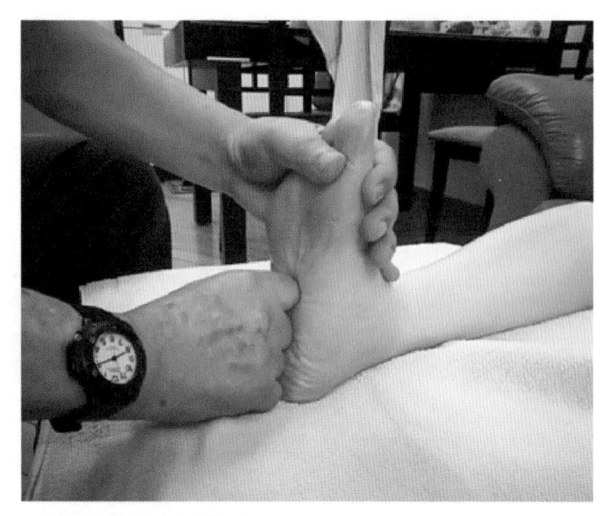

回肠反射区按摩手法

27. 横结肠反射区按摩手法

从脚底内侧至外侧横压。

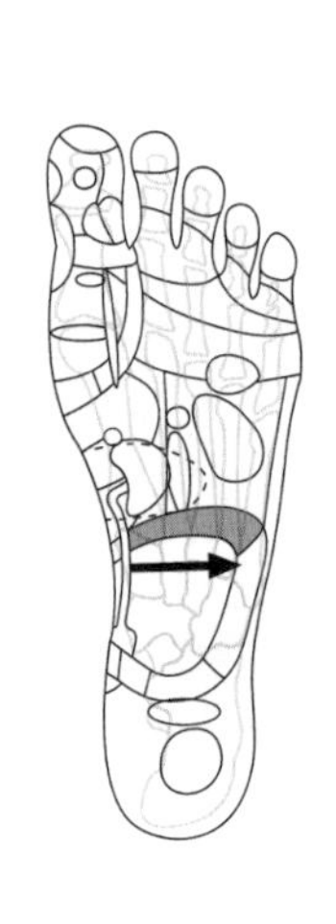

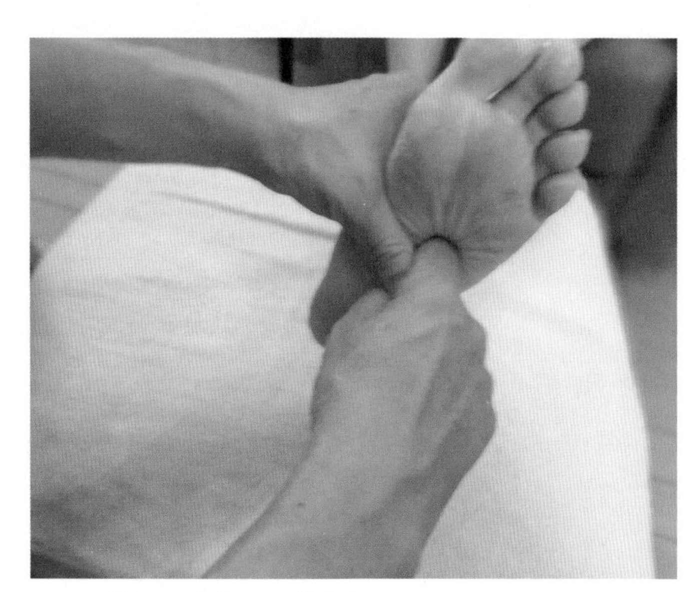

横结肠反射区按摩手法

28. 降结肠反射区按摩手法

由脚尖向脚后跟方向按压。

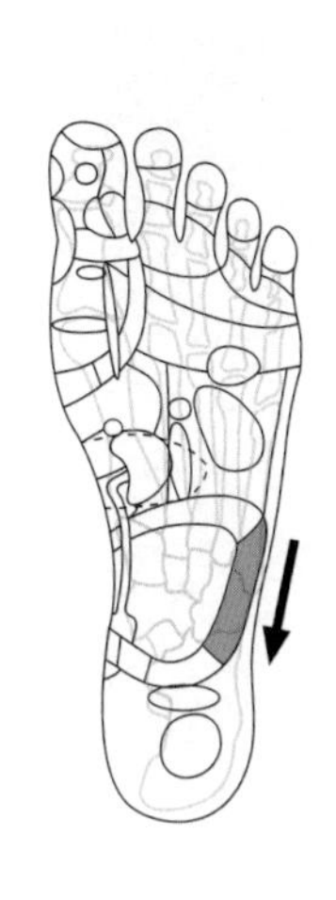

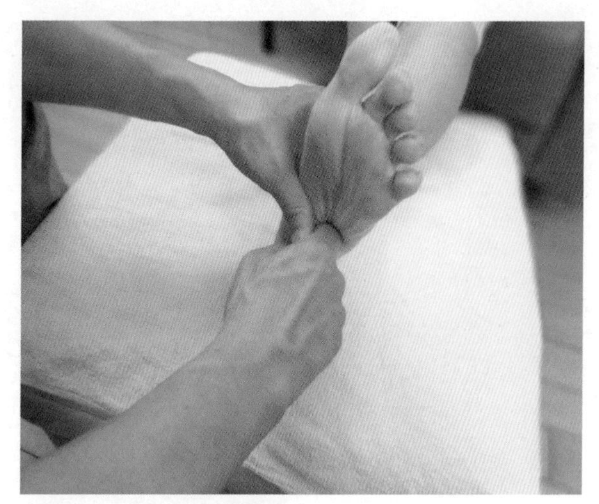

降结肠反射区按摩手法

29. 乙状结肠反射区按摩手法

降结肠、乙状结肠反射区都是从脚尖向脚后跟方向按压，再勾到左上方。

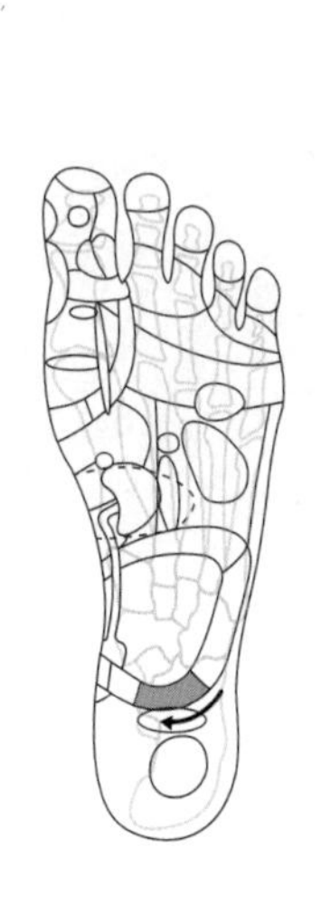

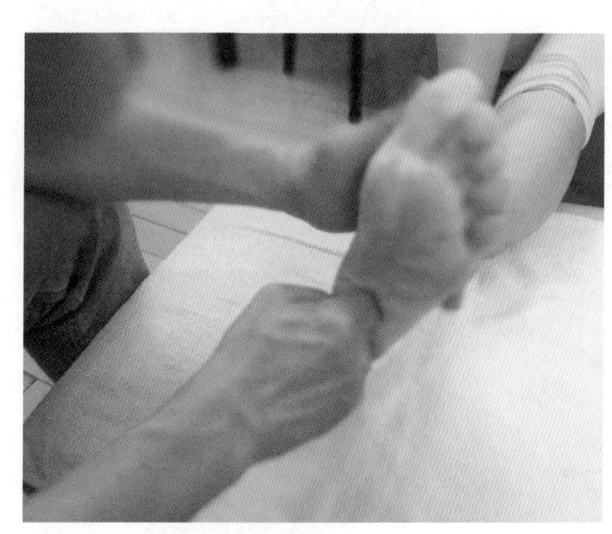

乙状结肠反射区按摩手法

30. 直肠反射区按摩手法

在反射区从脚尖向脚后跟方向按压，再按脚侧。

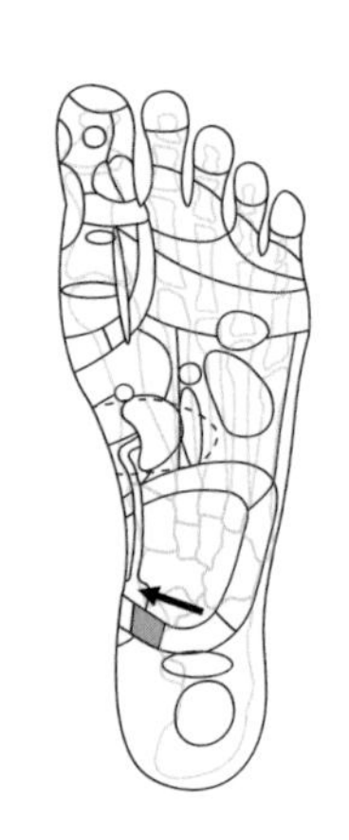

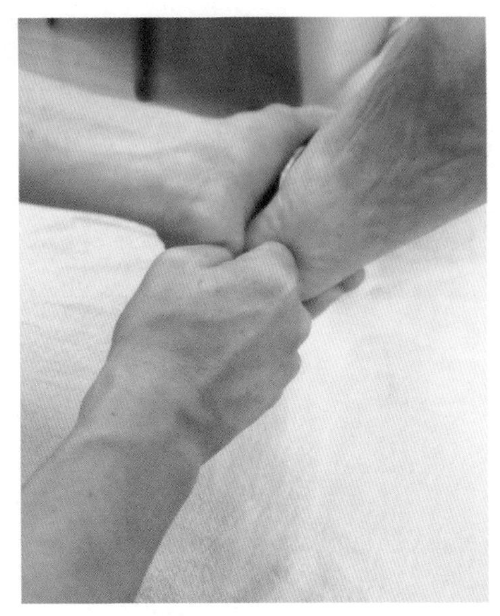

直肠反射区按摩手法

31. 肛门反射区按摩手法

在反射区从脚尖向脚后跟方向搓。

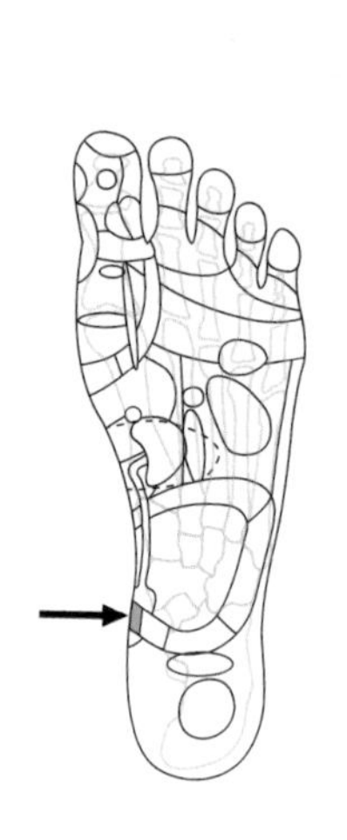

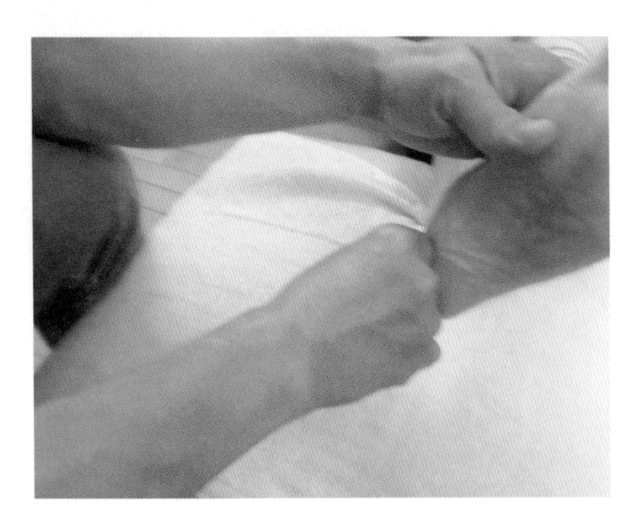

肛门反射区按摩手法

32. 睾丸、卵巢反射区按摩手法

在反射区从脚外侧处往下压。

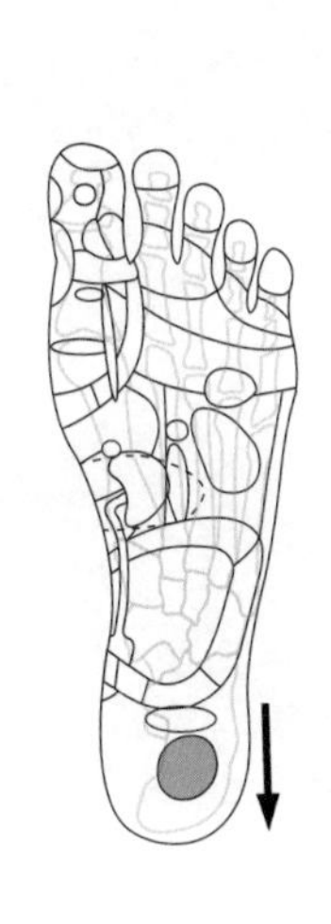

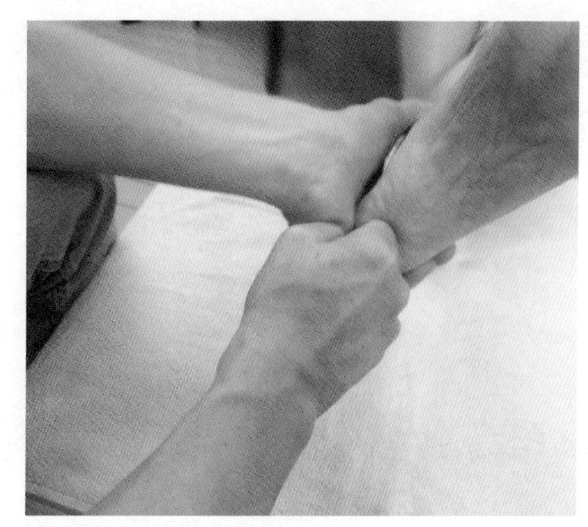

睾丸、卵巢反射区按摩手法

33. 胸椎反射区按摩手法

在反射区从脚内侧处横着压。

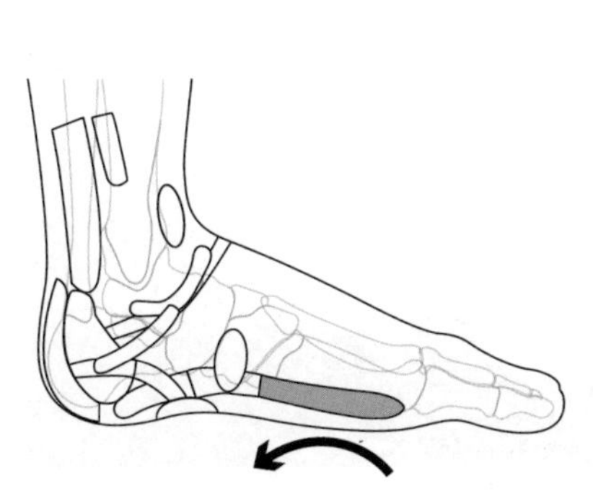

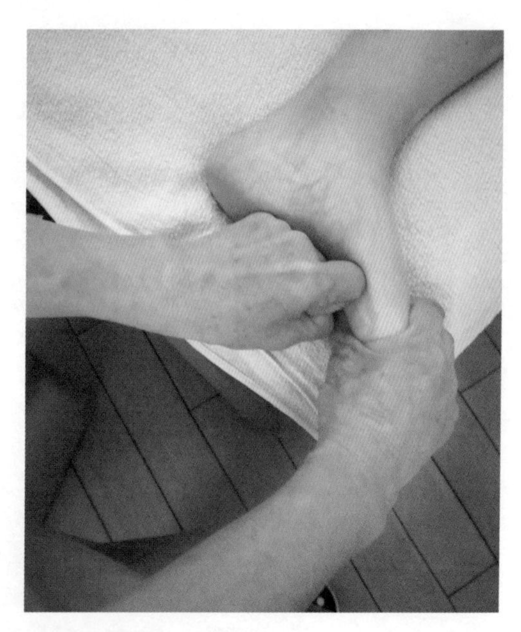

胸椎反射区按摩手法

34. 腰椎反射区按摩手法

在反射区从脚内侧处往下压。

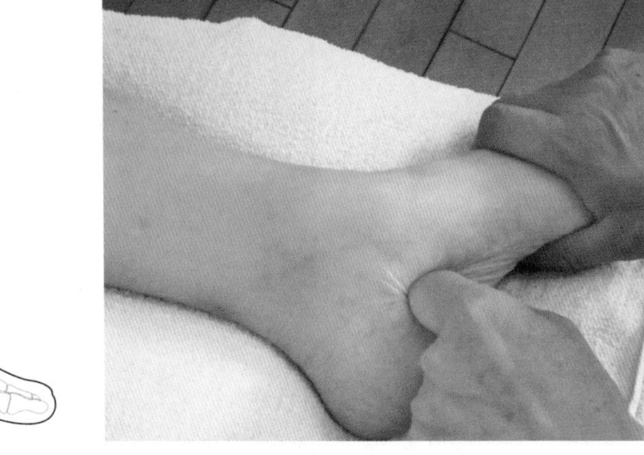

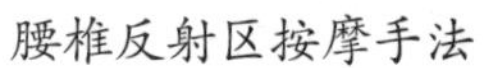

腰椎反射区按摩手法

35. 荐椎反射区按摩手法

在反射区从脚内侧处往下压。

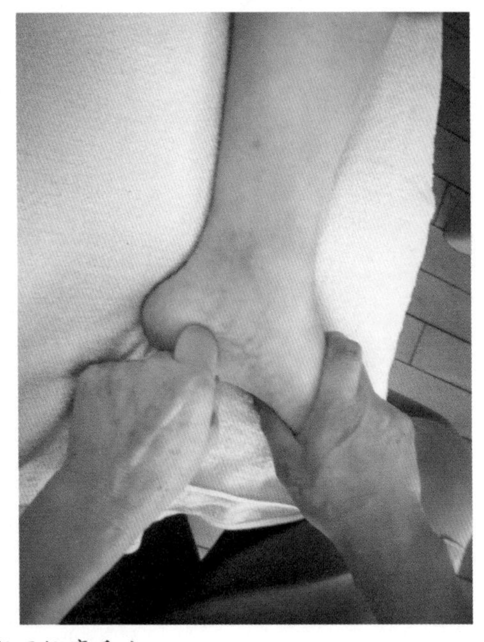

荐椎反射区按摩手法

36. 内侧肋骨反射区按摩手法

在反射区从脚底内侧往斜上方推，或从脚底外侧往前推。

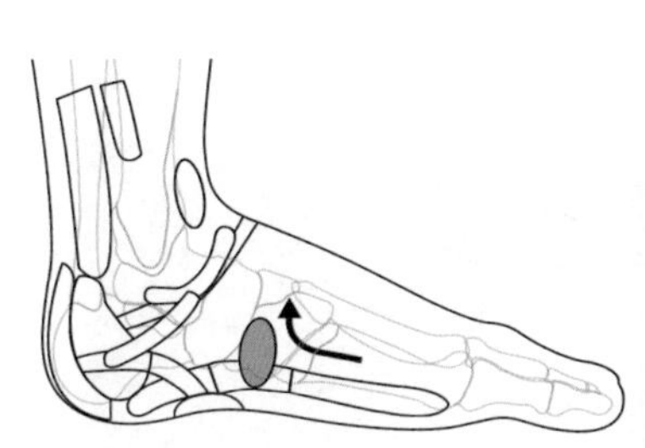
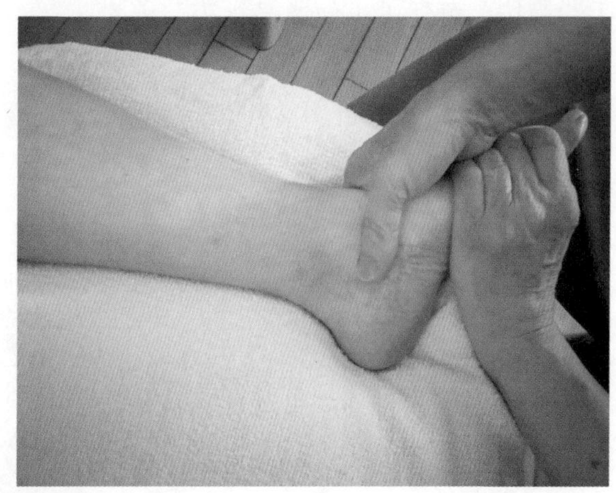

内侧肋骨反射区按摩手法

37. 内尾骨反射区按摩手法

在反射区脚后跟处从上往下压，再往上勾。

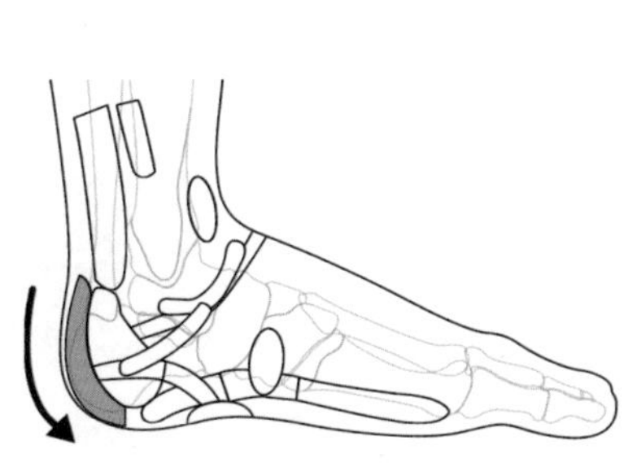
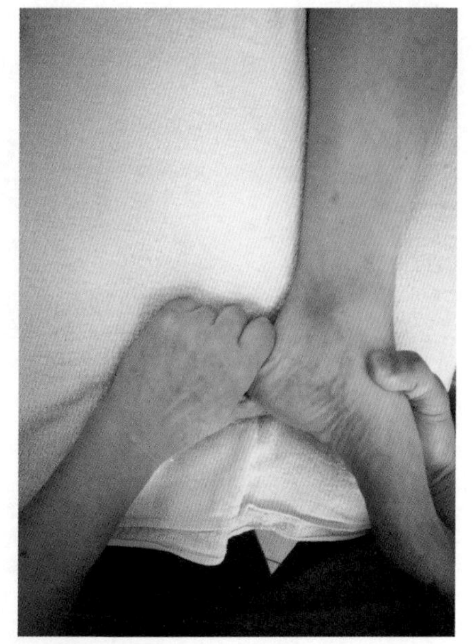

内尾骨反射区按摩手法

38. 前列腺、子宫反射区按摩手法

在反射区脚后跟内侧处从上往下搓。男性可以以扣拳法往下压。以泻的手法横按，可促进小便通畅（泻，消炎）。

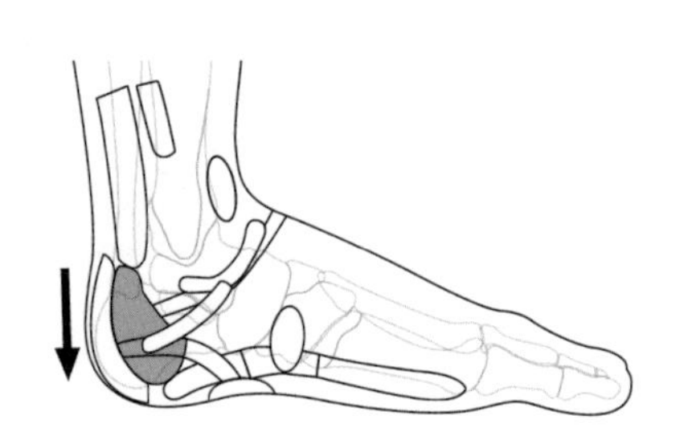

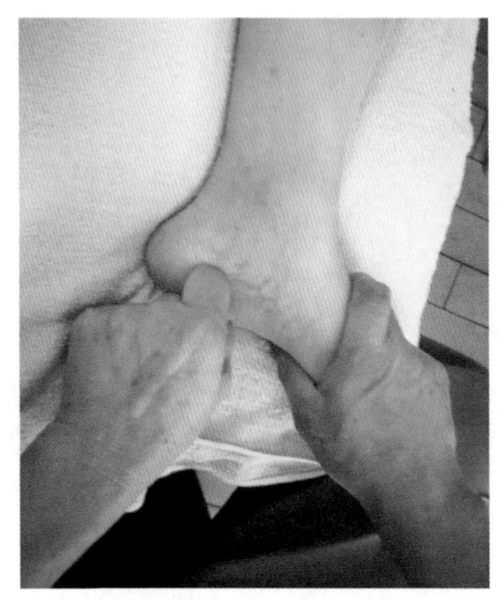

前列腺、子宫反射区按摩手法

39. 下身淋巴反射区按摩手法

在反射区由内侧向下搓。上、下身淋巴反射区都可用。

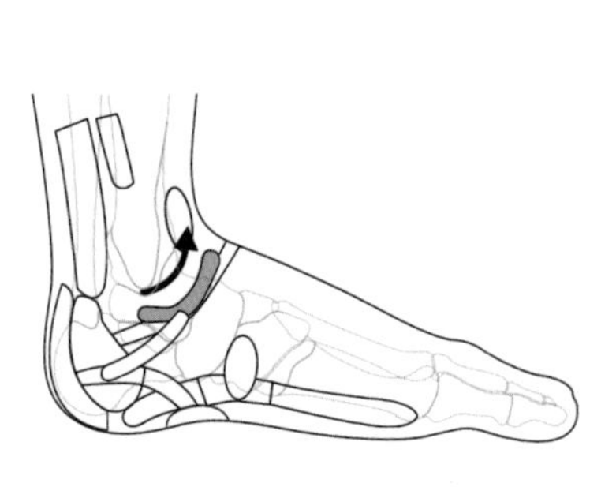

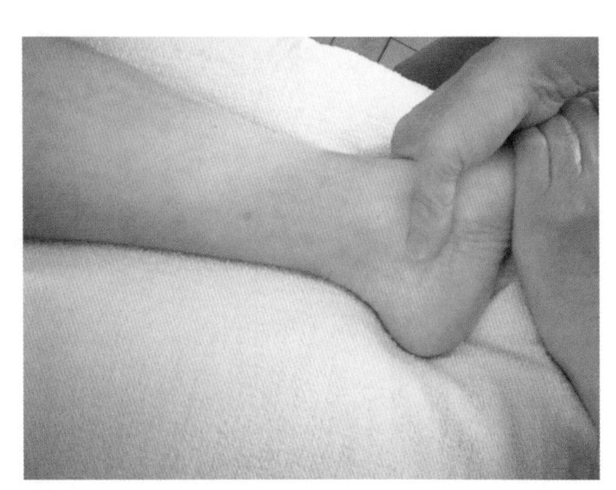

下身淋巴反射区按摩手法

40. 髋关节反射区按摩手法

在反射区脚踝内侧从上向下按，避免伤及踝骨。

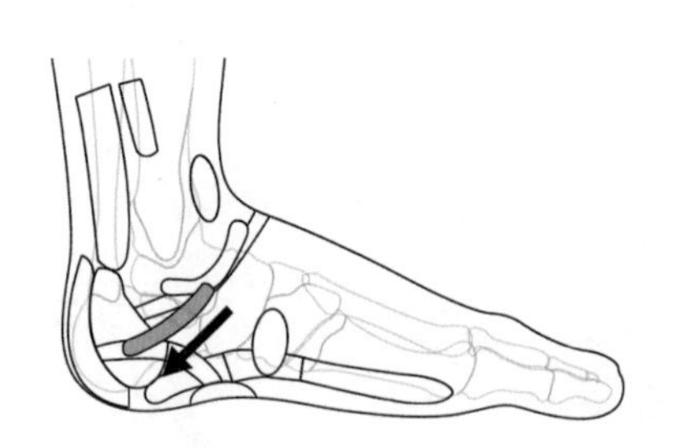

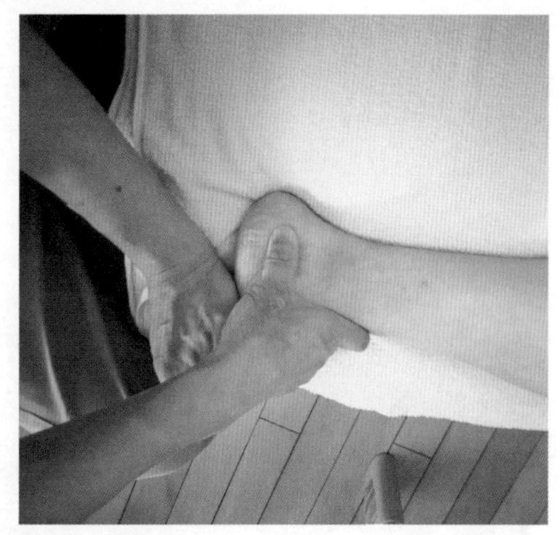

髋关节反射区按摩手法

41. 腹股沟反射区按摩手法

在反射区从脚内侧往上搓。

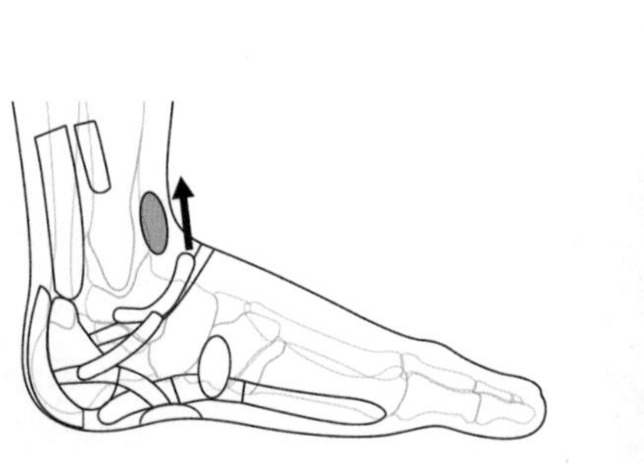

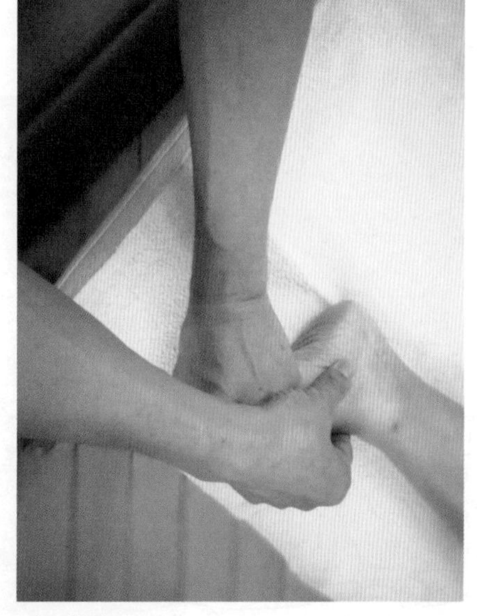

腹股沟反射区按摩手法

补充二　脚侧面直肠、肛门（脚外侧）反射区按摩手法

脚侧面直肠、肛门反射区与脚底位置不同。

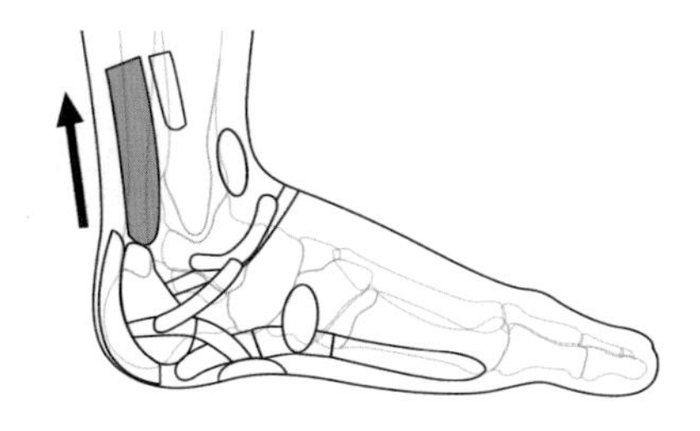

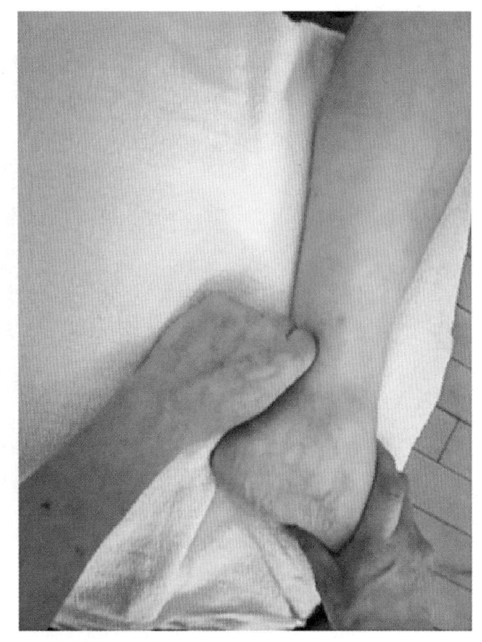

直肠、肛门（脚外侧）反射区按摩手法

42. 内侧坐骨神经反射区按摩手法

左腿按摩外侧，右腿按摩内侧。

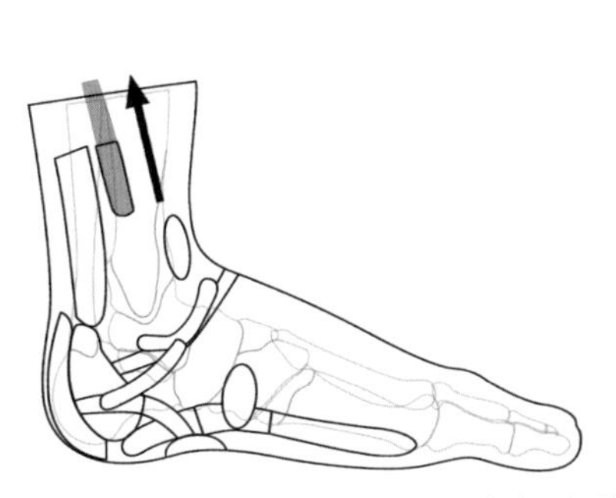

内侧坐骨神经反射区按摩手法

43. 肩反射区按摩手法

在反射区用大拇指往下压，也可用食指往下压。

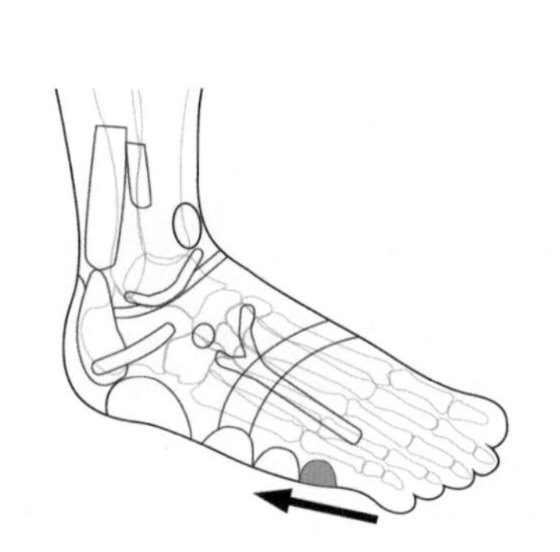

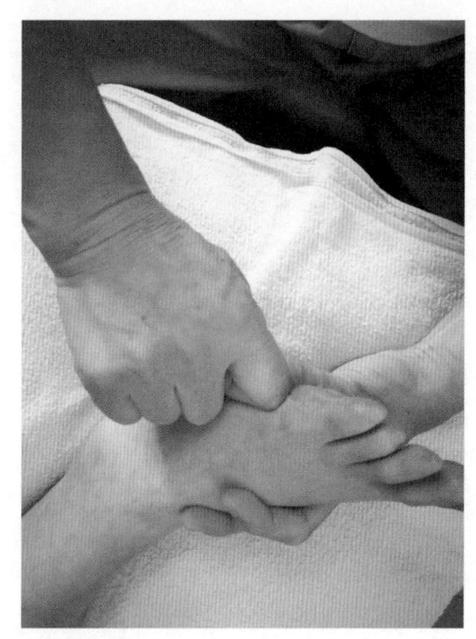

肩反射区按摩手法

44. 手臂反射区按摩手法

在反射区往下压。

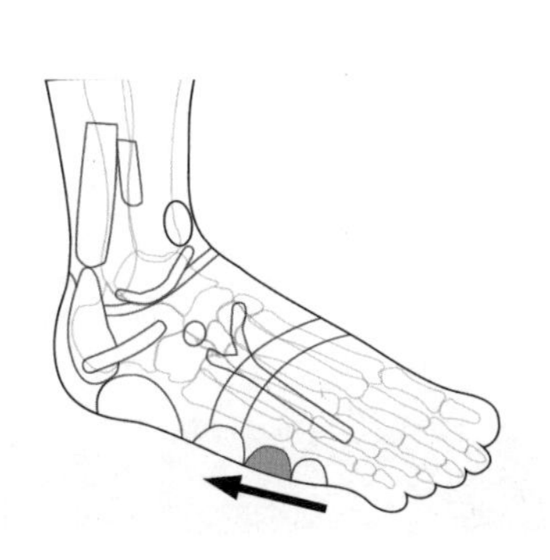

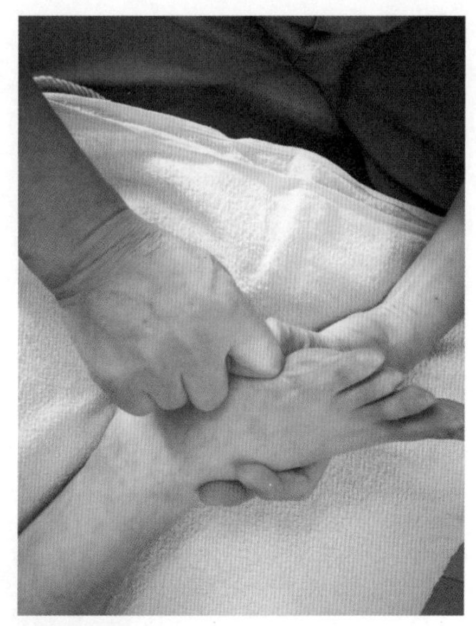

手臂反射区按摩手法

45. 肘关节反射区按摩手法

在反射区向上和向下各按 3 次，或用食指扣压肘骨上侧和下侧。

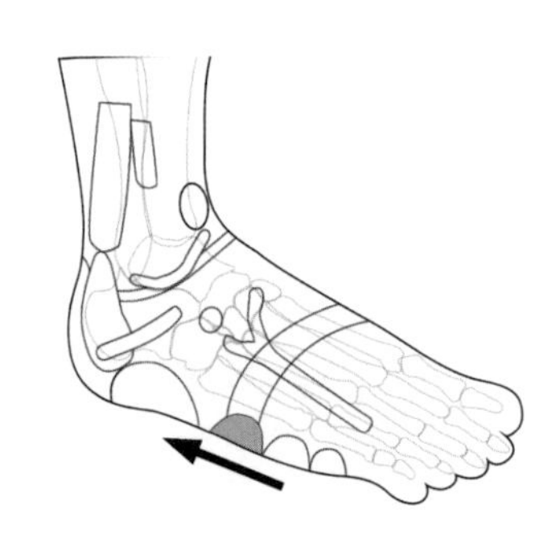

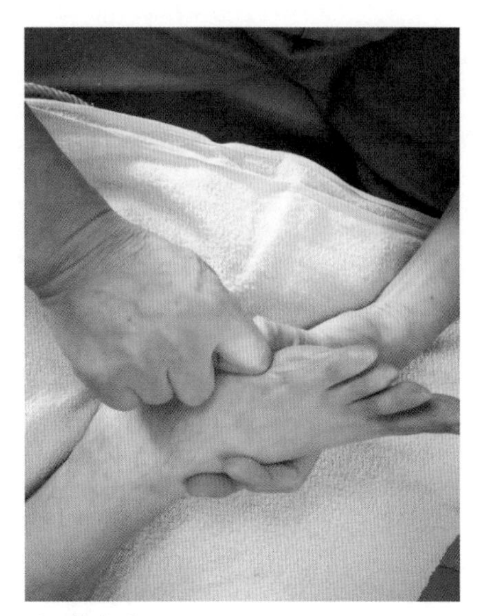

肘关节反射区按摩手法

46. 膝反射区按摩手法

在反射区从外往里压。

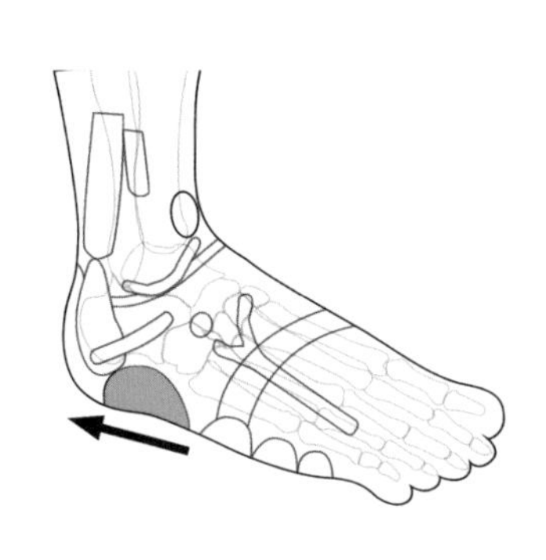

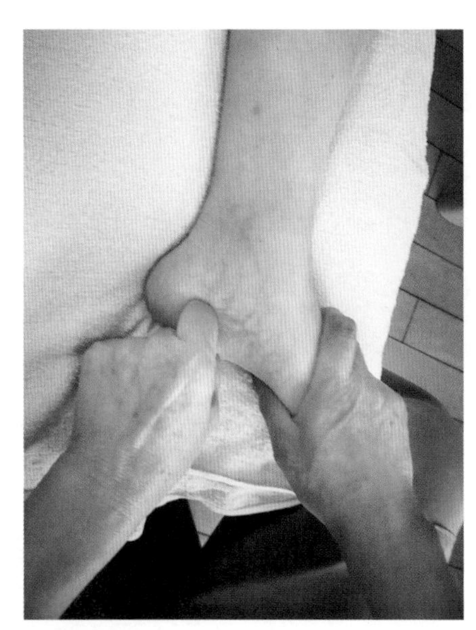

膝反射区按摩手法

47. 外尾骨反射区按摩手法

在反射区脚后跟处先向下按再往上按。

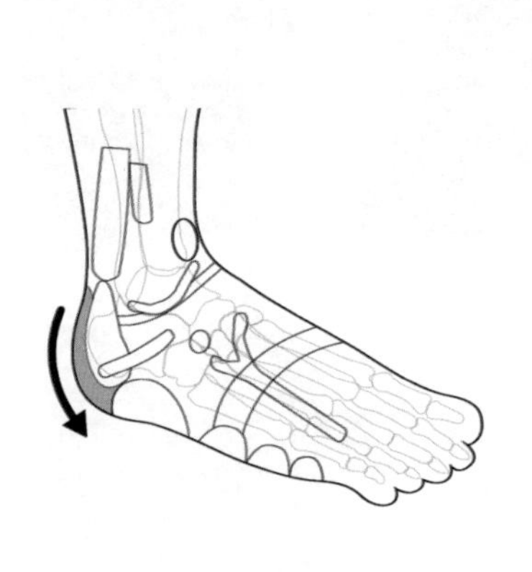

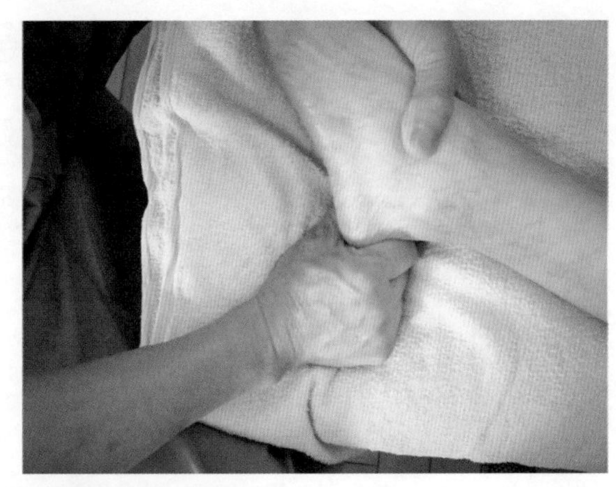

外尾骨反射区按摩手法

补充三 睾丸、卵巢（脚外侧）反射区按摩手法

在反射区脚后跟处向下按。

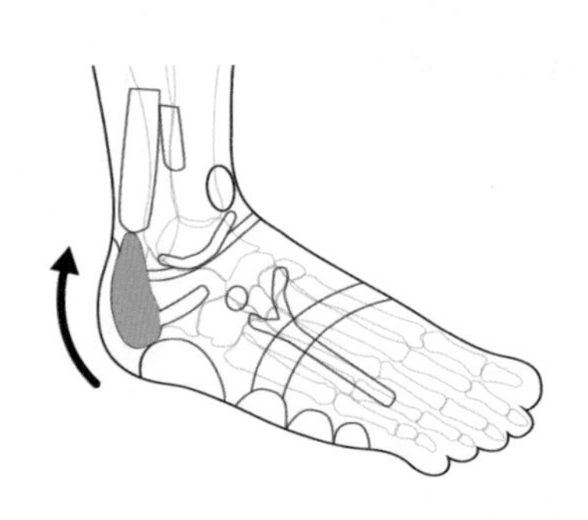

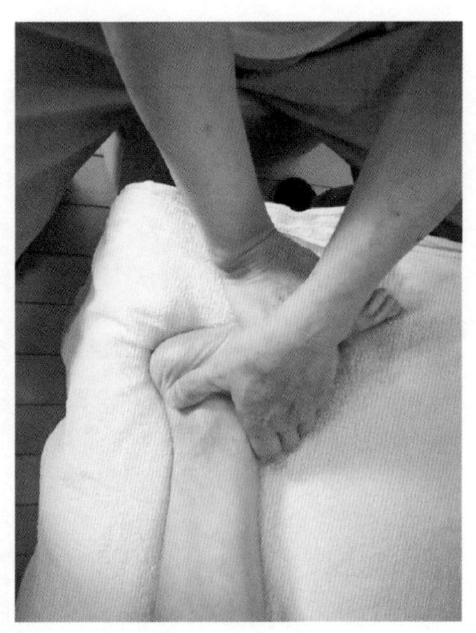

睾丸、卵巢（脚外侧）反射区按摩手法

48. 肩胛骨反射区按摩手法

在反射区往前推。

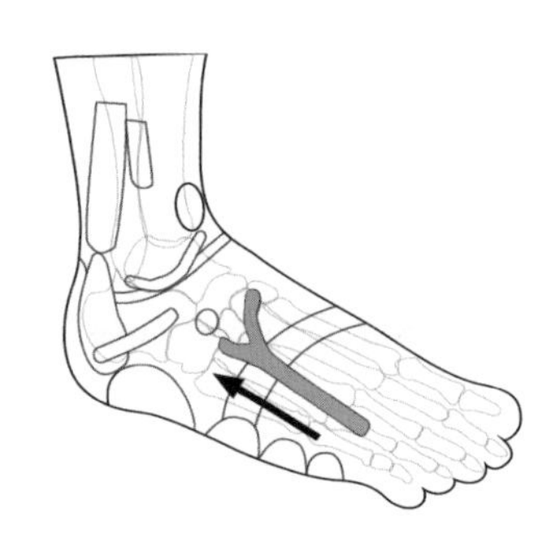

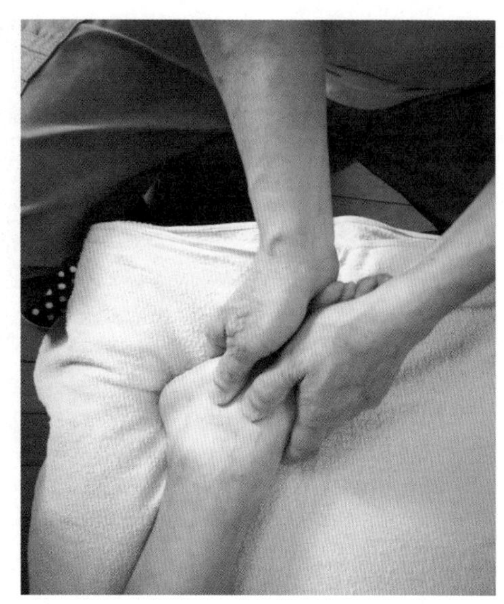

肩胛骨反射区按摩手法

49. 外侧肋骨反射区按摩手法

在反射区从后往前推。

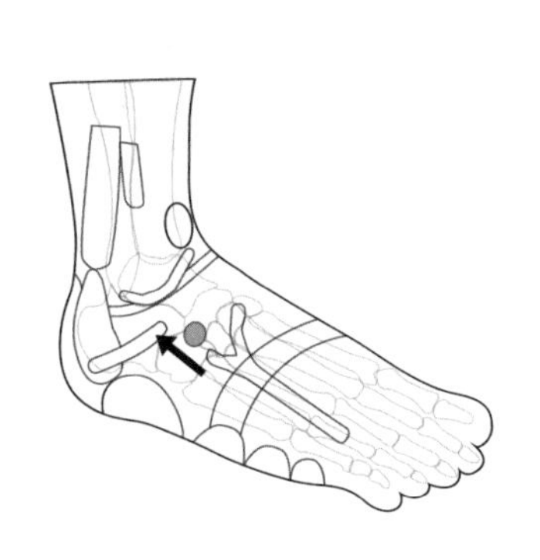

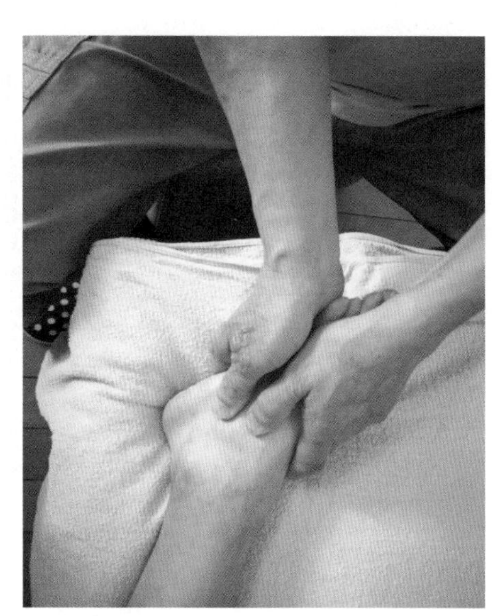

外侧肋骨反射区按摩手法

50. 上身淋巴反射区按摩手法

在反射区处由外侧向下压，外侧力度重些，注意不要伤及踝骨。

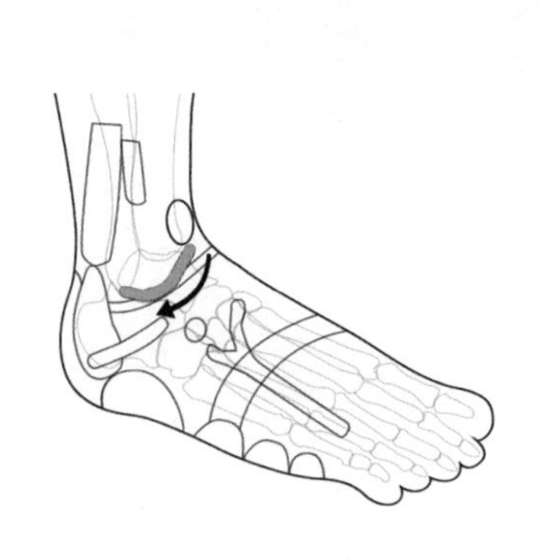

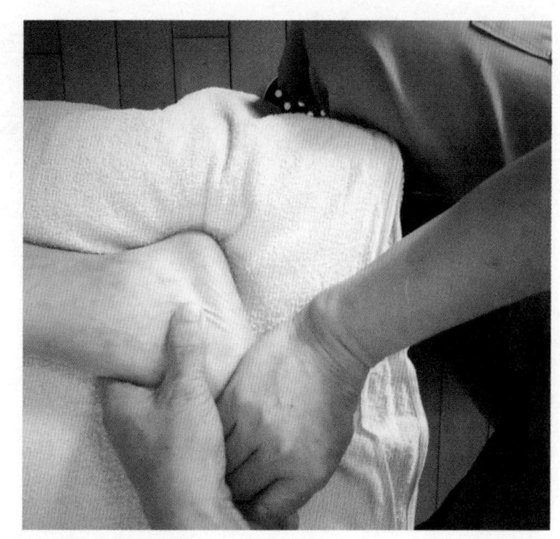

上身淋巴反射区按摩手法

补充四　外侧髋关节反射区按摩手法

在反射区从由内向外搓。

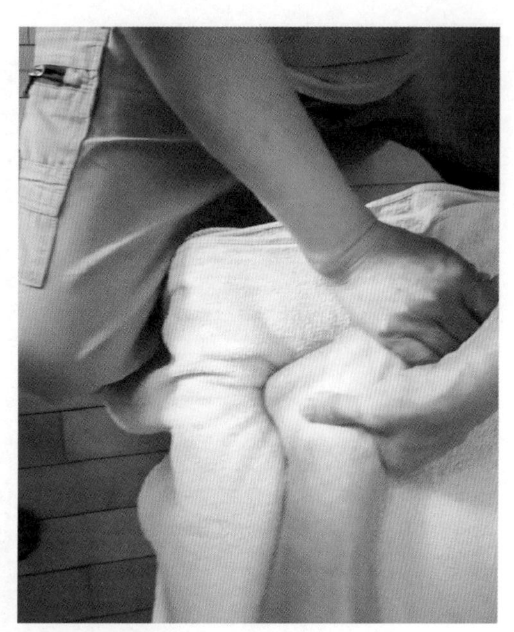

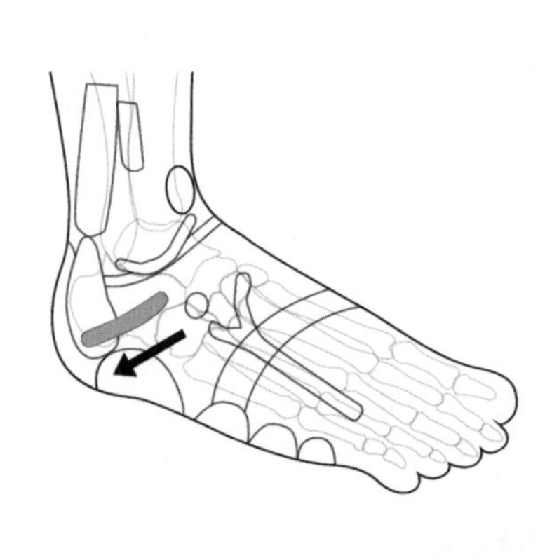

外侧髋关节反射区按摩手法

51. 下腹部（女：子宫）反射区按摩手法

在反射区从下往上搓。

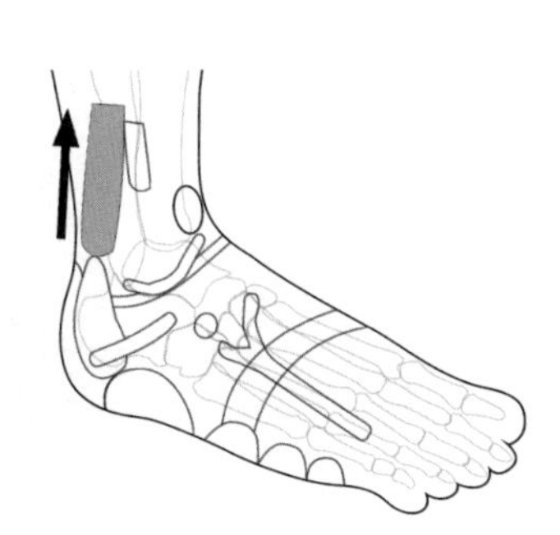

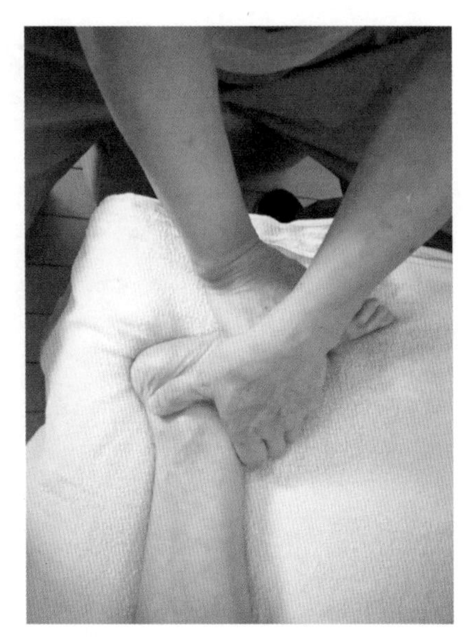

下腹部反射区按摩手法

52. 外侧坐骨神经反射区按摩手法

在反射区从下往上搓。

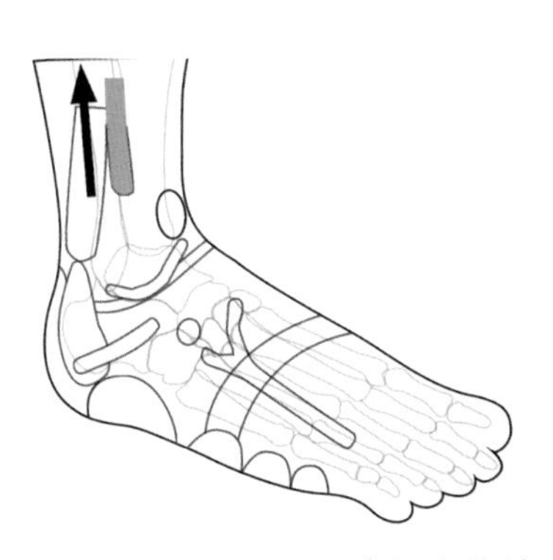

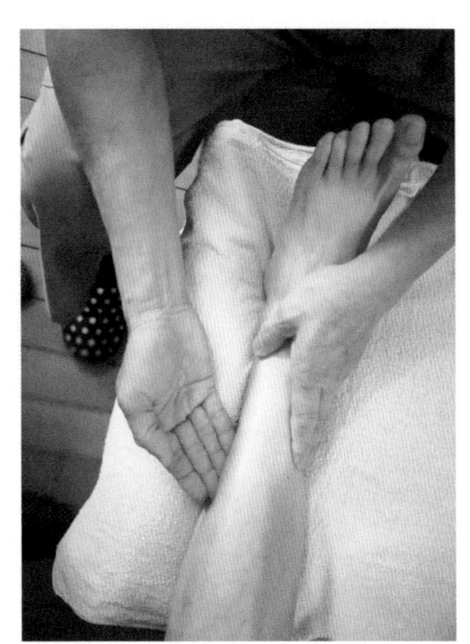

外侧坐骨神经反射区按摩手法

53. 上颚反射区按摩手法

在反射区往脚外侧横向压。

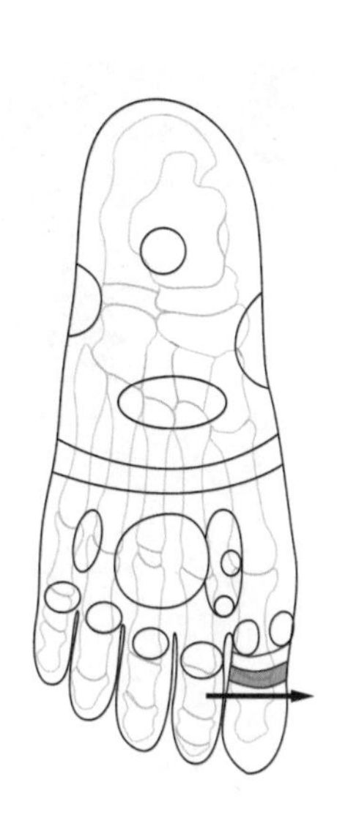

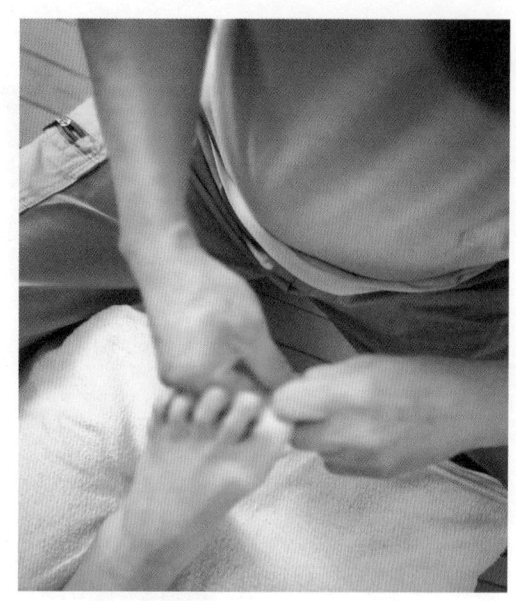

上颚反射区按摩手法

54 下颚反射区按摩手法

在反射区往脚外侧横向压。

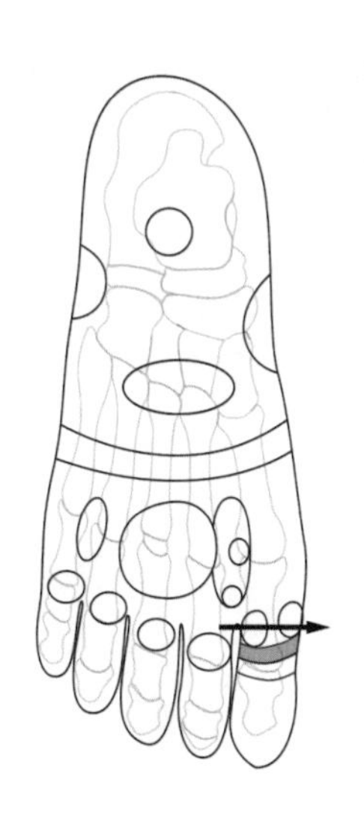

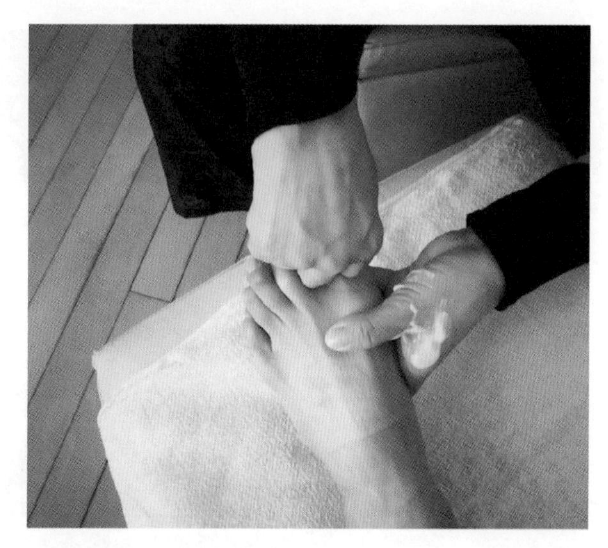

下颚反射区按摩手法

55. 扁桃体反射区按摩手法

在反射区从脚尖向脚背压。

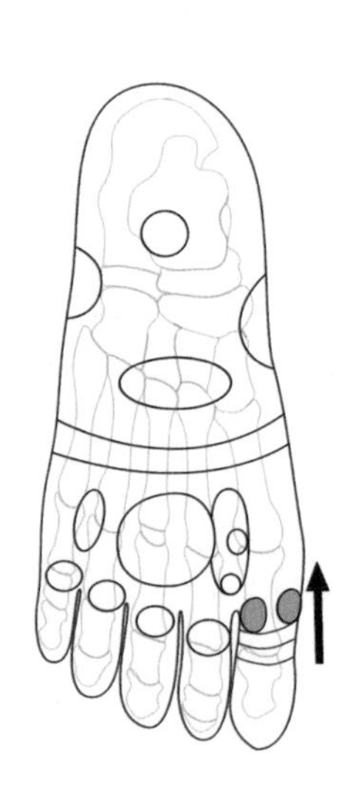

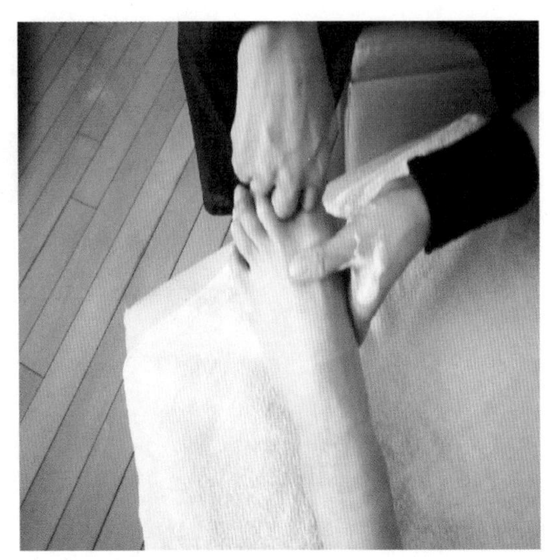

扁桃体反射区按摩手法

56. 胸淋巴反射区按摩手法

在反射区从脚背向脚尖压。

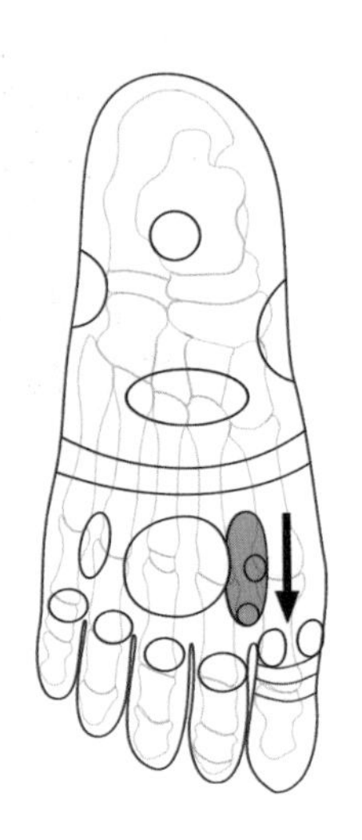

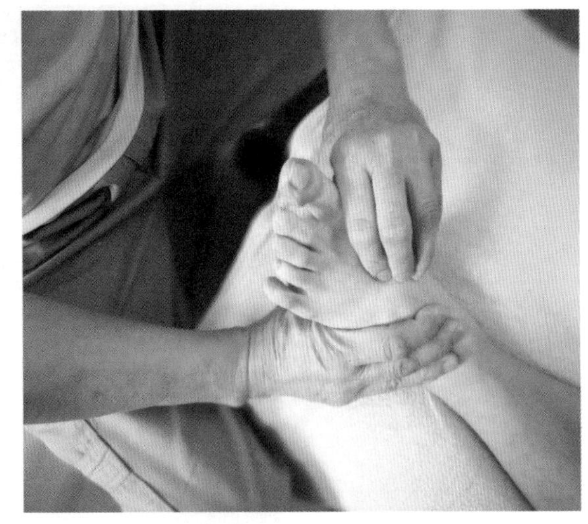

胸淋巴反射区按摩手法

57. 气管反射区按摩手法

在反射区按压。

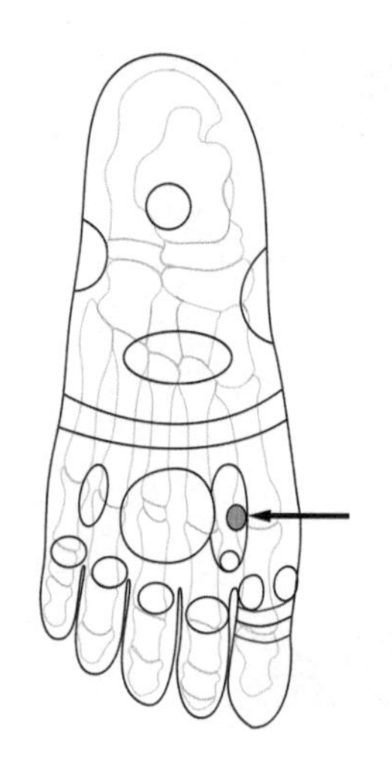

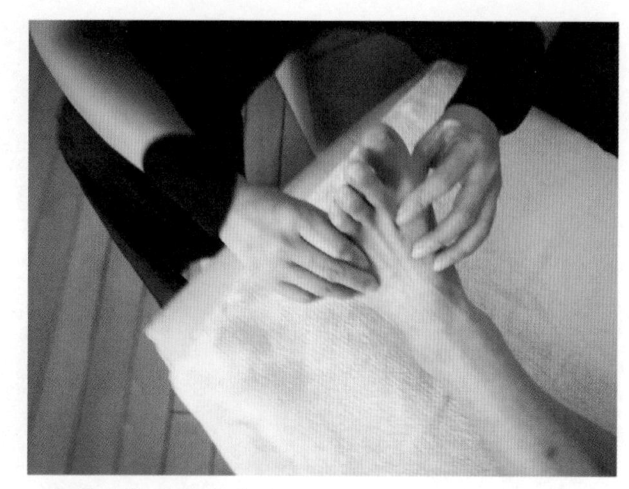

气管反射区按摩手法

58. 喉头反射区按摩手法

在反射区按压。

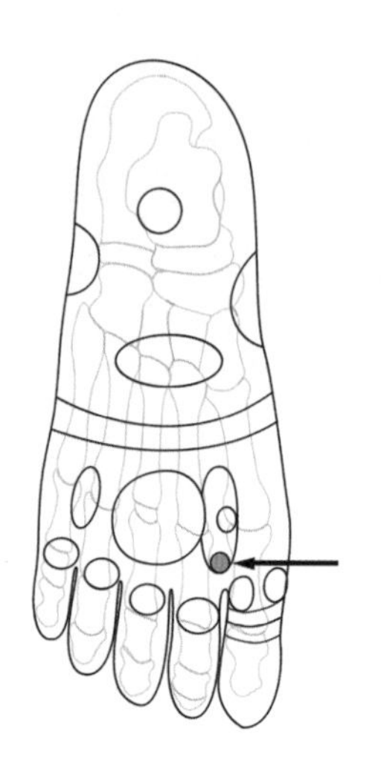

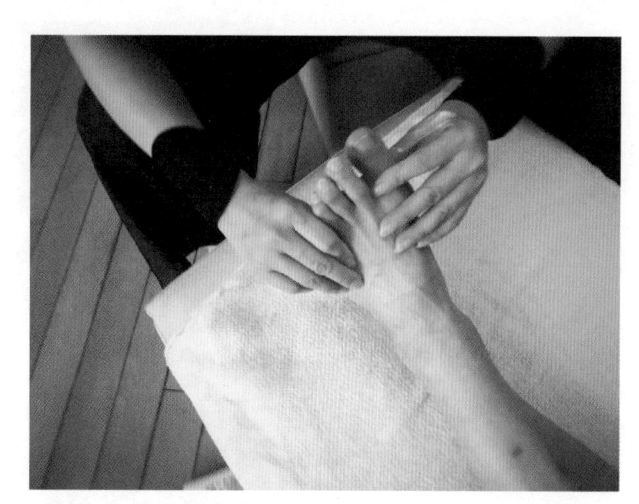

喉头反射区按摩手法

59. 内耳迷路反射区按摩手法

在反射区由脚背向脚尖方向按压。

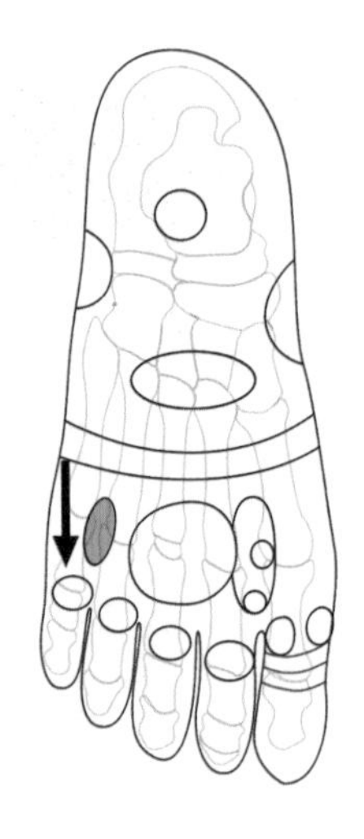

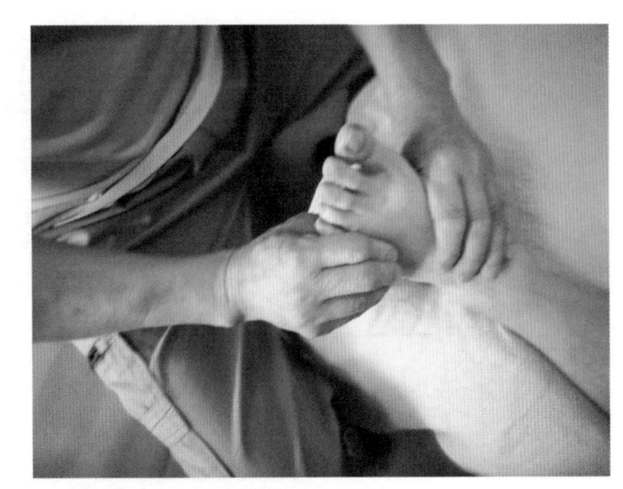

内耳迷路反射区按摩手法

60A. 胸部（女：乳房）反射区按摩手法

在反射区由脚背向脚尖方向按压。

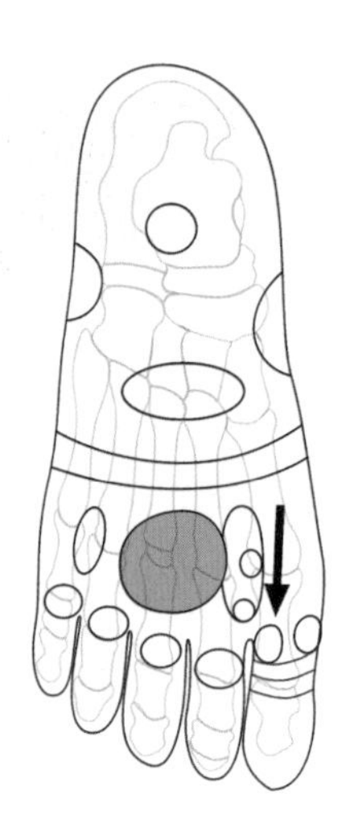

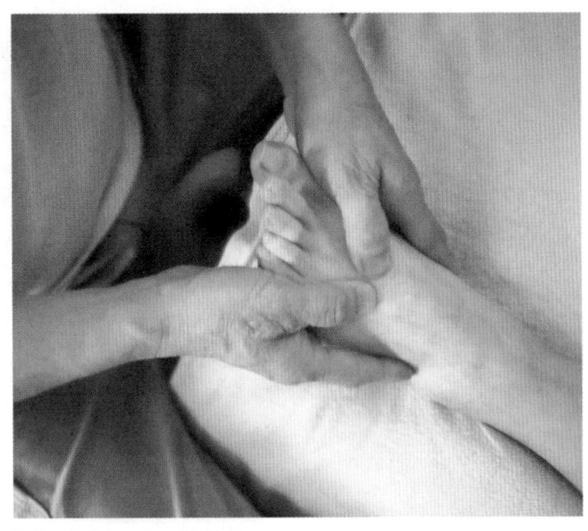

胸部反射区按摩手法

61A. 横膈膜反射区按摩手法

在反射区由内向外横向按压。

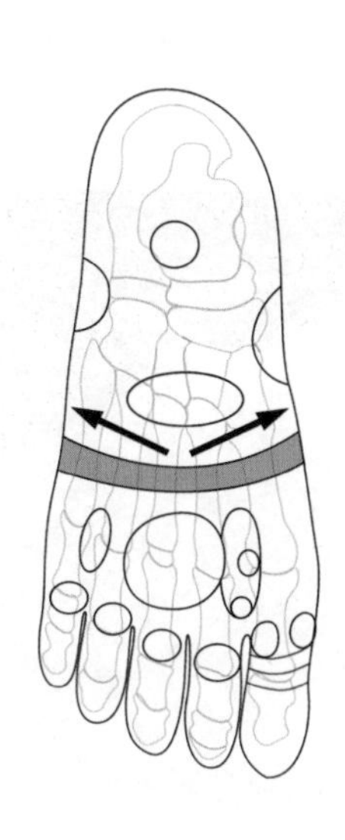

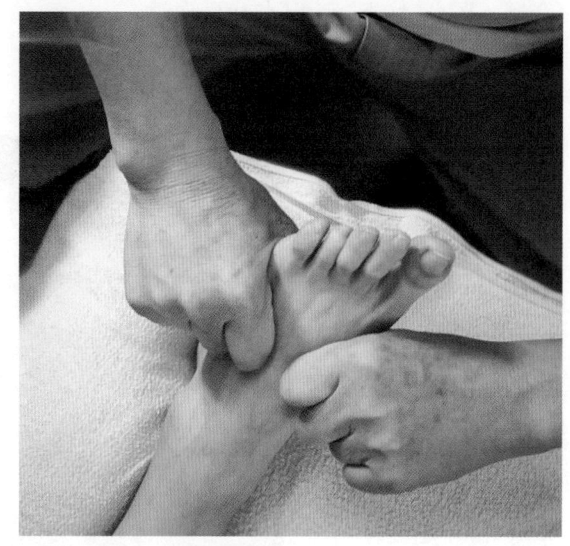

横膈膜反射区按摩手法

62A. 重复按摩上身淋巴反射区按摩手法

在反射区由脚尖向脚后跟方向按压。

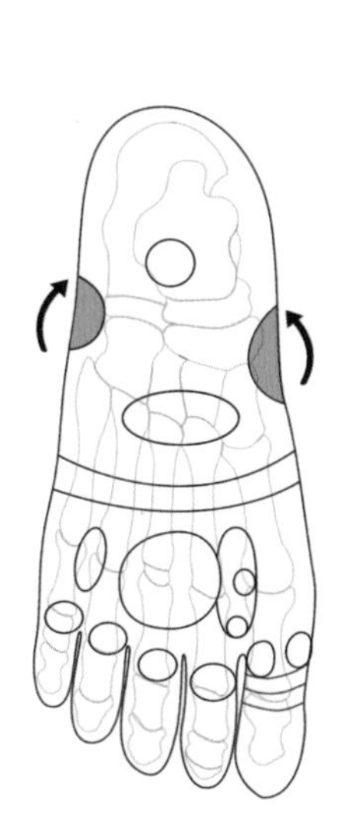

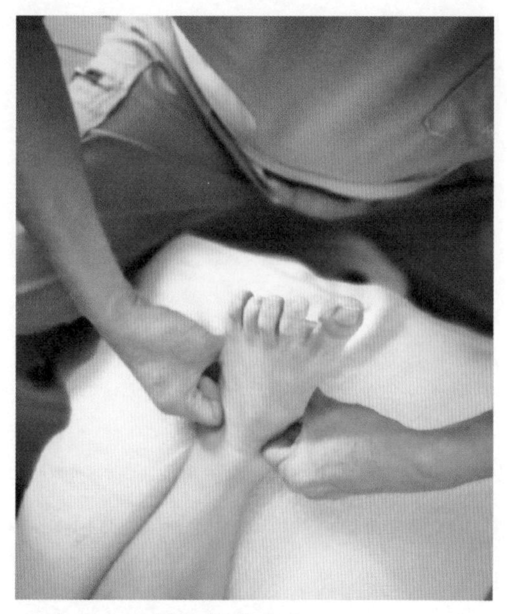

上身淋巴、下身淋巴反射区按摩手法

63A. 重复按摩下身淋巴反射区按摩手法

按摩手法见“62. 重复按摩上身淋巴反射区按摩手法”。

64A. 解溪穴反射区按摩手法

在反射区按压，可揉摩。

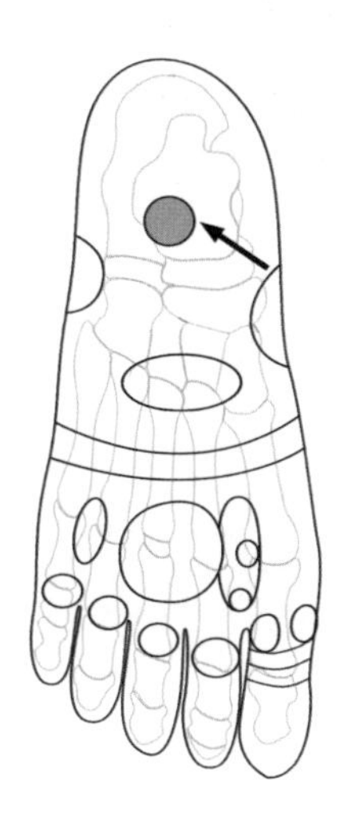

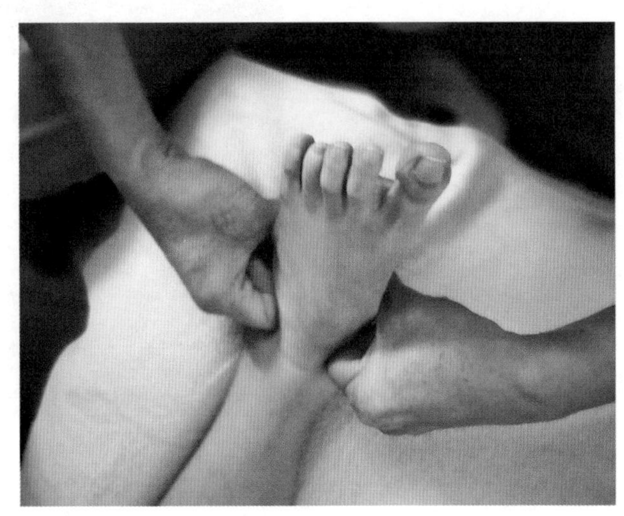

解溪穴反射区按摩手法

补充右脚的按摩顺序

（1）肾上腺

（2）腹腔神经丛

（3）肾脏

（4）输尿管

（5）膀胱

（6）尿道

（7）额窦

（8）三叉神经

（9）脑干、小脑

（10）颈项

（11）颈椎

（12）鼻子

（13）大脑

（记忆区、运动区、感觉区）

（14）脑垂体

（15）副甲状腺

（16）甲状腺

（四小额窦）

（17）眼睛、耳朵

（18）补肾（18下）

（19）斜方肌

（20）肺、支气管

（21）肝脏

（22）胆

（23）胃

（24）胰赃

（25）抗癌区（6~10次）

（26）小肠（包括：十二指肠、空肠、回肠）

a、十二指肠

b、空肠

c、回肠(右脚该用回肠)

（27）升结肠

（28）横结肠

（29）回盲瓣

（30）盲肠

（31）男：睾丸；女：卵巢

以下与左脚相同。

以下为脚不同反射区的按摩手法：

60B. 肝脏反射区（右脚）按摩手法

在反射区由内至外斜向下方向按压。按摩左脚心脏反射区的同时按摩右脚的肝脏反射区。

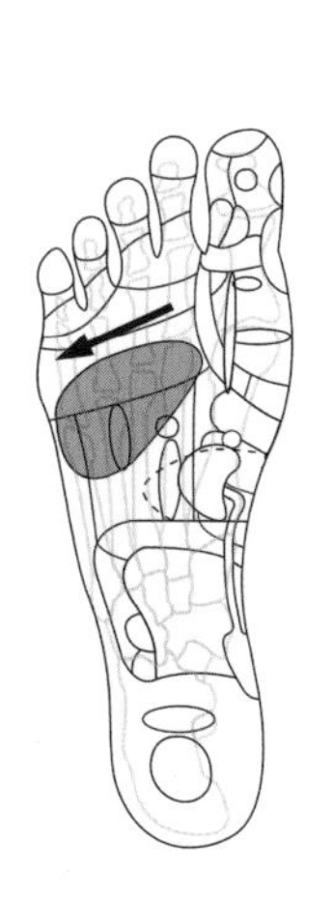

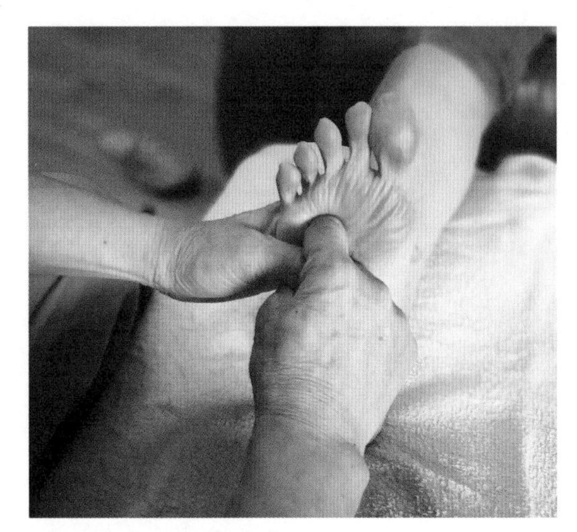

肝脏反射区按摩手法

61B. 胆囊反射区（右脚）按摩手法

在反射区由脚尖向脚后跟方向按压。按摩左脚脾脏反射区，同时按摩右脚的胆囊反射区。

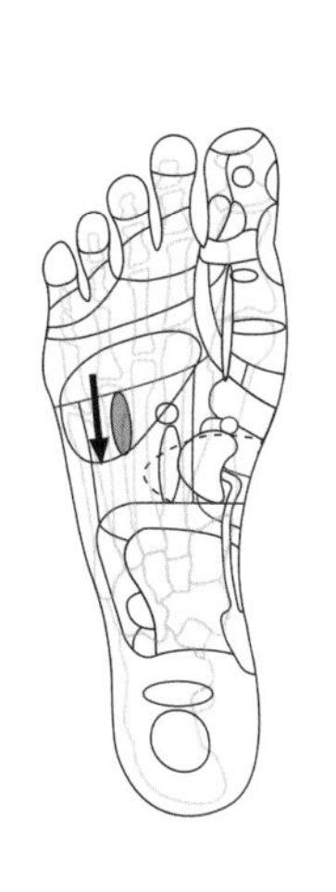

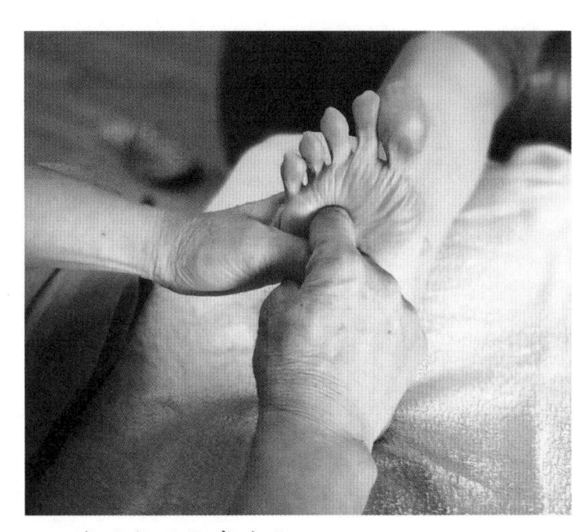

胆囊反射区按摩手法

62B. 回盲瓣反射区（右脚）按摩手法

在反射区从脚后跟向脚尖方向按压；按摩左脚降结肠反射区，同时按摩右脚的回盲瓣反射区。

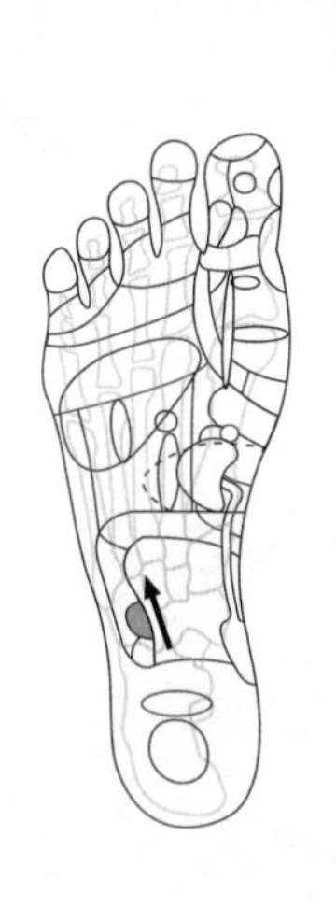

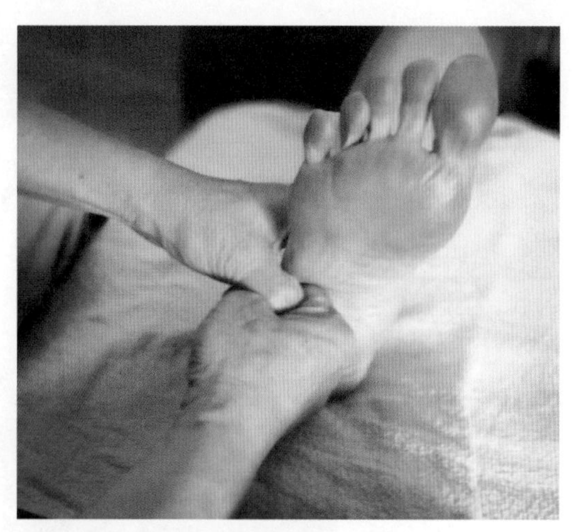

回盲瓣反射区按摩手法

63B. 盲肠反射区（右脚）按摩手法

在反射区由脚尖向脚板方向按压；按摩左脚直肠反射区，同时按摩右脚的盲肠反射区。

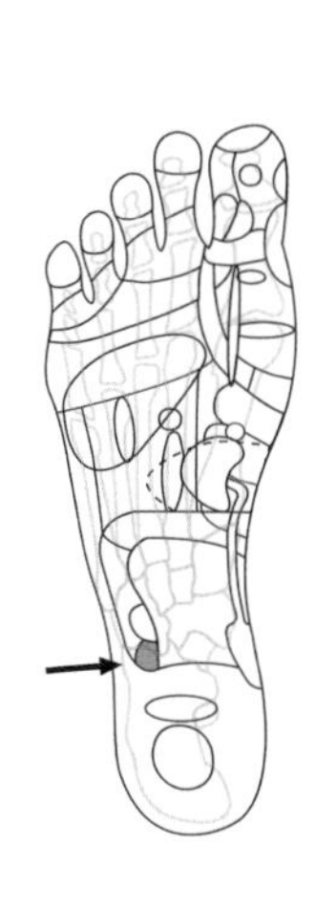

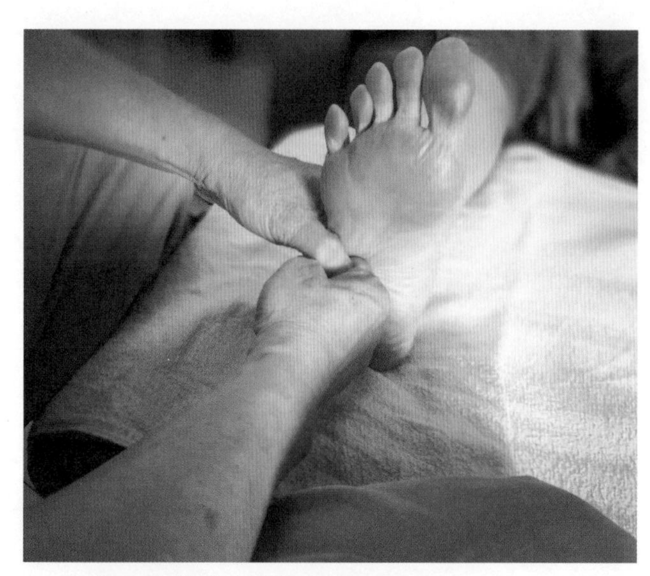

盲肠反射区按摩手法

64B. 升结肠反射区（右脚）按摩手法

在反射区由脚后跟向脚尖方向按压。按摩左脚肛门反射区，同时按摩右脚的升结肠反射区。

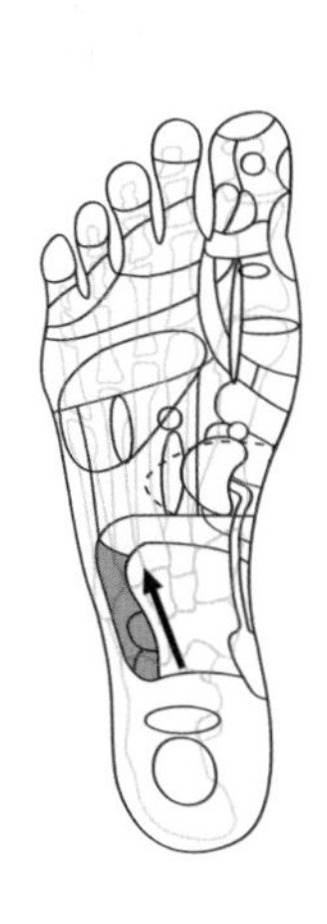

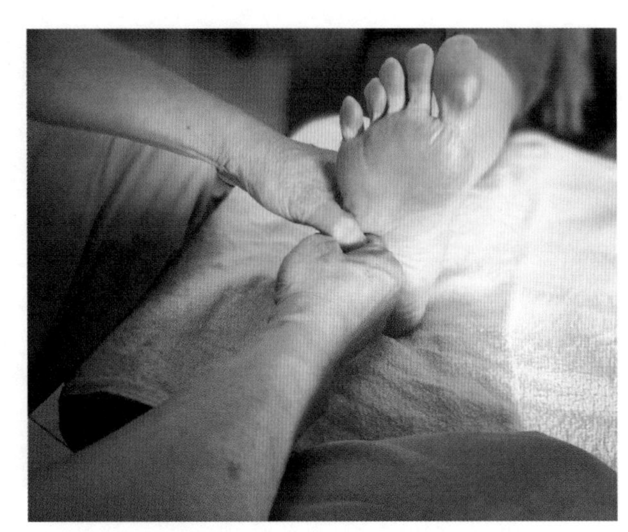

升结肠反射区按摩手法

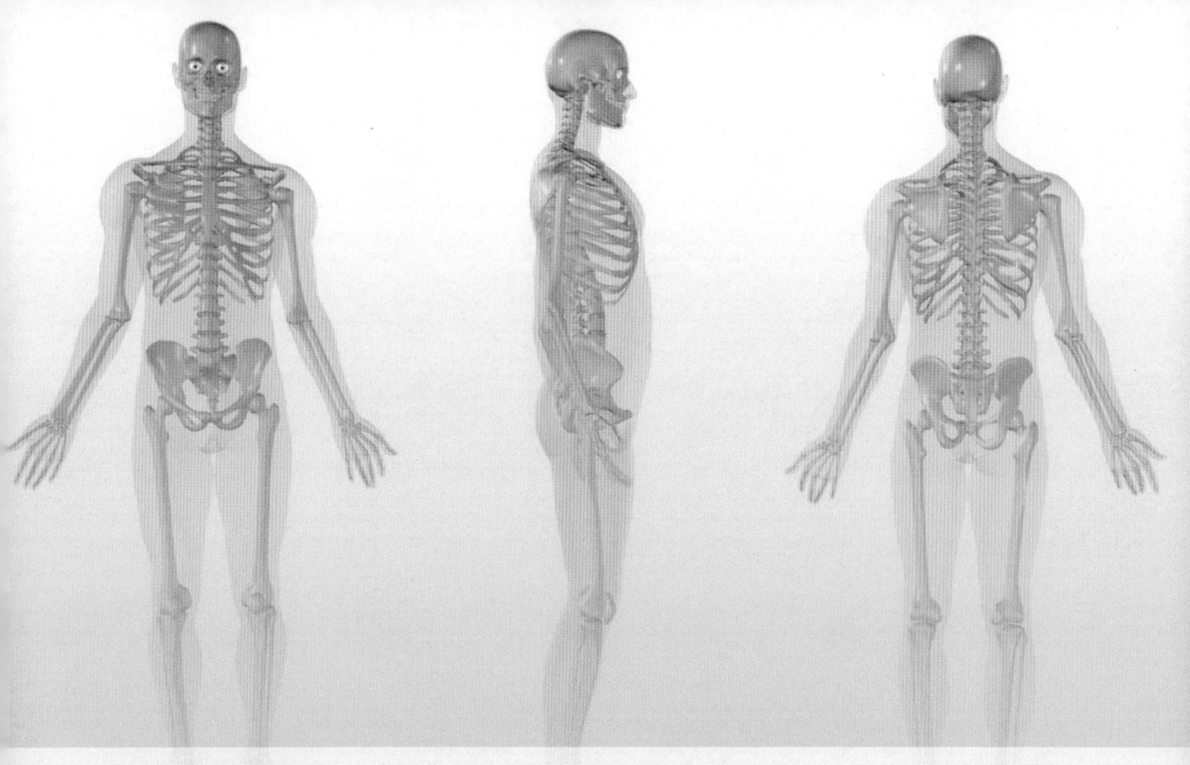

第四章

人体系统

（一）西医

1. 运动系统

运动系统占人体体重的绝大部分，并构成人体的基本轮廓，有运动功能，还可保护内脏和支撑身体。

人体有 206 块骨骼，包括颅骨、躯干骨、四肢骨等。骨骼之间有许多关节，如肩关节、肘关节等。人体肌肉共有 639 块，骨骼肌（横纹肌）分布于头、颈、躯干、四肢，平滑肌分布于内脏和血管，两者之间的为心肌。反射区常用到的是斜方肌。

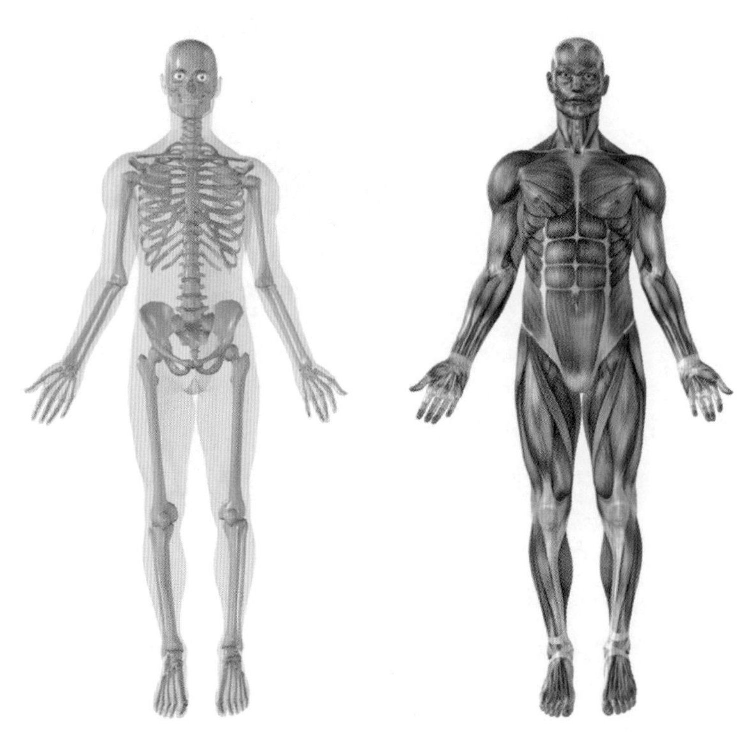

人体骨络系统及肌肉系统图

2. 泌尿系统

泌尿系统包括上泌尿道——左右两肾、左右输尿管和下泌尿道——膀胱、尿道。

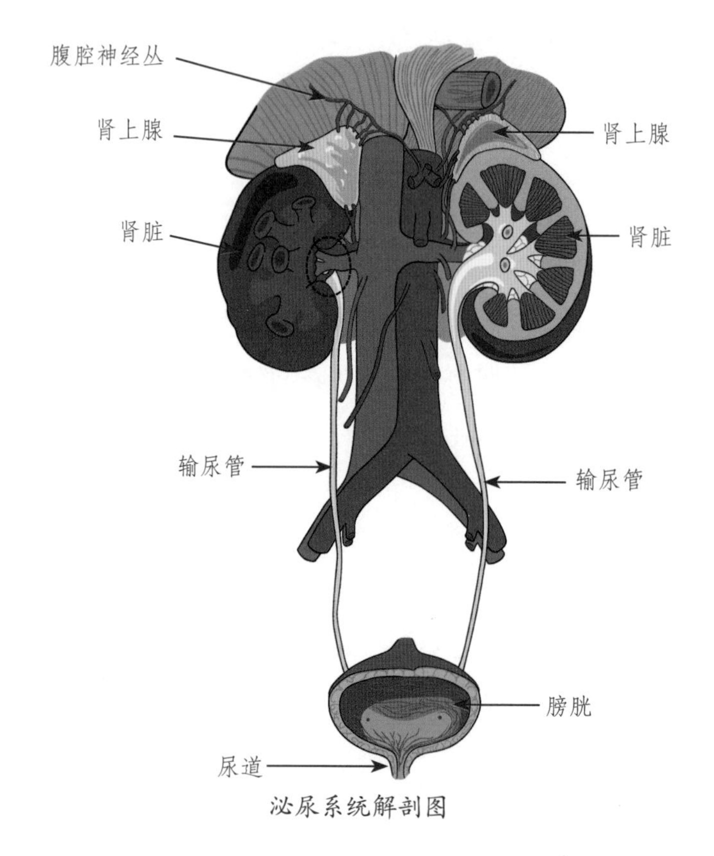

泌尿系统解剖图

3. 消化系统

消化系系对进入人体的食物进行消化。

消化管：食道、胃、小肠（包括十二指肠、空肠、回肠）、升结肠、横结肠、降结肠、乙状结肠、直肠、肛门。

消化腺：肝脏是最大的消化腺，是代谢和解毒的重要器官，能分泌胆汁，并储于胆囊，胆汁排出后可分解脂肪。胰脏是第二大消化腺，可分泌胰岛素，降低血糖。

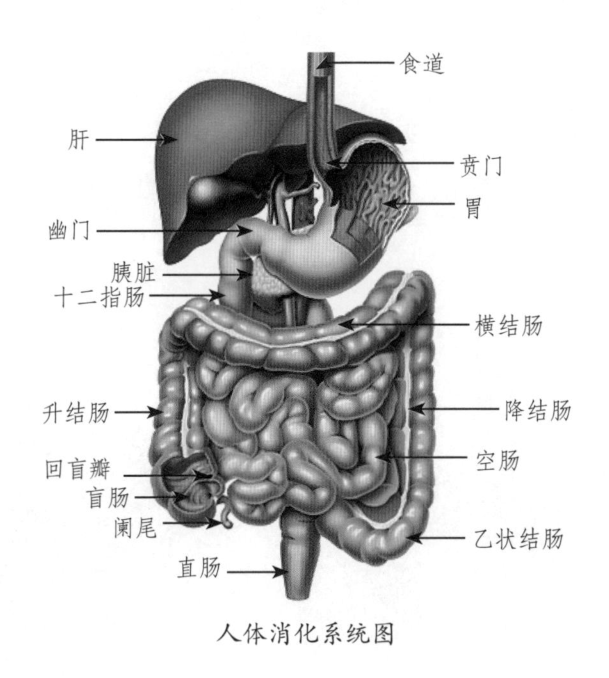

人体消化系统图

4. 内分泌系统

人体重要的内分泌腺包括脑垂体、甲状腺、甲状旁腺、前列腺、胰腺、性腺、胸腺、肾上腺、松果体，以及一些有明确内分泌功能的组织细胞及一些具有分泌功能的神经组织。

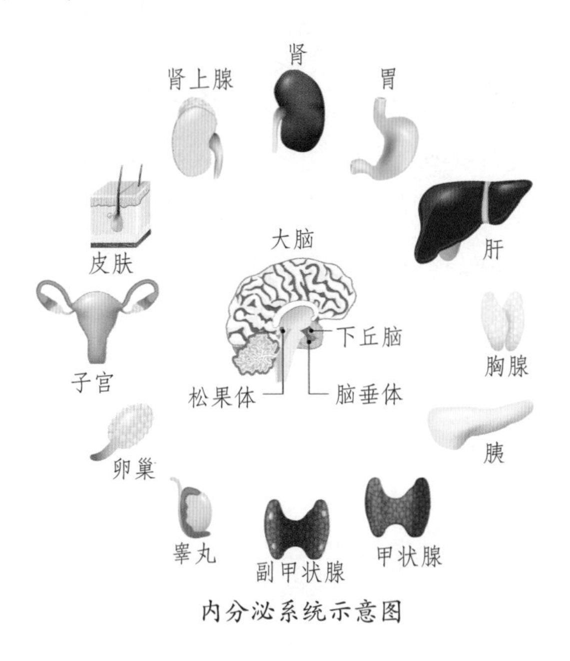

内分泌系统示意图

5. 生殖系统

外生殖器：男性为阴茎、阴囊；女性为大小阴唇、阴蒂、阴道。

内生殖器：男性为睾丸、输精管、前列腺；女性为卵巢、输卵管、子宫、阴道。

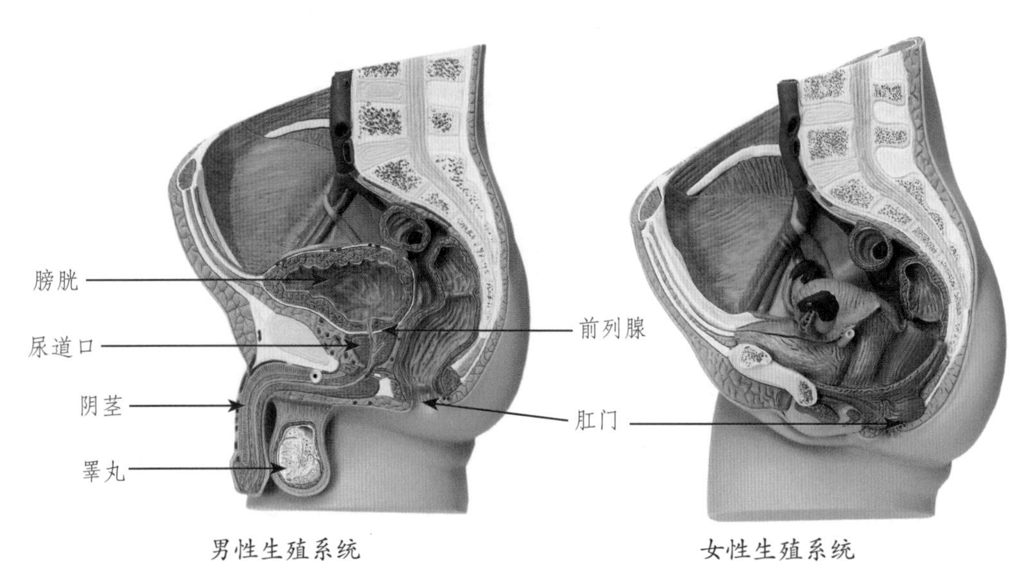

生殖系统示意图

6. 中枢神经系统

神经系统可感受机体内环境的变化，控制躯体各部位和内脏的功能活动，使之与整体活动相配合，保持动态平衡，实现活动功能的完整统一，维持内环境的相对稳定，机体在体液的调节下，实现其内外环境的对立统一。

中枢神经：脊髓和脑，其中脑包括端脑（大脑）、间脑、小脑、脑干（由中脑、脑桥和延髓组成）。

周围神经：脑和脊髓以外的所有神经，包括神经节、神经干、神经丛及神经末端。可根据连接中枢的部位不同分为脑神经（12 对）和脊神经（31 对）。

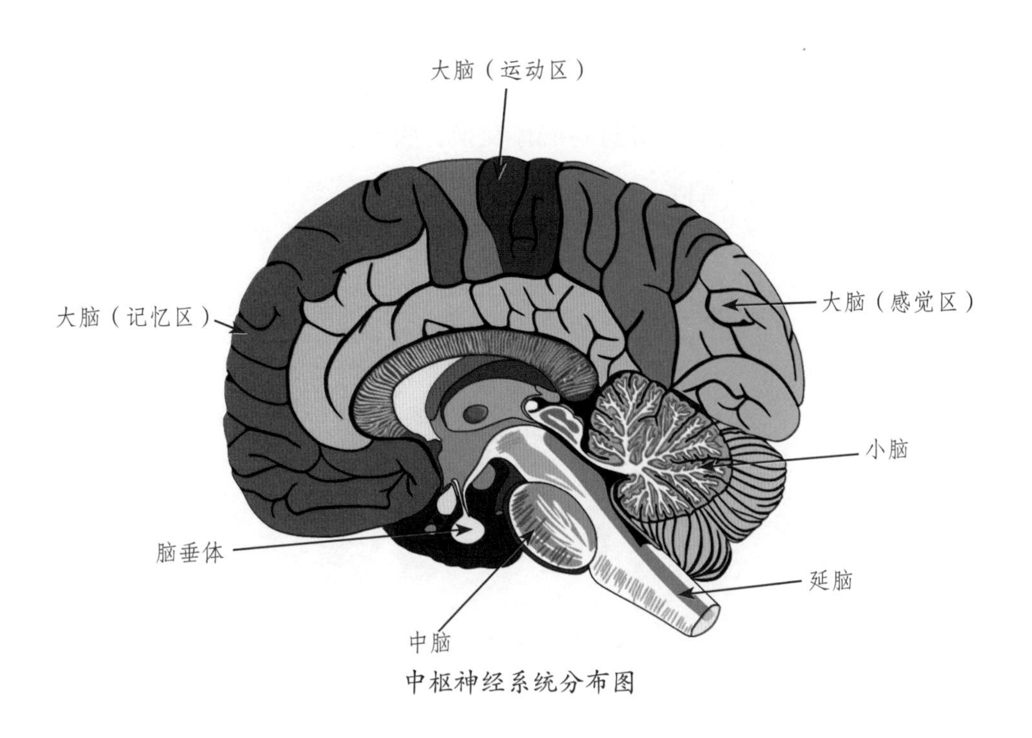

中枢神经系统分布图

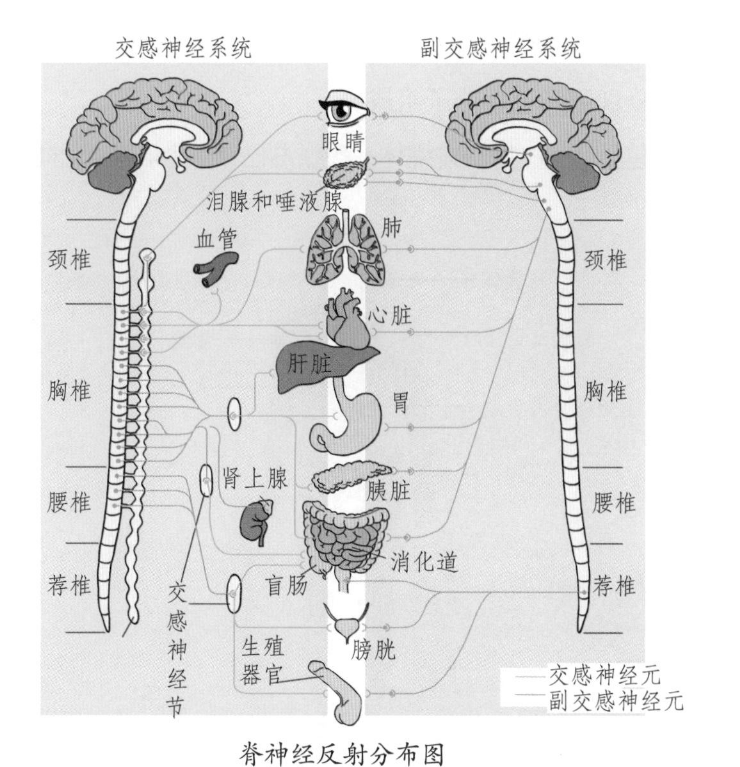

脊神经反射分布图

7. 呼吸系统

人体通过呼吸系统与外界进行气体交换，吸入氧气，呼出二氧化碳。呼吸系统包括鼻、额窦、咽喉、气管、肺等。

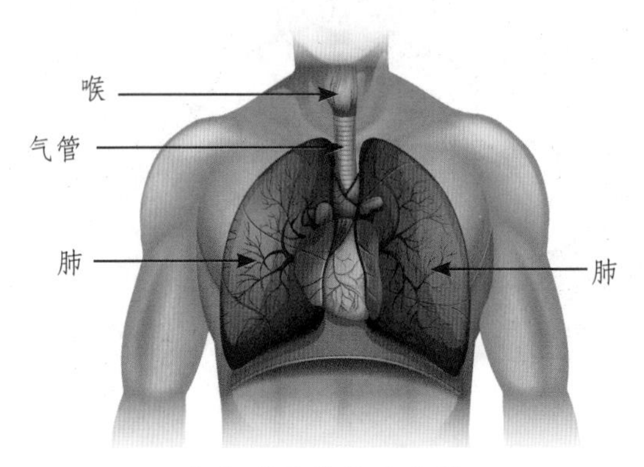

人体呼吸系统示意图

8. 免疫系统

免疫系统是人体为了增强免疫力而由循环系统分离出来的独立系统，由免疫器官、免疫细胞和免疫分子组成。

淋巴器官包括骨髓、脾、扁桃体、胸腺淋巴结、小肠集合淋巴结、阑尾等。

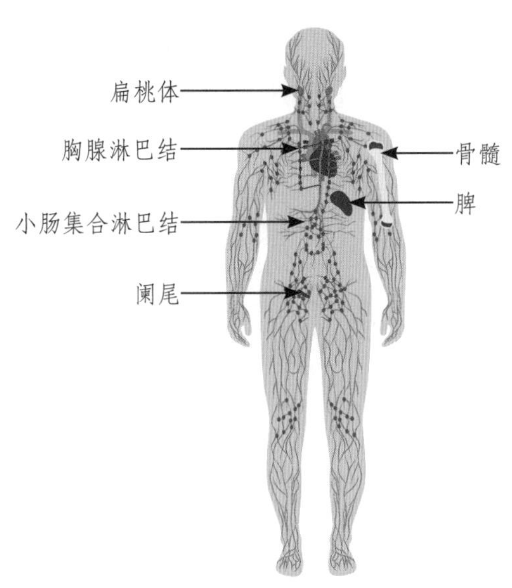

人体免疫系统示意图

9. 循环系统

循环系统是分布于人体的封闭的管道系统。人体通过血液循环把营养物质和氧气输送给全身器官，同时把代谢产物运送到排泄器官排出，将二氧化碳输送至肺排出。循环系统包括心脏、动脉、静脉、毛细血管。

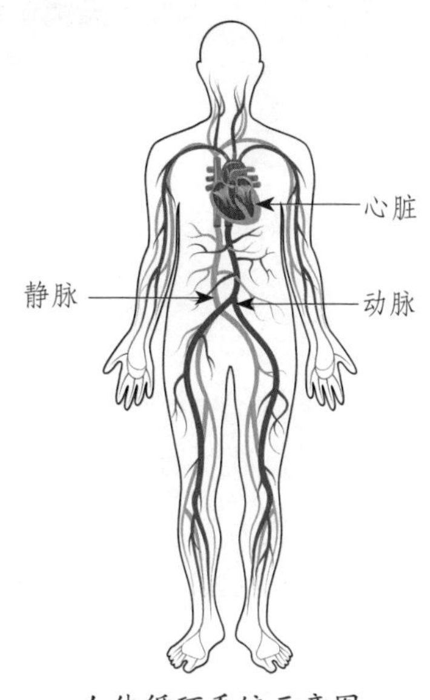

人体循环系统示意图

10. 感受系统

感受系统包括感受器、神经通路及大脑中和感觉、知觉相关的部分。

外感受器：眼、耳、鼻、舌、皮肤等。

内感受器：内脏、血管等。

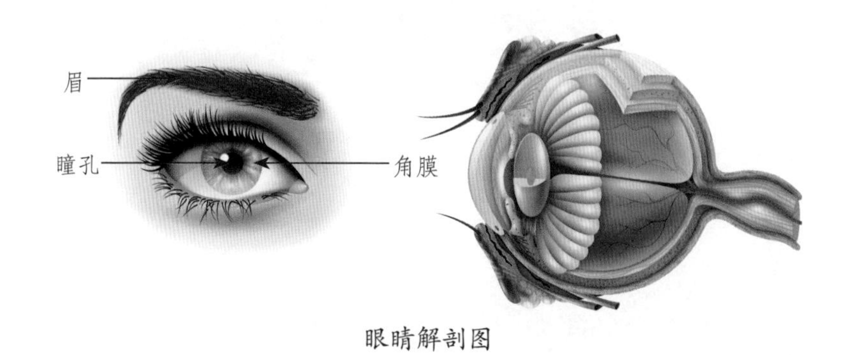

眼睛解剖图

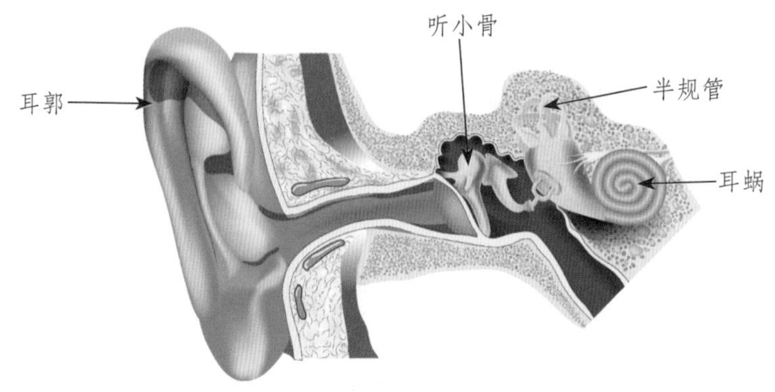

耳内构造图

11. 皮肤系统

皮肤是人体最大的器官之一，含有许多神经末梢，亦是主要排泄器官之一，它与体温调节有密切的关系。皮肤具有保护、保持体温、接受刺激、排泄、合成维生素 D、免疫的功能。其构造为表皮及真皮，表皮层（分五层：基底层、棘状层、颗粒层、透明层、角质层）无血管，真皮层有血管、淋巴、感觉神经末梢、汗腺及导管、皮脂腺、毛囊。毛发为其附属器官。

注意按摩时不可来回按，只能朝同一方向按，否则会撕裂毛孔。

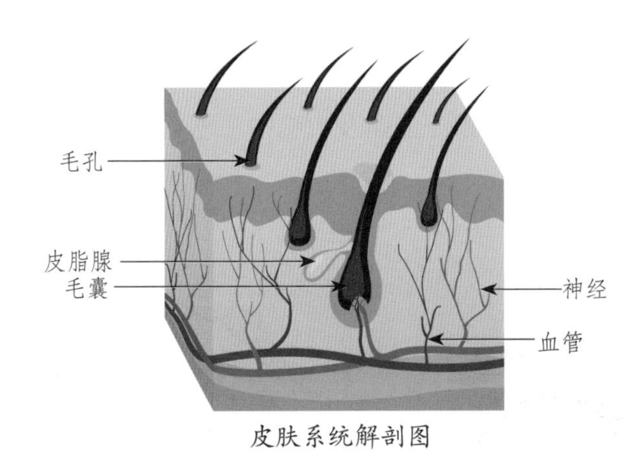

皮肤系统解剖图

（二）中医

1. 阴阳五行

阴阳五行是古人用以认识和解释自然的一种世界观和方法论。阴阳学说认为世界是物质的，物质世界是在阴阳二气的相互作用下发展变化而来的，也就是说世界万物皆由阴阳组成。

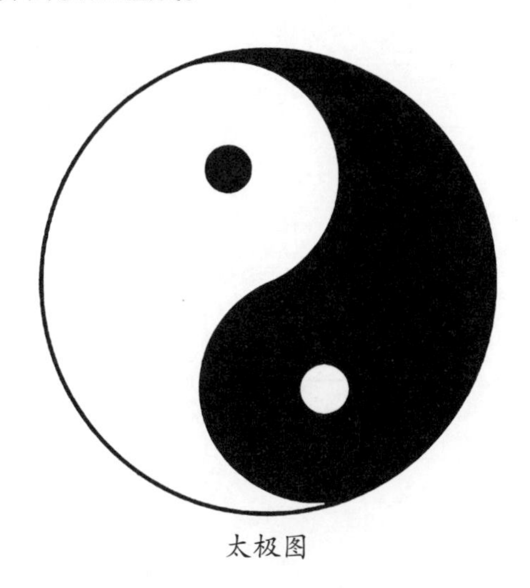

太极图

①阴阳是对立的。如昼和夜、上和下、天和地、男和女等。如阴阳鱼（太极图）白处是阳，黑处是阴；白中有黑，黑中有白。②阴阳是互为依存的。阴阳鱼是互为依存的，谁也少不了谁。③阴阳是互为消长的。白为阳，黑为阴，如天快黑了，白的愈来愈少，黑的愈来愈多，黑白处于互为消长中。④阴阳可互相转化。白天可转化为黑夜，黑夜也可转化为白天。

中医学中所说的健康就是平衡，是指阴阳平衡的意思，这就是对阴阳学说的运用。缺少的就是虚证，多余的就是实证。

五行是描述世界万物本源的五种运动，如木、火、土、金、水。不是指物质，而是指运动。

木是代表生长、舒展的运动。

火是代表温热、上升的运动。

土是代表平衡的运动。

金是代表收敛、密集的运动。

水是代沉潜、下降的运动。

五行归类配属表

天象	五方北斗指向	东	南	中	西	北
自然界	五季	春	夏	长夏	秋	冬
	五气	风	热	湿	燥	寒
	五化	生	长	化	收	藏
	五色	青	赤	黄	白	墨
	五音	角	微	宫	商	羽
	五味	酸	苦	甘	辛	咸
	气机特性	展放	上升	平稳	内收	下降
	表示符号	↑ ← → ↓	↑	↕ ↔	↓ → ← ↑	↓
五行		木	火	土	金	水
人体	五腑（阴）	肝	心	脾	肺	肾
	五腑（阳）	胆	小肠	胃	大肠	膀胱
	五体	筋	脉	肉	皮毛	骨
	五官	目	舌	口	鼻	耳
	五液	泪	汗	涎	涕	唾
	五志	怒	喜	思	悲	恐
	五声	呼	笑	歌	哭	呻

注：东南中西北的中，是指西南方向，不是指中间的中；皮毛的毛，是指毛孔的毛，不是指头发的毛（头发的毛归肾管）；喜不是指高兴，而是指控制不住喜。

大自然和身体健康关系密切，古人认为两者密不可分，即所谓一体观。通过《内经》的五行归类配属，我们大体可以认为，天地有木火土金水五行，化育了人类的肝心脾肺肾五脏。五脏各配胆、小肠、胃、大肠、膀胱，各合筋、脉、肉、皮毛、骨，各通目、舌、唇、鼻、耳，各主怒、喜、思、悲、恐等。五行各器官各司其职。诊断出哪个器官出问题，最好先说明有什么现象，如目发青、脾气大、爱吃酸，在说明这些现象后再说肝脏不好，使患者易于接受。

2. 虚实补泻，何谓健康

（1）虚证、实证

虚证：不足；实证：有余。

一般来说，脚面凹下去的反射区是治疗虚证的，脚面凸出来的反射区是治疗实症的。心率慢的是虚证，心率快的是实证等。

（2）手法

三大手法，即补、泻、平补平泻。虚证要补，实证要泻，肾要平补平泻。

补的手法：用指腹（柔软）轻轻抚摩患者足部与病痛有关的反射区，抚摩的方向为离心方向，即往脚趾。补的手法即摩擦的手法。

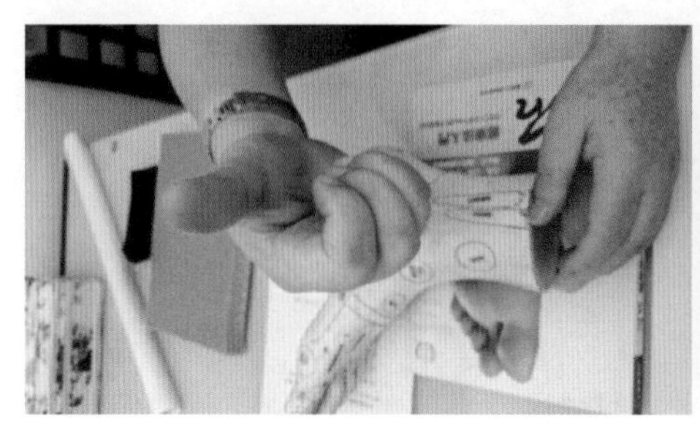

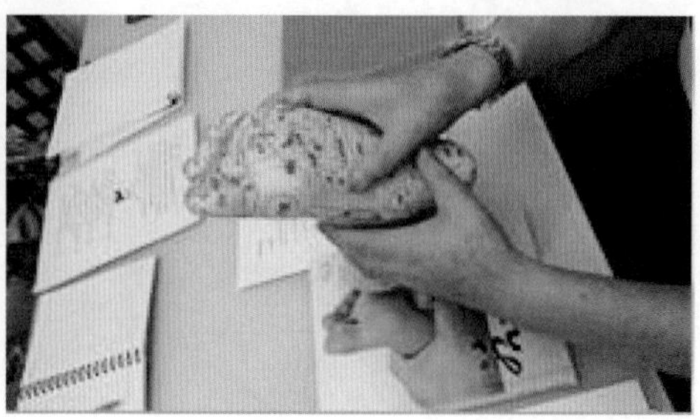

补的手法

泻的手法：用指关节（坚硬）大力按患者足部与病痛有关的反射区。按的方向为向心方向，即往脚后跟。泻的手法即按的手法。

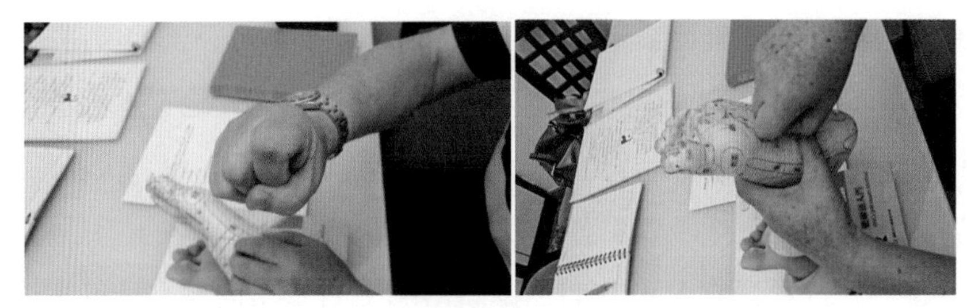

泻的手法

平补平泻：两种手法都要用，但中间需间隔 3 ～ 5 分钟，避免来回按摩把皮肤的毛孔撕裂。如按摩肾反射区时，一开始是用泻的手法，意在把肾脏中血管的脏东西排出去，但与肾有关的毛病一般是虚症，要用补的手法，所以要接着按头部、肺的反射区（用时 3 ～ 5 分钟），这是补肾，然后再继续按其他反射区。

（3）何谓健康

对中医来说，阴阳平衡就是健康。意思是说身体样样不缺，也没有多余的，刚好平衡，就是健康。如果不健康，身体不足的要用补的手法，助它好起来；身体多余的要用泻的手法，助它好起来，达到阴阳平衡，不多也不少，身体就很健康了。

3. 生克、表里、子午流注

（1）生克

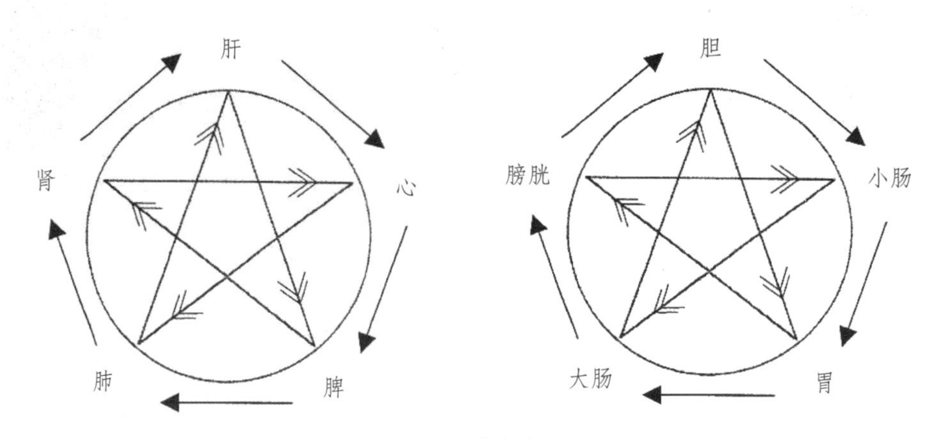

五脏、五腑生克图

五脏：里有东西，称阴。是指肝、心、脾、肺、肾（妻子）。

五腑：无里有表，称阳。是指胆、小肠、胃、大肠、膀胱（丈夫）。

规律：相邻相生，相隔相克。

若患者肝有问题，如脂肪肝，应如何保健治理？

中医：泻肝。然后相邻相生——泻心、泻肾，相隔相克——补脾、补肺。

西医：按肾上腺皮质激素（类固醇，消炎）、上身淋巴、脾脏、泌尿系统反射区（以后按配方来按）。

（2）表里

五脏：肝、心、脾、肺 、肾。（有里属阴，妻子）

五腑：胆、小肠、胃、大肠、膀胱。（有表属阳，丈夫）

规律：母子关系，即前母后子。虚者补其母，实者泻其子。在此基础上，笔者认为先夫妻关系，后母子关系。

若心脏有问题，如心肌梗死，该如何按？

心肌梗死为虚证。先夫妻关系——补心脏、泻小肠；后母子关系，心是虚证要补其母，心的母为肝，小肠是实证，要泻其子，小肠的子为胃，要泻胃。

如果肾功能差，则先夫妻关系——补肾、泻膀胱；后母子关系——补肺（虚者补其母），膀胱实者泻其子——泻胆。

（3）子午流注

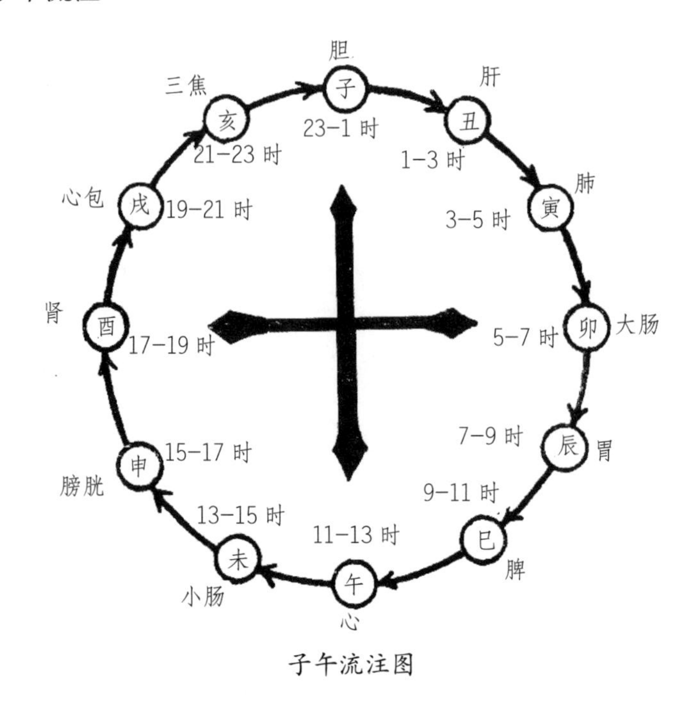

子午流注图

子午流注的用法有一定的局限性。如每晚睡到午夜 2 点，心脏不舒服惊醒了，按摩应注意 64 个反射区依次按摩，重点按心脏反射区（虚补、实泻），午夜 2 点属丑，是肝区，也要注意泻肝。

（三）营养

1. 蛋白质

人体的头发、皮肤、血、肉等由蛋白质组成。蛋白质分为动物蛋白质和植物蛋白质。

（1）动物蛋白质：来自鸡、鸭、鱼、肉等，还有奶类食品，主要适合儿童、青壮年食用。

（2）植物蛋白质：来自黄豆和谷物等，主要适宜中老年人食用，胆固醇含量少（要注意去除嘌呤）。

2. 脂肪

脂肪是能量的来源之一，脂肪分为动物脂肪和植物脂肪。动物脂肪如猪油、牛油等，多含饱和脂肪酸，如过量食用，运动少，易使血管硬化。植物脂肪呈液体状，如色拉油、花生油、橄榄油等，多含不饱和脂肪酸，可降低血管硬化或心脏病风险。

3. 糖（碳水化合物）

糖类是能量的主要来源之一，主要存在于谷物之中，如米、面等。

4. 维生素

（1）维生素 A

对眼睛有益，肝脏、鱼肝油、绿黄色蔬菜、蛋、黑枣等食物中含量较丰富。

（2）维生素 D

促进钙和磷的吸收，鱼肝油、沙丁鱼、牛乳等食物中含量较丰富。

（3）维生素 E

是一种生育醇，也是抗氧化剂，缺少会造成贫血。小麦胚芽、大豆、菠菜、植物油、蛋等食物中含量丰富。

（4）维生素 B 群

维生素 B 群是治疗剂，有助于健康，黑枣中含量丰富。

①维生素 B_1：促进排便，治疗酒醉，可缓解心跳加速。米糠、燕麦片、花生、黑枣等食物中含量丰富。

②维生素 B_2：帮助视力，去白内障。助消化蛋白质。牛乳、肝脏、蔬菜、鱼等食物中含量丰富。

③维生素 B_3：缺乏可能产生皮肤病，对消化系统，皮肤，神经系统影响较大。瘦肉，小麦胚芽、黑枣、鱼、蛋、花生等食物中含量丰富。

④维生素 B_6：缺少会造成贫血、恶心、头皮屑多，有助于吸收蛋白质。啤酒酵母、小麦胚芽、肝、牛乳、牛肉等食物中含量丰富。

5. 矿物质

（1）钙、磷

钙、磷是人体不可缺少的矿物质，90% 的钙存在于骨骼中，并不断更新，磷和钙在血液中比例为 1 ∶ 2。钙主要存在于牛乳、大豆、鲑鱼、核桃、黑枣、花生等食物中。磷主要存在于鱼、家禽、牛肉、蛋、坚果等。

（2）铁

铁是血红素的主要成分，是人体的重要成分之一。缺铁会导致记忆力衰退。铁主要存在于猪肝、牛肾、心、瘦肉、蛋黄、芦笋、燕麦片、黑枣等食物中。

（3）钾、钠

专司体内水分平衡，钾保证神经系统传导正常，钠保证内分泌正常，两者指标异常会导致血压降低等症状。钾主要存在于蔬菜、水果、坚果、肉类等食物中。钠主要存在于盐、人参、甜菜、西红柿等食物中。

6. 纤维

大便排泄是否顺畅主要靠纤维，其主要存在于带叶的蔬菜、麦皮等食物中。

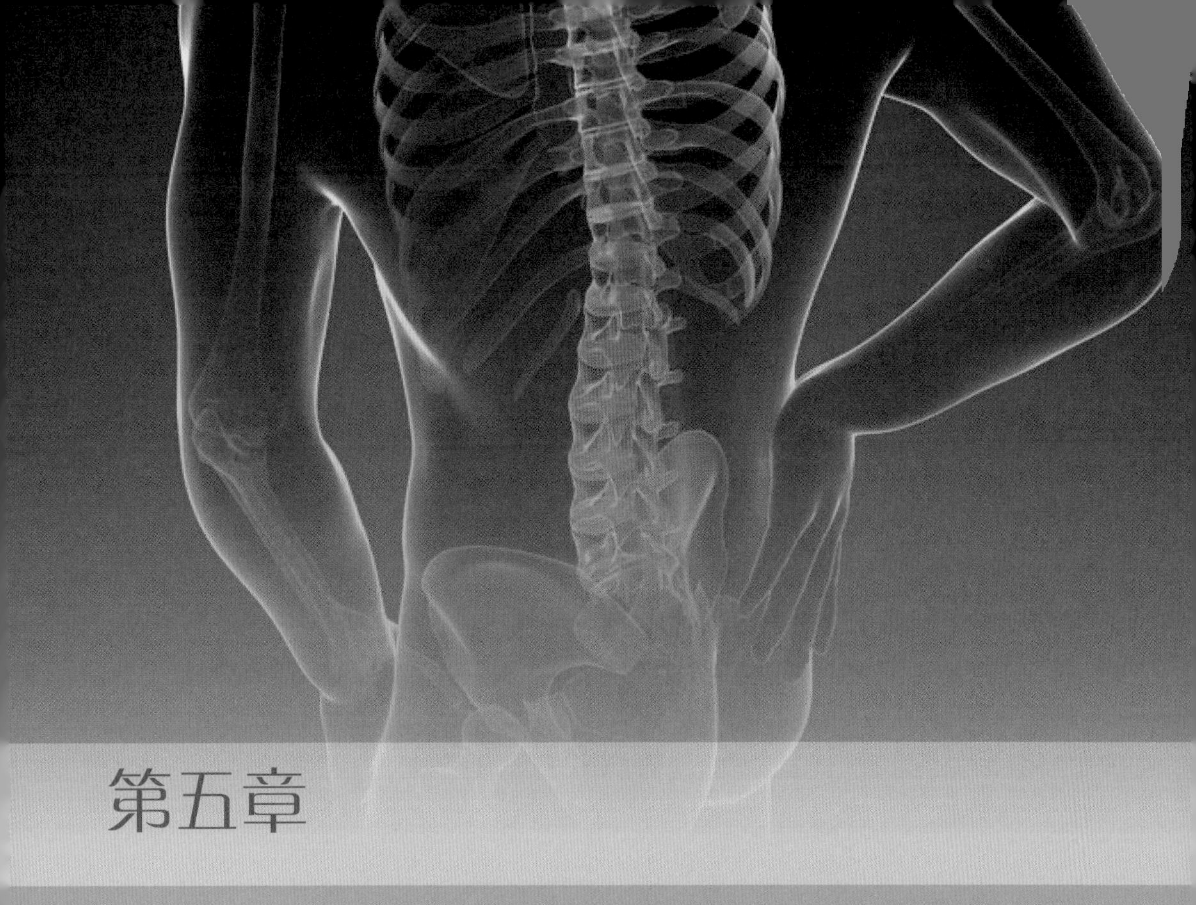

第五章

诊断

（一）有痛诊断

1. 概述

人体的各个部位在足部都有反射区，如果人体的某个部位发生病变，按摩足部相应的反射区就会有痛的感觉。其原理是器官发生病变会分泌出许多有害物质随着血液循环流到足部反射区。但由于足部离心脏最远，加上地心的吸引力，血液回流较为困难，有害物质就有可能滞留于足部相应的反射区，形成硬块或者造成其他不正常的表现，破坏该区域正常的组织细胞，使之受损。如果用手去按摩就会产生疼痛感，病变越重，疼痛越重。

用手刺激足部的各个反射区，产生疼痛感的反射区可能就是有病变的反射区，由此可断定该反射区相关器官有问题，这种方法称为足部的有痛诊断。有痛诊断最大的困难，就在于用力过度，按到哪痛到哪，甚至全都痛，不能以此判定反射区相应的器官都有问题；或按得太轻，哪儿都不痛，不能以此判定反射区相应的器官都没有问题。

有痛诊断和无痛诊断结合起来就是若石诊断法。但是初学者，还是要先学好有痛诊断。

2. 有痛诊断的安全门——左脚的心脏反射区

心脏在人体的各个反射区中是最重要的，若有差错，后果严重。有严重心脏病的患者不可以重按，若未先检查心脏，则有较严重心脏病者极为危险。在进行有痛诊断时，一定要检查左脚的心脏反射区。一可保证安全，若有心脏病，其他的反射区按摩力度可轻一些，以免发生危险，如出现问题也好急救；二是对血液循环有更好的促进作用。

人体延脑与足部的反射区刚好相反，因为神经经过延脑是交叉的，所以左脚眼的反射区对应右眼，右脚眼的反射区是对应左眼。而延脑以下，反射区位置与器官相同，心脏在人体左边，它的反射区就在左脚；肝胆在人体的右边，其反射区就在右脚。

检查心脏有以下 3 种手法。

（1）补的手法。按摩起点为心脏反射区下方，用拇指指腹轻轻往上推，经过心脏反射区，然后再往上推一点，使之感觉自然、舒服。切忌只对心脏反射区用力按摩。按摩由心脏反射区下方开始，让患者有心理准备，能够接受一定力度的按摩。手法力度分轻、中、重。

力度轻感到痛，患者可能有严重的心脏病。这时一定要去医院检查，看西医检查心电图，查清心脏病情，然后再看中医，查清是实症还是虚症，再决定用泻还是用补的手法。该手法利用了中西医各自的长处。

力度重感到痛，可能有较重的心脏病，同上处理。

力度中介于轻重之间，同上处理。

（2）泻的手法。用食指弯曲的第二关节往上轻推，力度分轻、中、重。

力度轻感到痛，多半可能有些问题。

力度中感到痛，有可能有问题，也有可能没有问题。

力度重感到痛，多半没有什么大问题。

这里所说的问题是指西医说的病，西医中病变达 70% 以上有问题才叫病；70% 以下则可能是器官机能退化或萎缩的现象。

（3）泻的手法。直接往心脏反射区轻轻按下去，当然，要先轻、后中、再重。

力度轻感到痛，可能是小问题。

力度中感到痛，可能是功能问题。

力度重感到痛，可能是小的功能问题。

如果力度重也没什么感觉，那就很健康了。

3. 有痛诊断的力度选择

有痛诊断手法和保健手法有所不同，保健手法要使每一个反射区都有一点痛的感觉才有保健效果；有痛诊断手法却要有毛病的地方感觉痛，无毛病的地方感觉不痛才行。按摩足部肾上腺反射区等不是一按就痛的，要按 3 次左右，反射区才会有反应。

根据经验，有痛诊断进行力度选择是要在其肾脏、肾上腺、太阳神经丛等反射区找出一个平均的力度。先用保健手法把肾上腺反射区按痛，感到痛就是合适的力度；之后按肾脏反射区和太阳神经丛反射区，从中找出一个平均的力度就是有痛诊断的平均力度。正常人不太可能肾上腺、肾脏、太阳神经丛都有毛病，也不太可能都没有毛病，取其平均值作为有痛诊断的一个平均力度，是比较可行的。当然，反射区又分为敏感反射区和非敏感反射区（表 1），敏感反射区多为神经方面的，非敏感反射区多为肌肉系统方面的。按摩敏感反射区的力度要在平均力度之下，按摩非敏感反射区的力度要在平均力度之上，一方面检查患者情况，另一方面还要检查按摩的力度是否适中。

表 1　敏感反射区和非敏感反射区

	敏感反射区	非敏感反射区	一般敏感反射区
足部反射区	眼睛 三叉神经 心脏 前列腺 / 子宫 睾丸 / 卵巢 腰椎	肾上腺 肺支气管 斜方肌（僧帽肌） 直肠 盲肠 解溪穴	其他

反射区有一个大概的位置和范围，按摩到该位置和范围时，一般来说都有一个痛点（如果反射区为一个点，那么痛点就在该点上）。按到痛点，保健和治病的效果最好。原因可能是痛点就是干细胞所在处。每个器官都是由许多同类的细胞组成的，而这些细胞中一定有一个干细胞，它在器官的形成和发展中起着重要的领导作用，因此按摩到干细胞反射点，其保健和治病的效果更好。

4. 有痛诊断的问诊

有痛诊断的问诊中，对于按摩后有疼痛感的患者，不能直接判定何处有病，因为按摩师不是医生，没有专业能力评价其是否有病，只能说可能有问题。一般指官能症，如耳朵反射区疼痛，可以询问患者耳朵有什么问题，若患者自觉没有异常，再询问其听觉是否灵敏，是否有耳鸣，是否晕车、晕船，血压是否正常等。根据患者的表现提出毛病所在，但只是说“有毛病”，不是说“有病”，根据西医认为的病变达到 70% 以上时才是真正的病。按摩反射区感到痛，说明耳朵多少有些问题，目前感觉不到，以后还是要小心，注意预防保健，保持身体健康，以免出现病变。

足部按摩较为灵敏，往往 5% ～ 10% 的病变也会感到疼痛，因此许多反射区或多或少都能感觉到痛。以此为根据判断患者有毛病很准确，但断定的毛病是不是病，还需要做进一步检查。根据西医的 70% 以上病变为病，50% ～ 60% 自身就会感觉到不舒服，可能觉得哪个器官不太好，也就是有些症状的反应，30% 以下则没有太大异常感，甚至觉得反射区所代表的器官一点毛病也没有，但可能有一些疲劳的感觉。按摩反射区时感到痛，但是患者没有异常病变感觉的情况下，应建议患者进行预防保健。

按摩足部反射区时患者没有疼痛感，不能直接判定没病，一方面，没有经过专业医生的诊断无法判定；另一方面，有可能按摩力度太轻，还达不到诊断要求，该痛不痛。在加大力度的情况下，若痛则可能存在问题，若患者各方面还是没有异常反应，则没有问题。

问诊时要反复印证，错了就纠正，诊断才比较准确。

5. 痛的种类

有痛诊断时，对痛比较敏感的人往往会乱叫痛，无法判断其反射区是否是真正的痛。因此，通过表情、动作观察其真实感受非常重要。有的人痛时咬牙咧嘴；有的人痛不露声，但脸色苍白；有的人痛时脚会抽筋，各人表现不一。诊断时要特别注意，痛得越厉害的地方，很可能就是患者最大毛病所在的反射区。

6. 如何判断有痛诊断是否正确

由于有痛诊断会让来做保健的人精神紧张，所以肌肉也有可能紧绷，一按下去精神一紧张就大声叫痛，可能实际上并不很痛，甚至不痛，这样可能会引起有痛诊断的判断错误。

通过一个疗程的保健，多做几次足部按摩保健后，来保健的人开始习惯和适应，不再那么紧张了，这样痛感才能准确些。因此，在保健的过程中，还要不断地修正，使有痛诊断更加准确。在保健的过程中，一般可分为 3 个时期，即观察期、辅导期和自我保健期。

7. 如何体现有痛诊断的重点

有痛诊断很灵敏，容易把身体的毛病都诊断出来，有些不太严重甚至只有 5% ～ 10% 病变的毛病也查了出来，罗列在保健表格上很多，显示出的毛病很多，往往给患者“毛病”很多的印象，令其担忧，但重点不突出。如何克服以上的问题呢？第一，可以询问患者想解决什么问题，按照患者的意愿设置重点。第二，在按摩过程中，将其疼痛感觉较强烈的反射区设为重点。也可以两者结合，重点设置。

8. 有痛诊断的比较诊断

人体是一个整体，因此反射区与反射区之间的关联性很强，确诊了一个反射区有问题，与此有密切关系的反射区也可能会有问题。如心脏初步检查的结果是没有什么大问题，不能判定其心脏是否真正有病，这时需进行心电图检查等。但是检查到患者肾上腺有问题，甲状腺也有问题，则其心脏有问题的可能性较大。因为肾上腺所分泌的髓质素就是与心率正常与否有关的内分泌腺，而甲状腺又是影响心脏频率的重要内分泌腺，甲状腺亢进，可能会使心脏跳动的频率加快，相反，则心脏的跳动会减慢，甚至是不正常地慢。以此类推，耳朵反射区有问题，那么平衡系统也可能有问题；子宫若有问题，卵巢相关的神经也可能有问题；腰椎、尾骨有问题，其头部多半也有问题。这些相关的反射区，要详细地加以研究。有痛诊断提高了诊断的准确性。

9. 如何克服有痛诊断的困难

对脚皮厚或是多次按摩脚皮被磨厚的，不能正常感到痛的诊断解决方案，包括：一是泡 10～15 分钟热盐水，每天多泡几次恢复敏感后再去做有痛诊断，该方法也适合依赖安眠药或其他麻醉性止痛片的人；二是使用松精油和松油膏，松精油滴入热水泡脚，再用松油膏按摩脚部，效果更佳。

对糖尿病患者和每个反射区都容易痛的人，检查时按摩力度要特别轻，同时借助无痛诊断来综合判断。对脑卒中、脑血管破裂或其他原因造成无知觉或有感觉但无能力表达的人（如植物人），则只能用无痛诊断来判断。

（二）无痛诊断

专门研究由于器官病变产生的各种问题而使足部反射区肌肉太软、太硬（如硬块、硬粒）或发生各种变化，用眼看、用手摸来判定此反射区相应器官有没有毛病的方法，称为无痛诊断。中医诊断讲究望、闻、问、切，无痛诊断通过大量试验观察比较，从足部反射区的表现来印证人体产生的病变，主要有以下步骤。

（1）观察骨骼，一个人的脚变形或形状不正常，骨骼与肌肉的面积和弹性都会影响器官，如穿高跟鞋影响各反射区的骨骼，但在诊断时反射区的位置一定要找正确。

（2）肌肉的软硬程度因人而异，若骨骼有问题会影响肌肉的结构。

（3）韧带的的韧性因人而异，有些人强，有些人弱，要了解清楚。

（4）脚的温度，如按摩脚趾头、脚掌，温度会越来越热，小腿的温度较高，可根据温度做诊断，若冰冷则血液循环有些问题。

（5）脚的湿度，可看内分泌系统或肾功能，尤其是在脚趾头之间表现更明显。

上述 5 点只是作为无痛诊断的基础判断，实际上反射区的位置及反射性搭配很重要，如肾脏有问题，可能不是肾的问题，与肝或脾有关，需与其他器官配合。临床上如何判断、使用什么方法和配方来治疗，以下举一实例来说明。

首先，目视观察患者骨骼不正常，可能导致副甲状腺出现问题，可能跟过敏、韧带、肌肉有关，根据反射性及相关性还可能跟肺有关，肺主皮毛，由肺反射区的肌肉知道肺可能有问题。鼻子反射区的肌肉如果凹陷则鼻子可能有过敏现象，凸出则为发炎如流鼻涕或鼻塞。喉咙的位置如有问题，可发现大拇趾的喉咙反射区骨头突出，表明该患者经常感觉喉咙干燥。

其次，观察患者韧带骨骼、肌肉。肾主骨骼，肾反射区肌肉较软，膀胱反射区较为突出、紧实，则肾脏虚，尿频，尿急，因此影响造血，造成排泄、新陈代谢不正常，进而骨骼出现问题。若患者眼睛出现黑点，并且由患者的口述知病症已有10年以上，以立体性的观念来看，当胸部反射区有蓝色或黑点，大概毛病在5年以上。小腿上有白点可能与肺有关，要几个月后颜色才有可能变淡，至诊断时还未变成原来的颜色，白点在脚趾头较尖则在内侧或外侧，可能出现鼻子及睡眠的问题，利用阴阳平衡的理论，综合阴阳的关系，可知骨盆腔有问题。

假设肾虚为病源，则肝、肺、肾为虚，心及脾为实，但实际诊断中比较心、肝反射区的肌肉硬度时，如发现肝反射区的肌肉较硬，则假设不对，须另外寻找病源。若脚的皮肤较硬而内部肌肉较软，则是脾虚所导致，因为脾主肌肉。

学好无痛诊断，须在日常生活之中不断研究，如跛脚可能是股关节出问题，或是由于意外而造成，若沉积物很厚则表示问题可能很大，一些经验是由此而产生的，把范围缩小到脚，因为大部分时间脚在地上，血液回流受地心引力的影响，可能受到杂质的阻碍，所以由脚可知身体的问题。无痛诊断反映的是脚与器官的自然的关系，有3个阶段。

（1）观察期——开始只知道大概的毛病，如胃癌，在处理一天后即问患者感觉如何，若更痛则须想想是否手法有错，再以不同的手法操作，可得到更好的效果。为期约3天。

（2）治疗期乃利用观察期所知，再运用正确手法加以治疗，为期约7天。

（3）保健期是长期的，须提供若石健康法给患者，须确认其适合若石健康法，可使用各种方法如足心按摩机、踏板、棒子等。

保健期的具体做法如下。

①以6人为一组，两手相互触碰，使手的感觉一样，一手摸自己的脚，另一手摸别人的脚，有些人较热，有些人较冷。

②摸对方及自己的脚，感受弹性是否不同。

③比较谁的脚趾缝内较潮湿。

④比较大拇指判断哪些地方不同。

小脑反射区若较突出，则可能因喜欢吃肉而造成脂肪过多。眼睛反射区有痣，则表示眼睛较差，且时间已甚长。耳朵可能由于骨骼的变形而出现问题。腰椎有问题，乃因为肉较突出的关系，看突出的程度，正常的情况应是骨头凹下去。若副甲状腺有问题，则会影响内脏的器官，实虚问题须从整体来考虑。横膈膜反射区的骨头较突出，可能造成呼吸有困难。若内尾骨曾经摔伤过，则脚后跟的骨头会有问题。静脉瘤若越往指端则越严重。肩胛骨太突出，乃是运动过度的关系，运动不可以突然停止，否则更易出问题。

生殖器官有关的反射区若较突出，按时则较容易酸，妇女由于生育次数不同，股关节以下皆不同，腹股沟有问题则可能造成排卵期的问题，因此脾气会较差，腹股沟用按的手法，按淋巴结。尾骨所引起的问题可能影响整个骨盆腔，造成性欲较差等问题；尾骨若运动不规律会影响生殖系统，不可以摩的手法来处理。子宫重点在上部，若宫外孕则是硬的，怀孕时子宫较突，此时应用摩的手法避免力度过重而造成流产，若有血崩则子宫要用按的手法；若摘除子宫则子宫反射区会有空掉的感觉，则此时施行若石健康法可能会失效。若有外痔，则表现在肛门反射区。肾上腺反射区有硬有软，不能判定较好或较坏，不同的情况以输尿管来比较，若反射区软并有尿频的，且发炎及肥大，须以按的手法来处理。胆结石和肾脏、膀胱的问题并存，肾虚应为膀胱多尿、膀胱发炎，憋尿到某种程度后尿很多，若为实证则脚的肌肉较多，虚症则脚的肌肉较薄。脊椎神经问题可能引起所有器官不正常，也有可能病源是由于内分泌系统引起的，因此须以基础生理解剖、十大系统、中医原理结合起来才能成为一个整体。

（三）保健指标的量化

若石健康法认为足底按摩能促进血液循环，但不具体、不明确，没有量化的指标。近年用测温器测量脚内部的温度，以观察温度的变化。此测温器由德国制造，专门测量脚内部的温度，而不是测脚表面的温度。

用过去的方法按摩，脚的温度较低，往往只有35℃左右；用若石健康法按摩，往往可升到36℃以上（以下分数为在合和大唐的做法）。

温度	分数
36.0～36.3℃	60分
36.4～36.6℃	70分
36.7～36.9℃	80分
37.0～37.9℃	85分
38.0～38.9℃	90分
39.0℃以上	95分

有的人较特殊，按摩后脚的温度不升反降，可能是因为长时间暴露导致的。在做好保暖措施后再按摩1次，若脚的温度上升2℃以上，就算有进步。

保健力度指的是对保健者施用的最合适力度。原则是不痛——没有作用，太痛——反作用，适当的力度是保健者能忍受的痛感，这样才有神经反射的作用。

人体足部有64个反射区，包括11个大系统，如何找到一个平均力度，是在实践中一直探索的问题。实际上，涌泉穴反射区需要较大的力度按摩才有痛的感觉；按摩胃的反射区时用中等力度；眼部反射区的力度可适当减轻。反射区分有敏感和非敏感，对敏感的反射区按摩力度可较轻，对非敏感的反射区可加重按摩力度。

力度的标准应该如何确定，根据实践经验，保健力度分为不痛、痛、很痛，痛作为分界线，但每个人对痛的承受力不同，对痛的敏感度也有差异，因此对 64 个反射区找一个平均力度较为困难。平均力度的确定要用不同系统的 3 个不同器官的保健力度来代表，按摩力度轻、中、重都有，才有代表性。

可用磅秤来量化：涌泉穴反射区力度为 10 kg，胃反射区力度为 8 kg，眼反射区力度 5 kg，则平均保健力度为 7.7 kg 左右。

在此基础上，对敏感区可减轻力度，对非敏感区可增加力度。用保健力度按脚，力度均匀舒适，保健者表示很满意；保健师傅也能减轻工作量。

诊断力度要比保健力度轻很多，不痛就是没问题，痛才有问题。一般要比保健力度少 0.3 ～ 0.5 kg。若要诊断得全面细致，需要适当加大诊断力度，可提醒患者做好心理准备。

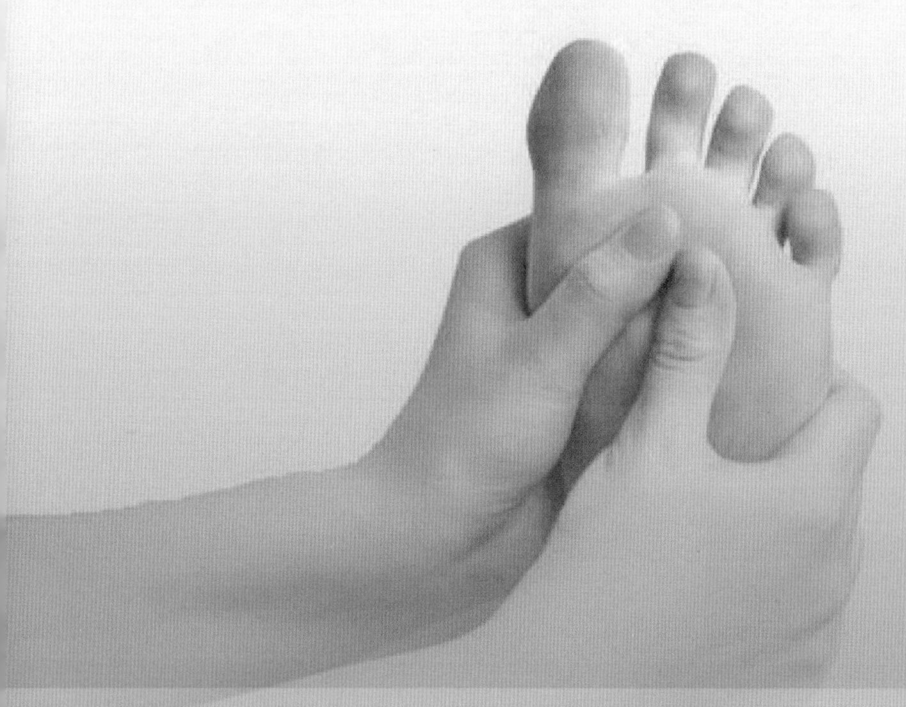

第六章

病例

（一）失眠

刘先生严重失眠，每晚只能睡 2 小时。我给他依次按摩 64 个反射区，重点按摩额窦反射区、大脑反射区、小脑反射区和失眠点反射区。当晚即显示出效果，刘先生晚上 11 点就能入睡，早上 6 点才醒，睡眠时间大幅提升。

第三天，除按次序按摩 64 个反射区外，再加强按摩失眠点反射区、额窦反射区、第四和五脚趾反射区、腹腔神经丛反射区。效果效果更好，从晚上 11 点睡到早上 7 点才醒来，睡了 8 个小时。第一个疗程的前十天失眠有所改善。但到了第十一天又有反复，恢复到只能睡三四小时。之后的治疗，64 个反射区仍依次按摩，还增加按摩脑垂体反射区和肾上腺皮质激素反射区，以促进产生糖蛋白 MP 作用于大脑、小脑，产生睡意。再加上按摩之前有效果的反射区，效果更显著。又按摩了 20 次，巩固疗效，刘先生的失眠得以治愈。

（二）膝关节疼痛

52 岁的 Y 女士膝关节疼痛已有 1 年了。她来若石健康法咨询中心保健，检查过后我建议她最少要做 10 次按摩。她天天来，效果不错。除按次序按摩 64 个反射区外，重点按摩膝关节反射区、肾反射区，并加强消炎，按摩肾上腺皮质激素反射区、下身淋巴反射区。仅按摩 3 次，Y 女士上下楼梯时膝关节已不太疼痛，一个疗程后，不但不再疼痛，而且膝关节变得有力多了。

（三）便秘

陈女士 3 ～ 5 天不排便已有一段时间，很难受，要吃泻药才能排便。我提议她多喝水（一天 8 ～ 9 杯），吃有绿叶青菜（含纤维素多的食物），多运动（一天最少走路 30 分钟）。依次按摩 64 个反射区。重点按摩泌尿系统反射区、降结肠反射区、乙状结肠反射区、直肠反射区、肛门反射区。按摩后效果好，3 天后便能排便，按摩 10 次后便秘改善，能正常排便。

（四）青春痘

1985 年左右，一位住在将军澳的姑娘到保健中心求助，她脸上全是青春痘。我为她依次按摩 64 个反射区，重点按摩肾上腺皮质激素反射区、涌泉穴反射区、泌尿系统反射区，并嘱咐她多喝水，不要用手挤压青春痘。慢慢地青春痘一粒一粒、一片一片地消失了。

她总是在我们快下班才来按摩，由于长了满脸的青春痘，很少有人约她喝茶或吃晚饭。但当青春痘逐渐消退后，她的皮肤白里透红，人也变得自信，越来越漂亮。在后来的按摩中，经常有电话打来约她去玩，其中有很多都是男生。一次临走时，她回头对我一笑：“陈先生，若是早十年认识您，我早就嫁出去了。”

20 年过去了，有一天她又来了，带着她在读大学的儿子来找我。原来她儿子也是满脸青春痘，而且还是一个胖子。我按原来的方法给他按摩了 1 个星期，加强了消炎，重点按摩肾上腺皮质激素反射区、涌泉穴反射区、上身淋巴反射区等，但毫无效果，脸上的青春痘一粒也没消。我又尝试其他方法，2 个星期过去了，还是一粒都没有少！难道若石健康法没用了，为什么对她母亲有效，他就不行呢？

她母亲对我仍有信心，让我继续给她儿子按摩。正当我迷茫时，无意中说：“我大腿处不再痒了。”原来他膝盖后的皮肤长满了白癣，我之前按摩肾上腺皮质激素反射区（类固醇），先作用于此处的白癣，还没作用到脸上的青春痘。人体有自我调节的功能，这不是我说了算的。后来白癣没了，继续按摩之后，他脸上也开始变化，青春痘终于渐渐消失。

（五）湿疹

一位小朋友浑身发痒，整天睡不了觉，上不了课，总是控制不住用手挠痒。在做足底按摩前，我在其肾上腺皮质激素反射区用力按了几下，在涌泉穴反射区又按了几下，小朋友立刻感觉不瘙痒难忍了。正式按摩时，依次按摩 64 个反射区，重点按摩肾上腺皮质激素反射区、涌泉穴反射区、上下身淋巴反射区、脾脏反射区。两个星期后，小朋友病情好转，不需要再按摩。

（六）前列腺炎

有一天，快下班的时候，我突然接到电话，一位马来西亚的拿督说他已到香港机场，可否等他半个小时，他已几天没有正常排尿了，想请我帮他做足底按摩。有一次我去吉隆坡，顺便给他做了按摩，效果较好，前列腺炎得到了改善，这次他来香港办事，顺便请我再做按摩。

依次按摩 64 个反射区，重点为前列腺、肾上腺皮质激素、下身淋巴、脾脏、泌尿系统等反射区。按摩期间效果就显现出来了，他提出要去洗手间，解决了他的难题。

（七）尿失禁

伊丽莎白医院来了一位女医生及 3 位女护士，她们报名学习若石健康法。她们学习很认真，初、中、高培训班都顺利结业，可做 64 个反射区保健按摩，学会了有痛诊断，后来我还请该医生做国际若石健康研究会（H.K.）的顾问。

一天，她们突然请我去伊丽莎白医院妇产科总部协商，决定与我合作一项科学试验，治疗 300 名尿失禁的患者（其中 150 名是伊丽莎白医院的，另 150 名是韦尔斯医院的）。由我的学生张伟丽医生负责，麦浩梁医生协助及一批医护人员一起工作。国际若石健康研究会（H.K.）派出 26 名高级班以上的学员与伊丽莎白医院签约参加试验，其中 150 名患者要做 30 次若石健康法足底按摩，而另 150 名做其他的足底按摩 30 次，试验结果显示若石健康法效果更好。

（八）牛皮癣

一位患有牛皮癣的青年，手脚上有很多浅红色的硬皮块，中西医都看过了，没有什么进展，于是来到我们保健中心求助。我为他依次按摩 64 个反射区，重点按摩肾上腺皮质激素反射区、脾脏反射区、上下身淋巴反射区、泌尿系统反射区、脑垂体反射区。两个星期后一些疤痕开始消退，四个星期后病症逐渐痊愈。

（九）糖尿病

糖尿病容易引发并发症和尿毒症，若出现并发症则病情加重。血糖高，说明血质差，在输送营养到各器官时“偷工减料”，在运输各器官产生的废物时也不尽全力，引起糖尿病等多种疾病。运用若石健康法按摩 64 个反射区，能防止并发症的发生。

若并发了尿毒症，血里的肌酸酐浓度达 500 μmol/L（正常值为 61 ～ 133 μmol/L）时需洗肾或换肾。预防的办法是补肾外侧的肾小球。人体左右两肾各有肾小球约 100 万个，共约 200 万个，若肾小球减少，肌酸酐浓度就会升高。加强用补的手法按摩肾反射区的外侧，有助于肾小球的增长，肌酸酐浓度就会下降。如果患者体力太差，或坚持繁重的工作，补肾小球则没有很大的作用，可尝试按摩经络的肾经太溪穴，对肌酸酐浓度的下降也会有帮助。

刘先生由于患糖尿病时间长，肾脏受损，肌酸酐浓度达 260 μmol/L。因此我给他按摩了一个月：每只脚的太溪穴各按 50 下，用补的手法按肾脏反射区的外侧 80 下。30 天后，他去医院验血，肌酸酐浓度下降了 20 μmol/L。

刘先生的糖尿病经过多次按摩，病情得到较大缓解。刘先生饭后 3 小时，检测血糖含量为 9.1，此时开始依次按摩足底 64 个反射区，并采用泻的手法重点按摩胰脏反射区的外侧，刺激胰岛素的分泌，以降低血糖。但应小心，切忌碰到胰脏反射区内侧的肾上腺反射区，否则血糖不降反升。治疗后血糖含量降到 6.5，恢复正常，刘先生又惊奇，又佩服。

（十）胃痛

王先生患有胃痛，吐酸水，频频去厕所，肠胃问题较多。来求助时我先给他缓解，按摩肾上腺皮质激素反射区、涌泉穴反射区、脾脏反射区、淋巴反射区、胃反射区、消化系统反射区、泌尿系统反射区。之后依次按摩 64 个反射区，因为人体是一个有机的整体，结果王先生当时就感觉效果良好。坚持按摩一星期之后，病情有了很大的改善。

（十一）癫痫

一位在青年旅行社工作的年轻人，头痛，睡眠不佳，内分泌状况差，免疫力也差。做足底按摩两星期后，他好多了，对若石健康法产生兴趣，于是报名参加初班的培训。在一次培训的休息期间，他癫痫发作突然倒地，口吐白沫，在地上抽搐。我一边叫学生打急救电话，一边给他急救——按人中穴、合谷穴。学生说："老师，我们是健康中心，打电话求救，不太好吧！"我回答：

“人命关天，救人最重要，面子无所谓。”

年轻人醒来后问我发生了什么事，我又打电话到他家，他妈妈告诉我，不要紧，他以前每星期发病 2 次，自从进行足底按摩后，近一个月未发病过。急救中心的人后来赶到了，听了他妈妈的话也放心了，并且对学习若石健康法产生了兴趣。我不但没丢脸，反而多了两位学生。

（十二） 脑神经死亡

发廊老板，26 岁，由于种种原因情绪消极，夫妻感情不合，甚至产生纠纷，结果想不开，烧炭自杀。在医院抢救后脑神经大部分死亡，只剩下呼吸。她姐姐是我的保健客人，对我很敬佩，请我帮忙。我没有说一定行，我只对一些脑卒中后不省人事的患者进行过按摩，效果不错。

由于情况特殊，这一次的收费很贵。她姐姐毫不犹疑，立刻将费用汇到我账户中。她母亲的意思是要放弃治疗，不要像现在这样半死不活，“我还要照顾她的孩子，没空来陪她。”开始的两星期，每天她母亲和一些亲人还来看她，之后来看她的人越来越少。三星期后，几乎没有人来看她，连她母亲也没有来，但她姐姐仍坚持每周将费用汇到我的账户中。

她躺在床上，我只能弯腰给她按摩，很辛苦。依次按摩 64 个反射区，开始毫无反应。一天，她的眼睛动了一下（平时是无神地睁着），但之后的几天又没有什么动静。医生说她当时摔倒在炭盆上，后背被烧伤。我怕背后的伤处会阻断神经反射的通路，决定手、耳反射区都按摩，一定要刺激到她的脑部。又过去了几周，她全身开始有些反应。

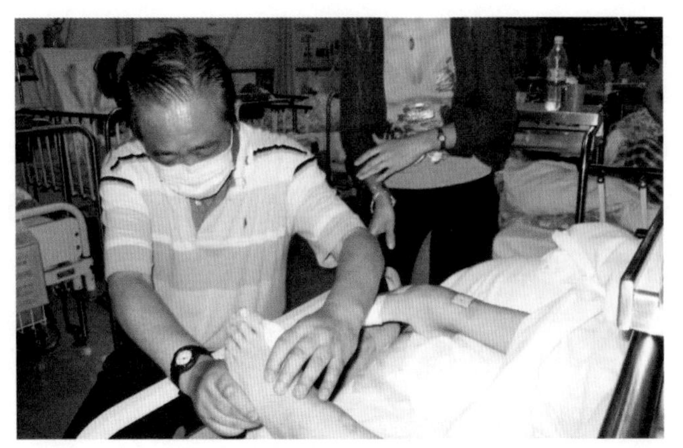

作者给烧炭自杀患者做足底按摩

但不久她发起了高烧，什么针药治疗都退不了烧。我很着急，到处打电话请教，田洪镇医生告诉我，可以试一下间脑，间脑是管体温的，大约在脑垂体下方。我找到了解剖学的位置，果然在脑垂体下方，按了两星期后，她的体温开始下降。在我按了 81 次之后，她突然醒了，说：“我叫 XXX，我要回家。”

医院的医护人员见到我，都特别兴奋，要我在报纸上发表论文。我说你们再帮我找 29 个同样的患者，如果都因我的按摩病情好转，才可以发表一篇医学论文。

（十三）头痛

一位患者早上醒来就开始头痛，一直到晚上，没有停过，感觉头发胀，有时向里压。我为他依次按摩 64 个反射区，重点按摩头部、额窦、三叉神经、小脑、延脑、大脑、尾骨、颈椎等反射区。后来我的老师陈茂松告诉我，在颈椎反射区找痛点，第五节半处是痛点。同时，田洪镇老师说在三叉神经处有脑膜的痛点，患者若是有往里压的感觉，这样按的结果会好一些。经过改善按摩方法，患者果然每天只头痛半天或3个小时，睡眠也好了一些，按了3个疗程，病情有了很大改善可惜后来他工作忙，未能连续按摩，效果差了些。

除按摩额窦、三叉神经、大脑、小脑、脑干等反射区外，在按眼、耳反射区时，手要触及整个脚趾，因为有些地方很可能就是大脑的某个未知的反射区！

（十四）减肥

一位女士很胖，来我公司做减肥保健。我为她依次按摩64个反射区，重点按摩脑垂体反射区、甲状腺反射区。按摩前称量体重，按摩后再称量，大约每次减450 g，按了10天，大约减了4.5 kg，她非常高兴。

并且我建议她吃饭要慢，细嚼慢咽，咀嚼久了能产生饱腹感。之后她由于经济原因停止了按摩，但是听从我的建议开始注意饮食习惯，瘦了不少，加上每天半小时的运动，人变得越来越漂亮。

（十五）声音沙哑

上海宝山钢铁厂请我去讲授若石健康法。每天早上去上课，都有位小姑娘来开门，有一次她因为生病，嗓子沙哑说话困难，没有来。我把她叫来，给她按摩，专门给她按了脚背的大拇趾缝，她痛得大叫起来，嗓子立刻好了不少，能正常说话了。

他们厂冶金部副部长的手指弯不过来，我给他了按脚趾头，手指立即就能弯曲了。

一个工程师的女儿高烧一个月，打什么针都没用，我只给她按了一次足底，依次按摩 64 个反射区，重点按间脑反射区，当晚她即能安然入睡，第二天烧也退了。上海宝山钢铁厂的人惊讶极了，对若石健康法更感兴趣。

（十六）咳嗽

我和陈茂松去台中市做义工，免费为大众检查身体，一位老婆婆咳嗽很厉害，去医院却查不出原因。

陈茂松在她病历表上胸椎第三节处打了一个叉。我当时还不太明白，后来才知道，胸椎第三节的神经是通往肺的，脊椎骨压迫神经，引起其肺部不适，造成咳嗽。陈茂松给她按摩胸椎第三节反射区，缓解了肺部的难受，她马上咳嗽得不那么厉害了。

（十七）脑卒中（不良于行）

一位老大爷患脑卒中，病情稳定后，左手和左脚行动不自然。我给他依次按摩 64 个反射区，重点按摩大脑反射区、小脑反射区、中脑反射区、延脑反射区、三叉神经反射区、颈椎反射区等。一星期后，他的病情有了起色，起初要两人扶着走，后来一人扶就可以了，左手也能动一些了。三星期后，他不用人扶也能走了。

（十八）脚气

对脚气等一般传染性皮肤病的患者我们是不按摩的。脚气较常见，但为了治疗其他慢性疾病，有时我们也会顺便按摩。用 75% 的消毒酒精 420 ml 配 40 粒阿司匹林，按脚时先擦拭于患者脚部，按摩一星期后，也许其他毛病未好，脚气已先好了。

依次按摩 64 个反射区，重点按摩肾上腺皮质激素反射区、脾脏反射区、下身淋巴反射区、涌泉穴反射区，以促进血液循环，加上杀菌处理，脚气很快便能治愈。

（十九）高血压病

李先生患有高血压病，收缩压 173 mm Hg，舒张压 98 mm Hg，心脏状况也差，心率快，有时伴有头晕。

我为他依次按摩 64 个反射区，重点按摩降压点。大拇趾颈项反射区下，副甲状腺反射区上，每次用食指扣压，能起到一定的降压作用。还需要适当饮食和运动（每天步行半小时），放松心情。

治疗 3 ～ 4 个星期后，李先生病情有所好转，收缩压 158 mm Hg，舒张压 92 mm Hg。又过了 2 个星期，他的收缩压 139 mm Hg，舒张压 89 mm Hg，基本好转。

（二十）血癌

一位血癌患者来找我，大约60岁的男性，我给他做足底按摩，依次按摩64个反射区，重点按摩脾脏反射区、肾上腺皮质激素反射区、涌泉穴反射区、上下身淋巴反射区、免疫系统反射区。两个星期后，他能正常饮食、睡眠和排便，气色有所改善。在做足底按摩的同时他也吃药，我没有反对。后来因为经济困难，不能长期来按摩，只好让他的儿子学习若石健康法，以为其长期按摩。

两年后，玛丽医院有一对夫妇来找我，说我会治血癌，我说没有此事，但他们一口咬定说有。后来我想起来，我说那是他儿子的功劳，和我关系不大，再说他同时在吃药，跟这也有关系。

可他们仍然非要请我去玛丽医院给一位食道癌的女患者按摩。

（二十一）静脉曲张

有一位年轻的姑娘，腿上全是青筋，很难看，像老太婆的腿。她是文员，平时工作多是坐着，很少运动，血液循环不好，患上了静脉曲张。

我为她依次按摩64个反射区，促进血液循环，重点按摩心脏反射区、肾脏反射区，此外泌尿系统反射区也很重要。结合治疗要求她每日走30分钟，多运动、多喝水。年轻人恢复得快，一星期后，血管颜色浅了一些。4个星期后，她穿裙子来见我，腿上的青筋全部消失，恢复了健康，皮肤白里透红，恢复了少女的元气。

（二十二）风湿性关节炎

一位风湿性关节炎患者膝盖疼痛不已，上楼梯非常艰难，平时买菜、做家务都困难。天气一变，她的膝盖疼痛便加剧。我为她做足底按摩时依次按摩 64 个反射区，重点按摩肾上腺皮质激素反射区、涌泉穴反射区、泌尿系统反射区、膝关节反射区。5 个星期后才见好转，我建议她每日走路 30 分钟，多活动关节，以后每星期按摩 1 次。因为病情较严重，她 1 年后才恢复正常。

（二十三）嘴歪（颜面神经问题）

一位五六十岁歪着嘴的阿婆来找我求助。她问我能治好她的症状吗，我说这是三叉神经出了问题，有可能会好，可以试一试。我为她依次按摩 64 个反射区，重点按摩三叉神经反射区（三叉神经一条神经通到眼睛、一条神经通到上颚、一条神经通到下颚，即颜面神经）。

经过 3 个星期的按摩，她嘴歪的症状逐渐好转。4 个疗程后嘴正过来了，我恭喜她病治好了，但她表示还没有，说完对我一笑，嘴又歪了。不笑嘴在正中间，一笑咧开嘴就歪了。又按摩了 2 个星期，她大笑起来时嘴是正的，完全恢复了正常。

（二十四）局部中风

一位 80 岁的老婆婆，局部中风，左手左腿行动不便。她很怕痛，轻轻一按就痛得大叫，拼命缩脚，想放弃按摩。我只好再三道歉，将按摩力度尽量减轻。对大多数人不起作用的力度，但对她却起作用。经过一段时间的治疗后，她在别人搀扶下可走 100 步。

然后她提出要休息一段时间。几个月后病情反复，只好再继续来保健，我为她依次按摩 64 个反射区，重点按右脑反射区，这是指挥左边身体的。断断续续按摩了许多年，在这期间她的症状逐渐减轻。

（二十五）肺气管炎

一位男士常咳嗽，有时喘不上气。他很悲观，常叹气，总是感叹不知自己还能活多久。在给他按摩的过程中所有进出的人都需戴口罩，避免可能的传染。

我为他依次按摩 64 个反射区，重点按摩肺反射区、气管反射区、脾脏反射区、肾上腺皮质激素反射区、涌泉穴反射区、上身淋巴反射区、泌尿系统反射区。3 个星期后，他的病情有所好转。

（二十六） 抽筋

刘先生早上起床时腿部常抽筋，于是来寻求我的帮助。我为她依次按摩 64 个反射区，重点按摩副甲状腺反射区。按摩 2 个星期后，刘先生早上起床时腿部抽筋的现象减少。又按摩 2 个星期，没有再出现抽筋的情况，病情好转。

（二十七） 不孕

九龙城某个学校的几位女老师久婚不孕，请我常去她们学校做足底按摩。美国 Christina J. Brown C. H. P. 指出，多数新婚女性输卵管未通，男性精子很难通过，所以久久未能成孕。如果输卵管疏通了，很快就有效果。我为她们依次按摩 64 个反射区，重点按摩子宫反射区、卵巢反射区、输卵管反射区。不久，她们终于怀孕了。

（二十八） 头部受伤

一位台湾青年去火车站送朋友，不小心头被车撞了，头骨破裂，昏迷不醒，他母亲天天给他做足底按摩，但仍未醒。他母亲没有放弃，一直在坚持。

2 年后，他开始恢复知觉，之后又逐渐能进食，再到能慢慢坐起来，后来在别人的扶持下，可以在地上迈开一小步。他母亲坚持不断地给他重复按摩 64 个反射区，重点按摩大脑反射区，患者逐渐脸色好起来，开始能讲一点点话。

1990 年，若石健康法世界学术研讨大会在东京召开。他母亲要上台去表示感谢，就是这个方法救了她的儿子！那次大会上，她带着逐渐恢复健康的儿子走上台去，她的身影非常瘦小，但她却是位伟大的母亲，站在她儿子的身边，接受台下 6000 多人的热烈鼓掌，5 分钟都未停息。

（二十九）心脏病

一位心脏病患者进行搭桥手术 3 次，心血管功能较差。我建议他注意饮食，少吃动物内脏，每日步行半小时。

按摩保健时，我为他依次按摩 64 个反射区促进血液循环。心脏以补为妙，同时泻小肠。他还有糖尿病，血糖含量餐前常达到 8 mmol/L 左右，我建议他少吃一些，要多运动。几个月过去了，他的身体状况良好。

（三十）性功能差

王先生还不到 40 岁，但性功能大大减退。他来我这里，不好意思直说，我说不要紧，这是关乎健康的事，大可光明正大地说。

我为他依次序按摩 64 个反射区，重点按摩前列腺反射区、睾丸反射区、腹股沟反射区、睾丸、卵巢反射区、甲状腺反射区、脑垂体反射区。同时建议他多听音乐，放松心情，注意饮食、睡眠和运动。1 个月后，他对结果很满意，并再三表示感谢。

（三十一）眼和耳毛病

王女士 80 多岁，仍忙于工作。她找到我时右眼红肿，发炎；右耳因进水，有点中耳炎；还查出甲状腺有问题。

我为她依次按摩 64 个反射区，重点按摩左脚眼的反射区、甲状腺（泻）反射区、肝反射区（肝影响眼）、肾上腺皮质激素反射区、上身淋巴反射区及左脚耳的反射区、免疫系统反射区、泌尿系统反射区。按摩 3 个星期后，病情有所好转。之后每星期按摩 2 次，长年坚持，几年过去了，一切都好了。

（三十二）子宫肌瘤

一位 30 岁的家庭妇女，按子宫处时感觉疼痛，摸起来有颗粒状物体，医院诊断为良性肿瘤（纤维瘤）。我为她依次按摩 64 个反射区，重点按摩子宫反射区（泻的手法）、卵巢反射区、泌尿系统反射区、免疫系统反射区。3 个疗程后她到医院复诊，子宫中的瘤变小，又按摩了 2 个疗程，肿瘤消失，身体恢复健康。

（三十三）痛经

一位女孩来月经，一开始不习惯，常感到非常疼痛。月经来时不可进行足底按摩，月经过后或下次月经来前才可以按摩。我为她依次按摩 64 个反射区，重点按摩月经反射区（下腹部）、子宫反射区、卵巢反射区。按摩保健 2～3 周后，女孩的疼痛明显减轻。

（三十四）飞蚊症

澳门的王小姐来做足底按摩，除缓解治疗飞蚊症外，她还要学习若石健康法综合高级班，一连 10 天的课程，一天近 10 小时课程。她很努力，手都摩破了，贴了胶布继续按摩，从不叫苦。

我为她依次按 64 个反射区，重点按眼睛反射区、肝反射区、肾上腺皮质激素反射区、涌泉穴反射区、上身淋巴反射区。飞蚊症有明显的改善，综合高级班的学习也顺利结业。

（三十五）心身性失眠

有一位老年人来找我做足底按摩，以解决她的失眠问题。按摩了 3 ～ 4 次，失眠症状一点也没有改善。我发现她每次来做足底按摩，心情都不好，嘴巴紧闭，神情郁闷。经过沟通了解，原来她认为自己的儿子不孝顺，对儿媳的关心远远超过她。于是我运用自己所学的心理学知识开导她，之后她想开了，觉得儿子对自己也挺好的，心情恢复正常，不再郁郁寡欢。此后我为她再按头反射区、失眠点反射区、糖蛋白 MP 点反射区、腹腔神经丛反射区，很快她的失眠就改善了。精神一乐观，自我调节的功能一恢复，她就恢复了健康。

附录

附录一 重要论文或摘录

若石健康法文化与中国传统医学

郝万山 北京中医药大学教授

风靡世界的若石健康法，以早年的足部反射区健康法为开端，经过热心于此事业的学者们不断探索，进而发展到配合气功的修炼、膳食的调摄、道德的涵养、爱心的普施和易学的智慧，从而逐渐形成了具有系统的方法、完整的体系和独特的风格的若石健康法文化，这是对人类健康的一大贡献。本文从中国传统医学的角度，谈谈对若石健康法文化中部分方法的认识，主要内容包括以下四个方面：一是足部反射区与中医整体观；二是信息传导通路与中医经络学；三是选区配区法与中医五行说；四是修身养性法与中医养生观。其中兼涉现代生物学和经络学研究的内容与个人见解。

一、足部反射区与中医整体观

在一双脚上划分出不同的区域，对这些不同的区域进行望、触、按、压，为什么可以诊断和治疗全身的疾病，并确实能达到强身健体、治病疗疾的效果呢？这已经有许多人从不同学科、不同角度做了多种解释，皆可启迪思维，颇多参考价值，下面从中医学的角度来分析该方法的机理，并从现代全息生物学的角度进一步加以分析。

中医学的基本特点之一是整体观念，其整体观念包含了天人一体观和人体是一个有机的整体观。这里先从人体是一个有机的整体观谈起。

中医学认为，人体是一个有机的整体，其内在的五脏六腑和外在的五体、五官、九窍、四肢百骸等全身器官，都通过经脉的联络和精、气、血、津液的活动与流布，而构成一个统一的有机整体。人体各个组成部分之间，在结构上是相互联系的，在功能上是相互协调的，在病理上是相互影响的。因此任何局部器官的生理活动与病理变化，都会对全身的功能产生影响，而治疗局部器官的病变，也往往从整体调节入手。比如治疗目疾，从肝胆论治；治疗骨病，从肾着手；脾胃虚弱、消化机能差者，在健脾益胃的同时，往往配合舒肝调气；肝阳上亢、眩晕急躁者，在平肝潜阳的同时，则要配合滋补肾阴。这种整体调节、器官相关的原则，本文在下述五行学说中还要介绍。另外中医学认为，人体局部器官可以反映出全身的功能状况和病理变化，往往把局部看成是整体的缩影。对局部器官的诊查（目察、触摸）和刺激（针灸、按摩、敷药），可以诊断和治疗全身的疾病。如成书于2500年前的《黄帝内经》，是中医理论奠基著作，在其《灵枢·五色篇》中，有面部色诊分区的记述，将其用图表示，可以看出，人的面部是整个人体的缩影（图1）。

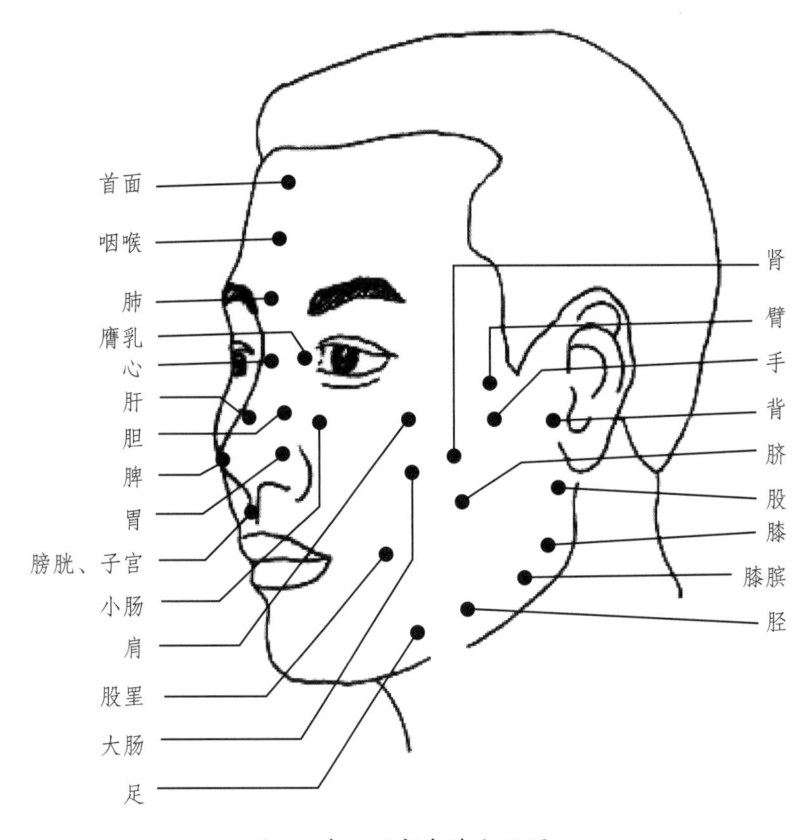

图1　中医面部色诊分区图

中医诊脉时，把腕后桡动脉搏动处分寸、关、尺三部，从秦汉至明清，医家们关于寸、关、尺三部所候脏器的论述虽微有不同，但与五脏及人体上、中、下三部的对应关系却是一致的，这就是左手寸、关、尺三部脉，分别候心与膻中、肝胆与膈、肾与小腹；右手寸、关、尺三部脉，分别候肺与胸中、脾与胃、肾与小腹，这显然是脉搏的上（寸）中（关）下（尺）分别对应着人体的上、中、下三部。在中医学中广泛应用的耳针、头皮针、眼针、面针、鼻针、唇针、手针、脐针、足针诸系统，都是在一个局部器官上，详细地划分出对应着全身不同器官的穴或区，然后进行诊断和治疗全身的疾病。而从每个局部器官的穴区分布情况来看，恰恰像是整个人体的缩影。比如耳针图就是一个很清晰的倒立胎儿的形象(图2)。为什么局部可以反映整体的信息？为什么对局部器官的诊查和刺激可以诊断和治疗全身的疾病？中国山东大学的张颖清教授，在20世纪70年代提出了生物全息学说，其后进而创立并完善了全息生物学学科。他在《全息生物学》一书中较好地解释了上面所提出的问题。张颖清认为：一个生物体，是由原初的受精卵（在有性生殖过程中）或原初的起始细胞（在无性生殖过程中）发育而来的。发育成新个体的基本过程，主要是DNA（脱氧核糖核酸）的半保留复制和细胞的有丝分裂，而具有双螺旋结构的DNA的复制，则是遗传信息传递的基础。在细胞分裂时，细胞中的染色体（正好是DNA的全长）被复制成完全一样的两份，分别分配到子细胞中，这就是DNA的半保留复制过程。双链解旋，在各条旧链上由三磷酸核苷构成单位建立新的多核苷酸链，并在DNA聚合酶的作用下，产生两条相同的双螺旋，各由一条旧链和一条新链组成（图3）。于是就使有丝分裂后的每个子细胞，也就是体细胞，都具有了与原来的受精卵或原初的起始细胞相同的一整套基因（图4）。

既然受精卵或起始细胞可以发育成一个新个体，那么由受精卵或起始细胞复制而来的，与受精卵或起始细胞具有相同的一整套基因的体细胞，为什么就不可以向一个新个体发育呢？因此，无论是植物的体细胞还是动物的体细胞，都有潜在的发育成新个体的能力，或叫作体细胞的全能性。

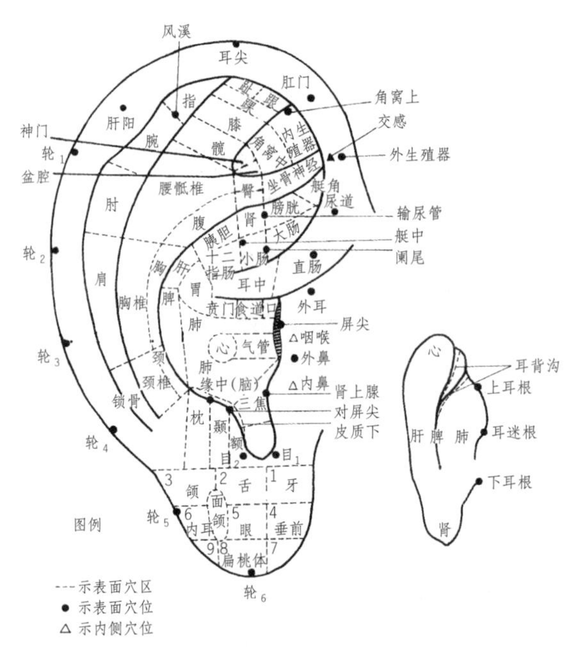

图 2 中医耳针穴区分布图

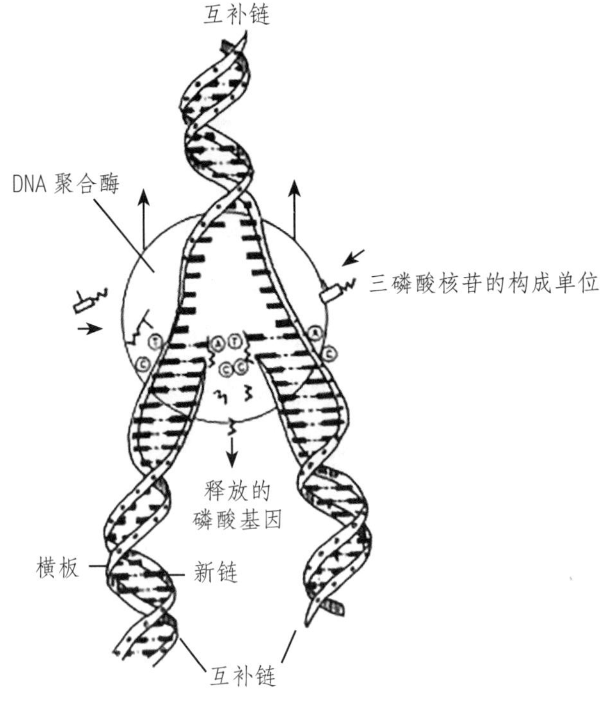

图 3 DNA 的双螺旋结构的复制图

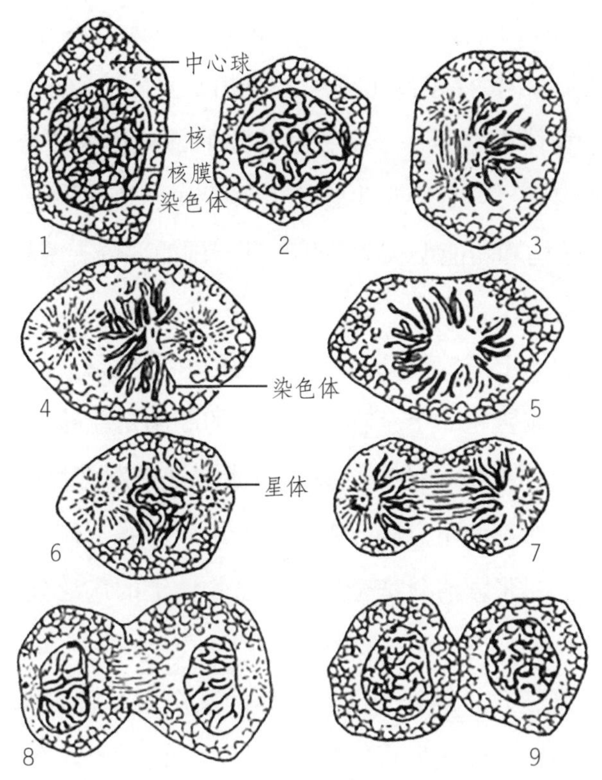

图 4　动物细胞的有丝分裂图

事实证明，体细胞的全能性是客观存在的，国内外的生物学家们运用植物的体细胞或体细胞团，采取组织培养的方法，培育出诸如胡萝卜、芦笋、竹苗、土豆、兰花、月季、百合、人参、水稻等的新植株；把动物胚胎体细胞的细胞核植入去核的卵中，无性繁殖出青蛙、小鼠，都是明证。

由于动植物个体本体是最好的天然培养基，所以体细胞的全能性，在动植物的个体本体上，在自然生长的条件下，也应当有所表现。这就是在个体本体上，动植物的体细胞也在向着新个体自主发育着，于是细胞不断地分裂，便形成了一个个都具有新胚胎性质的许多相对独立的部分。但是这种发育，由于受着个体整体的控制，使某些基因被闭锁起来，通常并不能进行到发育的最后阶段，成为一个完整的新个体，而滞育在某个发育阶段，并根据整体的需要发生了不同的特化，从而成为机体的不同器官和部分。这些器官和部分有机地组织起来，便构成了生物的整体。

因此生物体上任何一个器官或部分，都有着与真正胚胎相同的发育原因，都含有与真正胚胎相同的基因，也就可体现出是整体缩影这样的胚胎性质。

张颖清把生物体上这样一个个相对独立的部分称为“全息胚”。他给全息胚所下的本质定义：全息胚是生物体上处于某个发育阶段的特化胚胎。全息胚的标志：在结构和功能上，全息胚与其周围的部分有着相对的明确边界，而又有着内部的完整性。

全息胚在生物体上是广泛分布的，植物的一节枝条、一片叶子，动物的一个器官、一个节肢皆是一个全息胚。真正的胚胎是能够发育成新个体的全息胚，细胞是发育程度最低的全息胚，整体本身是发育程度最高的全息胚，在细胞和整体之间的其他全息胚，则各自处于向着新个体发育的，从低到高的无数不同阶段上。张颖清就把全息胚在生物体上的广泛分布性称作“生物的范胚性”。

成体中的全息胚，一般处于向新个体的某个发育阶段而不再向前发育，在这个发育的时间轴上停止发育的位置，叫发育的滞点。在滞点前，全息胚有发育性；在滞点后，全息胚有生长性，即在结构上不再复杂化，但仍可以生长而使体积和重量增加。如人体一个节肢的发育，停滞在相当于神经胚的发育阶段，全息胚因其在滞育条件下的生长性而生长，全息胚中的脊索因生长而使长度十倍、百倍地增长，并得到了特化，从而成为长骨。一个节肢和躯干相比，长骨和脊柱，长骨周围丰满的骨骼肌和背腰、胸腹肌群分别对应，而节肢上的“内脏器官”则没有发育生长，但却有它的位点或发育的基础细胞团。而躯干上的内脏器官则得到了充分的发育生长，并得以特化。

正是由于全息胚特化的结果，使我们在许多情况下已经不能从形态上看出全息胚是小个体或小胚胎了，它只以整体的器官或部分的形态存在着，如一个内脏、一个节肢、眼、耳、鼻等都是较大的全息胚。但“特化的胚胎毕竟是胚胎，所以能够体现出胚胎的某些一般特性”。

因人体各个器官的发育，在卵细胞中都是预先有定位的，或说是镶嵌型的。也就是说，在受精卵的细胞中早已画好了未来整体的图谱或蓝图。因此张颖清的结论是全息胚是镶嵌型发育的自主单位。

全息胚有对应未来或现在整体全部器官和部位在内的未来器官的图谱。在动物的高于原肠胚发育阶段的全息胚和植物的全息胚，其未来器官图谱基本是整体缩影式的。全息胚未来器官中的一个部位，以该全息胚的其他部位的对照，与其他全息胚未来器官图谱中或整体的同部位的生物学性质相似程度较大。

这就是说，整体有不同的器官，全息胚也有自己的器官，同名的全息胚器官，即各个全息胚未来器官图谱中的同名部位。在人体的一般全息胚并没有发育到很高的程度，从而使这些全息胚器官以极不发达的或是以过去不为人们所注意的形式潜在地存在着。而耳针、面针、手针、鼻针、唇针、眼针、足针等不同穴区，则正是这些不同的不发达的或潜在的全息胚器官的所在部位。这也就是这些针法的穴区图，为什么总是一个人体缩影的原因所在。

对于这种揭示生物体部分与整体及部分与部分间关系的规律，张颖清称之为“生物全息律”，由生物全息律，又进而推导出穴位（或穴区）全息律，即人体任一节肢或其他较大的相对独立部分的穴位（或穴区），如果以其对应的整体部位的名称来命名，则穴位（或穴区）排布的结果，使每一节肢或其他较大的相对独立部分，恰似整个人体的缩影。并且，每两个生长轴线连续的节肢或较大的相对独立的部分，总是对立的两极连在一起的。

由上述穴位（或穴区）全息律，张颖清在《全息生物学》（上）一书中绘出了“穴区全息律概图”。从该图中可以看到，上肢的近心端为足，远心端为头；下肢的近心端为头，远心端为足。张颖清认为，这是由于上肢连接于躯干的头端，故近端为足；下肢连接于躯干的尾端，故近端为头。这样就使足部的穴区，呈现了足跟为头、足趾为足的排布规律。而这样的排布规律，恰恰与若石健康法中足部反射区以趾为头、跟为尾、足的排布规律相反。问题出在哪里呢？

树木主干，根在下，梢在上，由主干长出的分枝，近开端为跟，远开端为梢。无论是近地的分枝还是远离地面而长在主干末梢的分枝，都应是这样。

如把人体的躯干看成是树木的主干，把四肢看成是分枝的话，就可以很容易得出上、下肢的近心端都是尾、足，而远心端都是头的结论。另外从中医经穴主治证候的规律看，通过下肢的足三阴经与足三阳经，其经穴除可以治疗下肢局部病证和该经所络属脏腑的病证外，越是远心端的经穴，越可以治疗头面疾病。这也证明下肢远心端和头对应。再从人体解剖结构看，下肢的股骨头连接于髋骨的髋臼处（图 5）。

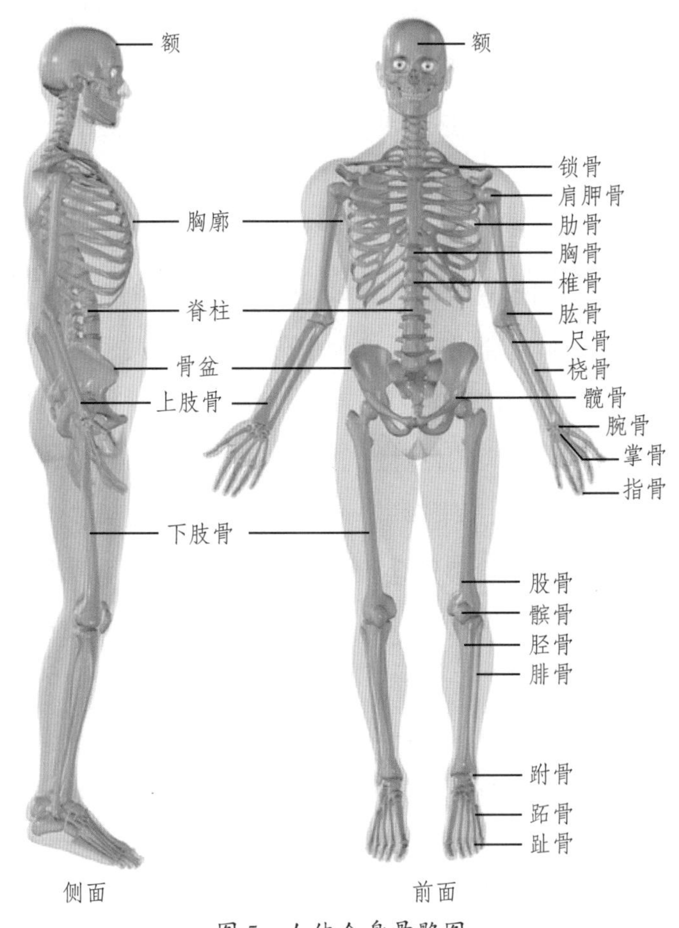

图 5　人体全身骨骼图

髋骨在幼年时为 3 个独立的骨块，即髂骨、坐骨和耻骨。三者之间由软骨互相联结。至 15 ～ 16 岁时，软骨骨化，三骨逐渐融合成为一骨。在融合部的外侧面有一深窝，这就是髋臼。从图 6 可以明显地看出，构成髋臼的主要是坐骨的上部，也可以说股骨头是连接于坐骨的上（头）部的。如果把坐骨及其附属结构看成一个全息胚的话，其上部为头，下部为尾、足，那么下肢的近心端显然就应当是尾、足，而远心端才是头（图7），只不过人类因进化而直立了起来，才易使人们误认为下肢是连接在躯干尾端的。

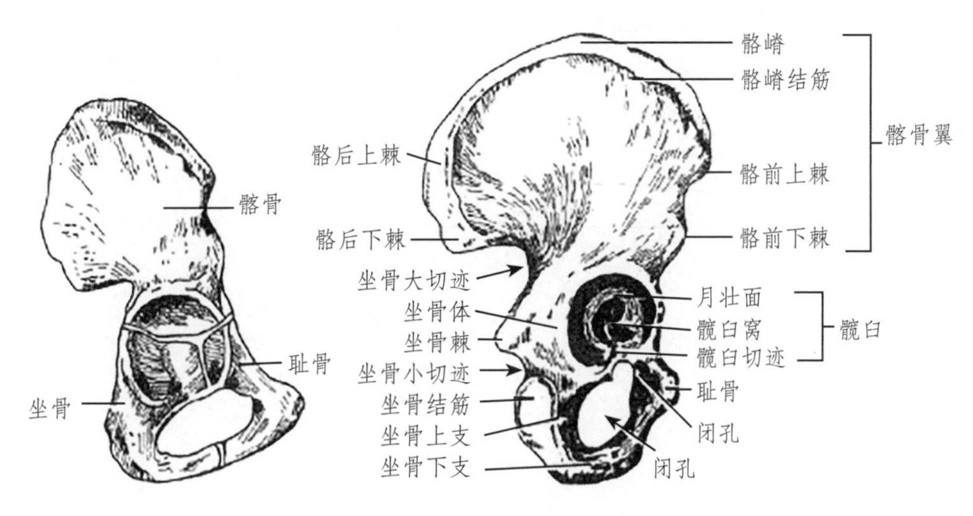

图6　髋骨（左）及小儿髋骨（右）图

由此可见，在若石健康法中，足部反射区以趾为头、脚跟为尾的排布规律，是正确的，也是符合张颖清所提出的“穴区全息律”的。

那么某一个器官的疾患，是通过什么途径反映到众多全息胚之上，而对某一个全息胚的特定穴区进行刺激后，又是通过怎样的机制达到治疗相关器官疾病的效果的？张颖清认为，人体各个部位或器官的每一位点，共同生活在同一内环境中，这一内环境由于体液循环等作用，总是力图使之在整体内达到统一，从而使内环境的变化成为无处不在的泛作用。内环境这一泛作用，是许多种泛作用叠加的结果。

当主体这一最高发育程度的全息胚的某一部位生病的时候，与主体生活在统一的内环境中的各个发育程度较高的全息胚的未来器官图谱中与疾病部位同名的部位也必然地病了，从而形成敏感点或病理反应点。这是因为同名的部位之间生物学性质相似程度较大，所以我们就可以根据某一发育程度较

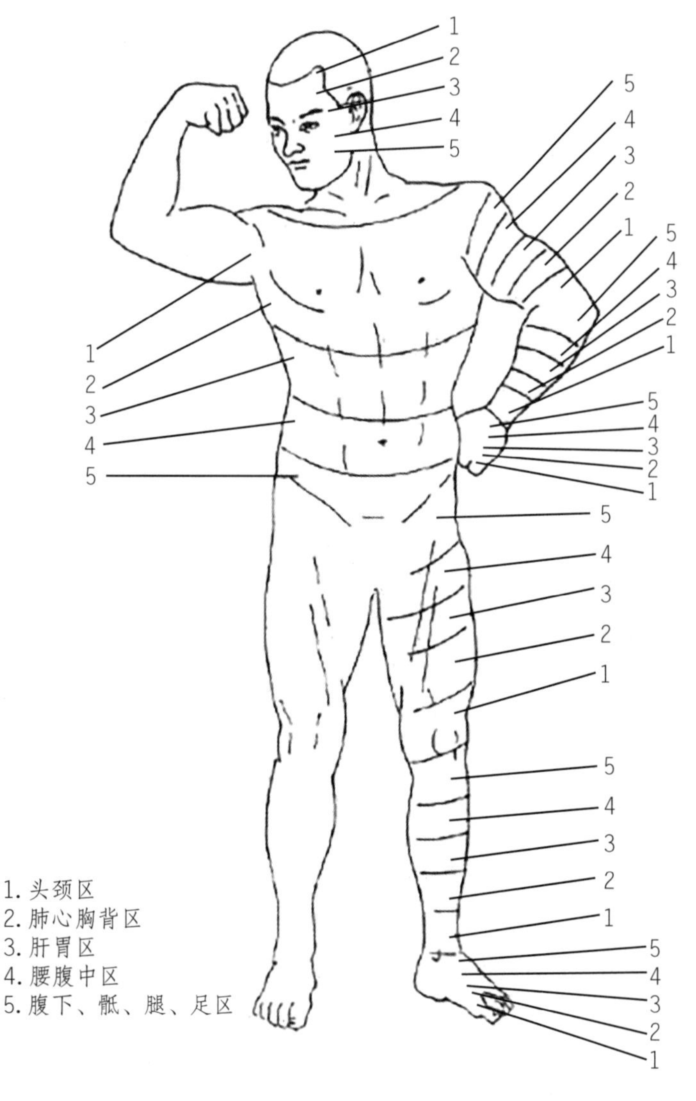

图 7　标准穴区全息律概图

高的全息胚上有无病理反应点和病理反应点的位置来判断整体的有无疾病及疾病的部位。这就是生物全息诊法的理论原理。

张颖清的这一论述，也是足部反射区健康法中无痛诊断与有痛诊断的理论原理所在。至于足部反射区健康法的治疗原理与机制，则可以借鉴其关于针刺疗法机制的有关论述，他认为针刺造成被刺穴位的损伤或生理异常，主要通过神经将被刺穴位需要修复或调整的信息传到神经中枢，并经过神经中枢的中介而传到全身，激发出能够修复被刺穴位损伤或调节被刺穴位异常的泛作用。这种泛作用是修复或调整被刺穴位损伤或异常所需的特定的生化物质组合在体内浓度的增加。针刺的穴位不同，特定的生化物质组合的内容也不同，从而会有不同的泛作用。主要通过体液循环，使这种泛作用在体内广泛分布，这种泛作用不仅使被刺穴位得到修复或调整，而且使与被刺穴位生物学性质相似程度较大的其他各部位也得到修复和调整。而在针刺时选取的穴位是与疾病部位生物学性质相似程度较大的细胞群，这保证了针刺部位与疾病部位属于同一个同类集。这样疾病部位就包括在被修复和被调整的部位之列，从而就使疾病得到了治疗，张颖清把这一机制称作针刺疗法的生物泛控论原理。

借鉴上述原理，我们不难理解，若石健康法是通过按压不同的足部反射区，使该区受到刺激，需要调整该区的信息，由神经传到中枢，并经过神经中枢的中介而传到全身，激发出调整该区所需的特定的生化物质组合在体内浓度的增加。由于这种特定的生化物质组合在体内的广泛作用，就使全身其他部位凡是和足部按压区生物学性质相似程度较大的细胞群也得到了相关的调整。这样疾病的部位也就包括在被调整的范围之内，从而使之得到治疗。于是按压不同的反射区，也就会治疗不同器官部位的疾病了（图 8）。

现在要提出的问题是，既然人体任一节肢或其他较大的相对独立的部分，都有可以反映整体生理、病理信息的穴区，都可以用来诊断和治疗全身的疾病，那么若石健康法为什么偏偏钟爱“臭脚”呢？我认为此法虽从实践中来，但却是这类方法中的一种优化的选择。

其一，应选择发育程度较高的全息胚。因发育程度较高的全息胚，其未来器官图谱中的相应细胞团，越可能得到较高的发育，其生物学性质越可能有特征性的显现。而人体诸全息胚中，凡有骨骼（或软骨）的器官，皆为发育程度较高的全息胚。因此，通常也就选取头、面、目（包括目眶）、鼻、耳、手、足以及躯干的背部这些全息胚。

其二，选择末端全息胚。我们注意到植物的末端优势，也就是植物的末

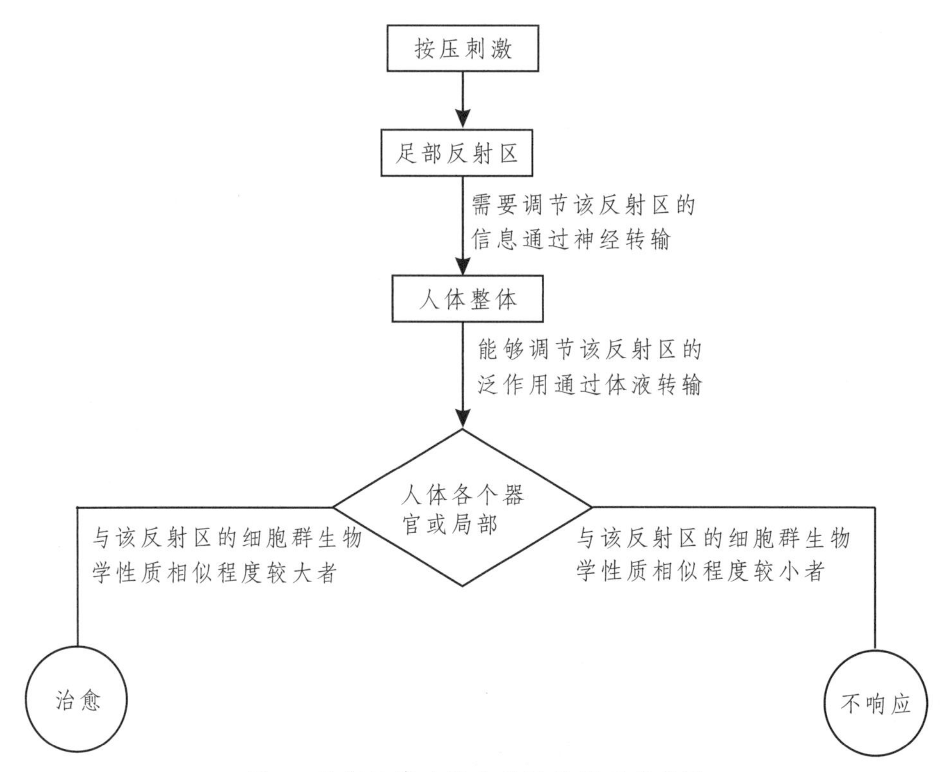

图 8　足部按摩法的生物泛控原理示意图

端长势最旺盛，在压条、扦插繁殖过程中，往往是靠近末端的粗壮段成活率最高。人体也存在着“末端优势”，也就是末端器官神经末梢最丰富，感觉最敏锐。既然刺激全息胚穴区的疗法，传入信息的途径之一是神经系统，就有理由选择神经末梢最丰富、感觉最敏锐的末梢全息胚。因此，手、足、耳这样的全息胚，显然应属首选。

其三，选择面积较大的全息胚。我们注意到，“全息”一词来源于物理学。1948 年，物理学家盖柏和罗杰斯发明了一种新式照相术，运用这种技术所拍摄的底片，其碎片仍能重现被摄物的整体原像。也就是说，这种底片的任何部分都包含了整体的“全部信息”，故称之为“全息摄影术”。但是运用全息摄影术所拍摄的底片，还有这样的特性，即其碎片越小，重现被摄物体的整个原像也越模糊。也就是说，其部分所包含的整体信息的量，随着碎片的缩小而成比例地减少。人体的全息胚所包含的整体信息，是不是也随着全息胚的缩小而减少呢？当然也是如此。因为全息胚越小，其未来器官的图谱也越小，每一个和未来器官相对应的穴区或位点也越小，其所含的细胞数也越少，这样对内脏病变的反应能力也会越弱。而对这样小的穴区或位点进行刺激后，传入神经中枢的信息量较少，这就使机体所激发出的调整被刺激部位所需的特定生化物质组合，在体内浓度增加的程度也比较弱，其对全身的泛作用显然较弱，对效应器官的治疗效果也会比较差。因此，选择体积与表面积尽可能大的全息胚，才是一种优化的选择。而手、足、耳这三个全息胚相比较，当然要首选足了。这里需要说明的是，人体的部分全息胚，是由两个以上或更多的较小部分叠加融合而形成的。比如小臂，就是由尺骨与桡骨为中心的两个部分叠加融合而成，头是由更多的扁骨或不规则骨为中心的部分叠加融合而成，而足则是由 7 块跗骨、5 块跖骨和 14 块趾骨为中心的众多小部分叠加融合而形成的一个大全息胚（图 5）。故在若石健康法中，是把整个足部看成一个整体，再划分出不同的反射区，而不是把某一个趾节当作一个整体，这一做法，显然也是正确的。

其四，选择肌肉较厚的全息胚。一个全息胚上未来器官图谱中的穴区或位点，其面积和体积的大小，除和该全息胚的体积与面积成正比外，也和该全息胚肌肉层的厚薄成正比，肌层较厚，则每个穴区或位点的体积也比较大，反之则小。而头与足相比较，其表面积不见得比足小，但每个穴区或位点的体积，比不上肌肉层较厚的足底。

其五，选择经脉通过较多的全息胚。全息胚与全息胚之间，全息胚与整体之间，信息的传导除上面提到的神经—体液通路外，还有一条重要的信息传导通路，即是中医学中所说的经脉，这一问题将在下文详细谈到。因此，一个全息胚通过的经脉数越多，其与整体之间及其他全息胚之间的信息交流也越便利。人体的主干经脉有 12 条正经和 8 条奇经，共 20 条，其中 17 条成双对称分布，2 条分布于前后正中线，一条绕腰腹一周。通过足部的经脉共 10 条，通过手部的经脉共 6 条，通过耳部的经脉则更少。通过头部的经脉虽然超过 10 条，但头部肌层太薄，又非最末梢的器官，其优势并没有超过足部。

综上所述，若石健康法中选择足部反射区进行诊断和治疗全身的疾病，确属一种优化的选择，而在同类的健康方法中，其效果也应当是最好的，事实证明确实如此。

二、信息传导通路与中医经络学

前面已经谈到，足部反射区是依赖人体内环境的泛作用来形成敏感点或病理反应点的，而按压足部反射区，是依赖神经—体液传输信息来达到治疗效果的，这仅仅是信息传导的途径之一。信息传导还有另外一条重要的途径，这就是中医学中所说的“经络”。

中国传统医学认为，经络是运行全身气血、网络脏腑肢节，沟通人体内外环境联络的通路。中医的辨证论治、药物归经，针灸推拿的循经取穴，气功导引的大小周天等，无不以经络为依据。《黄帝内经》对经络的分类、命名、循行部位、经气运行方向，及其行气血、营阴阳、决生死、处百病、调虚实等重要功能，都有明确记述。这是我们聪颖的祖先，运用人体自身的功能，通过反观内亲、体察经气运行、透视他人身体等手段，对人体生命现象的一项重大发现。遗憾的是，在近代发展起来的解剖学与生理学中，对经络现象、经络生理及经络的形态结构竟没有记述。

近几十年来，国内外学者运用声、光、热、电、磁、核等生物物理学方法，测得中医经典中所记述的经络在体表部位的循行线，具有高振动音、高冷光、高红外辐射、低阻抗、隐性传感等主要特性，并与同位素原子的优势扩散线相一致。用生物化学的方法还测得此线具有高钙离子浓度和高二氧化碳释放等特性。在人体上能显示上述经络主要理化特性的部位，据中国科学院生物物理研究所、北京针灸经络研究中心的祝总骧教授等测定，“其宽度仅为1毫米，其位置终生相对不变，每一条经脉线的全程和古典经络图基本相互吻合”，研究还表明，在尸体、动物、植物都存在着具有低阻抗和高振动音特性的纵行的线。也就是说，经络现象在动植物体上普遍存在，经络现象是生命现象的特征之一。

经络在体表的循行线既然有多种生物物理学和生物化学的特性，就必然有与各种特性相应的形态学和生物化学等方面的物质基础。祝总骧等在《经络的生理和生物物理特性的形态学基础的研究》一文中记述：人体皮肤表面经脉线上的低阻抗特性……决定于经络线在角质层的特殊性……在光镜下观察角质层的厚度。结果发现标记的低阻抗线下的角质层厚度明显小于非低阻抗线对照区。证明经络线角质层变薄是经络具有低阻抗特性的根本原因。

人体和大鼠的循经低阻线在表皮层和真皮层，其神经末梢和神经束、血管的分布密度均高于对照区。一系列实验结果均说明神经末梢、神经束以及血管的集中可能就是发生循经敏感现象的物质基础。

在人体、大鼠循经低阻线下的皮肤各层次中，肥大细胞的密度显然高于非低阻区。由于肥大细胞有多种神经递质释放的功能，因此，肥大细胞在经脉线下的相对集中也可能和循经敏感现象相关。

在胃经循经高振动音线下，胫前肌中存在连续的结缔组织结构，这种结构可能就是高振动音发生的物质基础。

综合以上研究结果，不难看出经络的多种生物物理特性分别和不同层次的形态结构有关。在表层，角质层的特殊结构和经脉线的低阻抗相关。在表皮层、真皮层以及皮下结缔组织，神经血管以及肥大细胞则是循经敏感现象的根据。而深层的某些结缔组织的复合体，则又和高振动音的发生密切相关。因此，根据这些事实，已经足以说明经脉循行线绝不是一种单一的线性结构，而是沿着隐性感传线下面的一种多层次的、复杂的空间结构。这一宏伟的、多层次的空间结构，是发生各种生理和生物物理特性的依据，亦即经络“行血气、营阴阳”的物质基础。

根据上述研究结果，初步可以认为，经脉循行线是只有 1 毫米宽，但却从表皮一直深入到深肌层的一条带状的立体通道。在这个通道的表层，角质层很薄。在这个通道的内部，有较通道之外更为丰富密集的毛细血管、小血管、神经末梢、神经束以及肥大细胞。在这个通道的深层，还有一条穿经脉全程的纤细的结缔组织束，其功能尚待研究。

我们清醒地注意到，这些有关经络的现代研究，仅仅是对经络主干——

经脉，在体表循行部分的初步研究，但这已足可验证中医经典所记述的经络是客观存在的。若再从中医学的观点来看，经络则是一个动态的活系统；是一个由经脉、络脉、经筋和皮部所组成的等级系统；是人体各要素之间进行信息传递的网络系统；是一个内络五脏六腑、外联四肢百骸，调节各种生理机能的最大的控制系统；也是一个有序化程度很高的开放的组织系统。

而张颖清则从另外一个角度探讨了经络的实质。他认为，经络是人体神经胚时期，由生物学性质相似程度较大的细胞群组成的纵向器官或构造的痕迹图谱，或者说经络是人体过去的器官图谱。就经络的现状来说，某一经络以该经线以外的部分为对照，是生物学性质相似程度较大的细胞群的连续。

那么，信息是怎样在经络中进行传递的呢？显然要准确地回答这一问题，目前还是十分困难的。我这里先综合一些临床观察到的现象，然后根据上述各家的研究成果，再对信息在经络中的传递方式加以论证。

中医辨证，以阴阳分证为总网。凡虚证、寒证皆属阴证，凡实证、热证皆属阳证。比如一个胃脘痛的患者，证见胃部热痛，不喜温按，则辨为实证、热证，用内窥镜直接观察其胃黏膜，往往是充血红肿的，这显然是胃部疾病造成局部毛细血管过度充血怒张的病理反应；另一个胃脘痛的患者，证见胃部冷痛，喜温喜按，则辨为虚证寒证，用内窥镜直接观察其胃黏膜，往往是缺血苍白的，这显然是胃部疾病造成局部毛细血管过度收缩痉挛的病理反应。这样我们就可以把毛细血管过度收缩或过度怒张的病理反应，当作辨别阴证和阳证的一个简化的客观指标（当然这并不是唯一的客观指标）。值得注意的是，用红外热像仪去观察胃部实热患者的足阳明胃经，可以得到一条高红外辐射的经脉图像；而观察胃部虚寒患者的胃经，则得到一条较低红外辐射的经脉图像。说明经脉这一通道中毛细血管的舒缩性和其所属脏腑的毛细血管的舒缩性是一致的。我们又注意到，胃部实热的患者，其舌质是充血发红的，其他全息胚上与胃相关的部位，如耳、目、鼻、面、手部的胃穴或胃区，也是充血发红的，说明这些部位的毛细血管和胃部的毛细血管一样，也处于一个充血怒张的病理状态。而胃部虚寒的病人，其舌质与其他全息胚上与胃相关的部位则都是苍白缺血的，说明其毛细血管也和胃部的毛细血管一样，处于收缩痉挛的病理状态。这就可以使医者在不用内窥镜直接观察其胃黏膜的情况下，通过对各全息胚特定部位色泽异常变化的观察与胃经红外图像的分析，同样可以判断胃部毛细血管舒缩性的异常变化，从而可以辨出胃部的病变属于实热证或是虚寒证。其他脏器的病性诊断同此。

由此，不能不使我们考虑到内脏器官—经络—全身各个全息胚上的相应穴区或位点中，毛细血管舒缩性同步改变的内部联系。

在中医针术中，有两种分别叫“烧山火”与“透天凉”的针刺手法，其具体手法可详见明代杨继洲所著的《针灸大成》，简而言之，其法为“进三退一烧山火”“退一进三透天凉”。经临床验证，凡虚、寒冷痛之证，用烧山火的针刺手法后，可使病变部位有明显的温暖舒适感，从而使病痛得到缓解；凡实、热红肿之证，用透天凉手法后，可使病变部位有明显的清凉舒适感，从而亦使病痛得以缓解。其中有不少患者清晰地感觉到温热感或清凉感是从针刺部位开始，循经脉而直达病所的。这是患者的心理作用呢，还是确有客观的生理变化？有人进一步进行了实验观察。实验中将受试者的部分肢体（通常是一只手或连及小臂）放入生理容积测定仪中，以测定针刺对该肢体体积变化的影响。当用烧山火的针刺手法，使受试者的被测肢体有温热感时，则其体积明显增加。究其原因，显然是此种针刺方法使被测肢体的血管舒张，血流量大大增加所造成的。而用透天凉的针刺手法，则会得出相反的结果，这就不能不使我们意识到，通常针灸治疗方法的信息传导和特殊针法中的冷感或热感循经传导，并不是心理作用，而是和毛细血管的舒缩性改变及这种改变循经传导的生理变化相关。

根据以上观察到的现象和现代有关经络研究的初步结论以及生理学知识，我们可以进一步做出推论：当人体某局部受到刺激或发生病变时，该处组织所释放的血管活性物质，如激肽类物质、组织胺（肥大细胞在氧分压降低时亦释放组胺）及某些代谢产物会发生增加或减少的变化，局部供氧情况也会有所变化。血管活性物质和氧分压的变化，作用于血管壁，就使毛细血管的舒缩性产生了相应改变，而这种改变对其周围组织也是一个新的刺激，便使其周围组织释放血管活性物质与供氧情况发生改变，随之便激发了相邻毛细血管舒缩性的改变。于是就使毛细血管舒缩性的改变像多米诺骨牌的传导那样，一阶一阶地向远方传导开来。

把毛细血管舒缩性改变的这种传导方式，叫作毛细血管舒缩性的多米诺骨牌式传导。由于经络是毛细血管和小血管特别密集的通道或说是长廊，故其传导必然会在经络中形成优势通路。又由于血浆中有些物质能迅速破坏这类血管活性物质的主要成分，使其失去活性，故不能通过血液循环而对远隔部位的微血管产生影响，于是使这种传导只能逐阶渐进。

过去在微循环的研究方面，对血液循环这个闭路系统中微血管之间的纵向联系研究得很深入，而对于微血管之间离开这一闭路通道的横向联系，却较少有人注意。故我这里所提出的毛细血管舒缩性改变的多米诺骨牌式传导，只是从总体上描述了这种横向联系的模糊模式，其细节尚待进一步搞清楚，尤其是这种联系能在经脉中形成优势通路，是怎样涉及经脉通道中的其他结构与功能的，也还不清楚。

前已述及，经脉是生物学性质相似程度较大的细胞群的连续。而各主干经脉又分别络属于不同的内脏器官，自然就和该内脏的细胞群相接续，因此也就和其生物学性质相似程度较大。不同的内脏生物学性质不同，故不同经脉（包括其所分出的经别、别络、孙络、浮络）上的细胞群，其生物学性质相似程度亦较小。机体各个全息胚上的全息胚器官，都应有细小的络脉与之相络属，就像每个内脏器官都有经脉与之络属一样。而全息胚器官和同名内脏器官生物学性质相似程度较大，那么络属某全息胚器官的细小络脉进入经络网后，必然和经络网中与其生物学性质相似程度较大的细胞群形成连续。从而就在经络网中形成了某内脏器官——络属该器官的经脉及其分支——络属同名全息胚器官的细小络脉——和该内脏器官同名的全息胚器官，这样一个自成系统的经络通路。这一内联某内脏器官，外络全身各个全息胚上相对应的全息胚器官（即各全息胚上与该内脏同名的穴区位点）的经络通路，很像一棵大树，有根基（内脏），有主干和枝叶，故而称之为“经络树”。

一棵经络树，既沟通了内脏器官和全身各全息胚上相关穴区位点的联系，也沟通了内脏器官和五体、五官之间的联系。既是生物学性质相似程度较大的细胞群的连续，又是毛细血管、小血管、神经末梢、神经束、肥大细胞特别密集的通道。因此，很容易形成各种信息的优势传导通路（图 9）。

人体有十二正经，至少有十二棵经络树，人体以五脏为中心，就应有五棵最重要的经络树。经络树与经络树之间，还有交通支相联络，从而就构成了巨大的经络网。经络树与经络树之间，有的联系很密切（如相表里的两经），有的联系则不够密切。凡联系较密切的经络树之间，与联系不够密切的经络树之间相比较，其细胞的生物学性质相似程度则比较大些。

至此，我们就可以做出如下结论：当一个内脏器官发生病变时，必然会导致局部组织释放血管活性物质及供氧量的变化，这种变化使毛细血管舒缩性相应改变，于是便激发了这种改变在与此内脏直接相通的经络树中的多米诺骨牌式传导，直接传遍该经络树，最终使整个经络树中的毛细血管都发生了和病变内脏相同的舒缩性异常的改变。于是医者便可以通过诊察该经络树循行于体表的部位——经脉循行线与穴位，和显露于末梢的部位——各全息胚上相关的穴区或位点，以及相关的孔窍，来察知这棵经络树中毛细血管舒缩性异常改变的性质和程度，从而便可了解有病内脏的病变性质与程度。也就是说，这一诊断方法不仅有定位意义，还可以具有定性乃至定量的价值。

比如在耳壳的胃区明显充血发红，则提示胃经这棵经络树中的毛细血管皆充血怒张，其胃部的毛细血管也必然充血怒张，故可辨为胃热证。耳壳胃区越红，胃热也越重。如在耳壳的心区明显苍白缺血，自然可以提示心脏血管收缩痉挛、心肌供血不足。如眼结膜充血（要注意局部受刺激或眼睛局部病变除外），则可提示肝脏也充血。如被观察的部位皮肤较厚，不易用肉眼察之，借助仪器亦可达到很好的效果。比如使用红外热像仪观察手少阴心经，若得到一个较正常人红外辐射为低的经络图像，则提示心肌供血不足。

内脏病变引起毛细血管舒缩性的改变波及了与此脏相关的整个经络树，

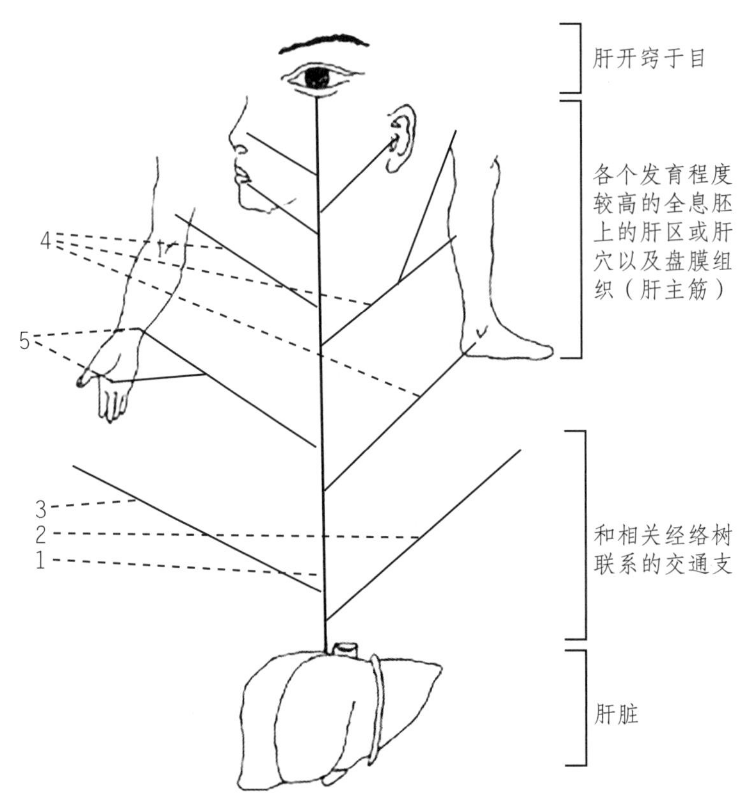

图 9　经络树模式图（肝经经络树）

注：1. 经脉。经络树主干。2. 经别。从经脉别出的经脉，以加强 12 经脉中相为表里的两经之间的联系。3. 络脉。从经脉分出的络脉，以加强表里两经在体表的联系。4. 孙络。细小的络脉，联系经脉与各个全息胚上相关的穴区、位点。5. 浮络。浮现于体表的络脉，也就是我们所观察的穴区、位点浮现的毛细血管。

也就使整个经络树发生了相类似的病变，所以在其循行于体表的部位和末梢部位的穴区、位点也就会形成相应的充血水肿或缺血与供血不足，从而就出现了敏感点区或敏感带。病变严重时，患者自己可以感觉到。如心绞痛发作时，患者可感觉到疼痛沿手少阴心经放散。一般情况下则需医者用触诊法或仪器来检查发现。如经穴、耳穴、足部反射区的压痛点，耳穴测定仪所测出的敏感点等。因此运用经络树原理去诊断内脏病变，就应当把望诊和触诊乃至仪器诊断结合起来。从望诊角度看，皮肤与黏膜越薄的全息胚，越容易观察，因此耳诊、眼诊、舌诊便占有一定优势。足部皮肤厚且粗糙，在望诊上并不占优势（如用特殊方法使足部毛细血管显露，亦可变劣势为优势）。在触诊上，足部既为末梢器官、神经末梢丰富、感觉敏锐，又有足够大的面积和体积可供触压，从而能传输较多的信息，故占有很大优势。由此看来，运用足部反射区诊病，就一般情况而论，当以触诊为主，因此有痛诊断法较无痛诊断法占有一定的优势。

现在要提出的疑问是既然经络树中毛细血管舒缩性改变的传导和组织向体液中释放血管活性物质有关，那么为什么这种传导不会通过体液而横向波及多棵经络树呢？这是因为，不同的经络树，其细胞群的生物学性质会有所差异，故其组织所释放的血管活性物质，在其成分的组合上也有其特异性。因此即使其通过体液（但不能进入血液循环，进入血循环则遭破坏而失去活性，已如前述）向周围扩散，也总是使与该经络树生物学性质相似程度较大的毛细血管壁上的细胞群产生效应。所以就使毛细血管舒缩性的多米诺骨牌式传导总是沿着该经络树进行，而较少波及其他经络树。这就保证了经穴诊病和全息穴区诊病法具有较准确的定位性和特异性。但在联系较紧密的两棵经络树之间，其细胞群生物学性质的相似程度则稍大，故在病重或刺激量大时，信息传导可由此树通过交通支波及彼树。如变异性心绞痛表现为上齿痛者，是病变由心经波及与其相表里的小肠经；表现为足跟痛，是由心经通过交通支波及肾经。对这种变异，需要特别注意，以免发生漏诊或误诊。

那么刺激经穴或全息胚穴区位点的疗法，如针刺、艾火灸、按压、提捏、敷药、光照、电刺激、磁疗等，是通过什么途径和方式来起到治疗作用的呢？当然也是通过经络树这一途径，通过毛细血管舒缩性调节的多米诺骨牌式传导这一方式。

当刺激经穴或穴区时，由于局部组织对刺激的反应性，往往会使血管活性物质的释放、供氧情况以及毛细血管的舒缩性，发生与原病理性异常状态相反的调节变化。当然所施的这种刺激方式和强度，应该是适当的，机体又具备良好的反应能力和调节能力，这才能够使由此而引起的毛细血管舒缩性的变化也是适当的。这种适当的调节变化，以毛细血管舒缩性改变多米诺骨牌式的传导方式传遍该经络树，也就传到了相应的内脏，于是就使病变内脏毛细血管的舒缩性异常得到纠正，使充血的实、热证得以缓解，使缺血的虚、寒证得以改善，最终使病灶得以修复，疾病得以治愈。随着病愈，这棵经络树所属各全息胚上的相关穴区位点的异常变化，也就随之减轻或消失了。

在通常情况下，用针刺入经穴后，经络敏感者可以感觉到肿胀感或酸痛感循经传导。这是针刺激发了毛细血管舒缩性的改变，也就使其对周围组织的压力或跨壁压力（指血管内外的压力差）发生改变，这种改变被经脉中丰富的神经末梢所感知并传入中枢，于是便有了针感。这种改变循经推进，便感觉到针感的循经传导，就是经络的传感现象之一。由于这种传感与刺激方法、刺激量、刺激部位、组织释放血管活性物质的储备力、微血管的反应性等多种因素有关，其传感可匀速、可变速、可前进、可停滞。因此，众多人所测得的经络传感速度都不尽相同，但大体都在 10 cm/s 以下。这和信息在神经干中每秒数十米乃至百米的传导速度以及一滴血在血管中仅以约 20 秒的时间完成大、小循环的流动速度，都不相同。

至于烧山火与透天凉等特殊针法，则使毛细血管舒缩性的改变幅度甚大，于是使经脉供血的增减变化悬殊，遂导致经脉温度的大幅度变化，神经末梢感知温度变化并传入中枢，受针者便感觉到温热甚至灼热气流并有肿胀感；或清凉甚至寒冷气流并伴酸痛感循经运行并直达病所。这也是经络传感现象，也与毛细血管舒缩性改变循经络所进行的多米诺骨牌式传导相关。

综上所述，我们可以认为，病理信息和刺激治疗信息，重要的传导途径之一是经络树，重要的传导方式之一是毛细血管舒缩性改变循经的多米诺骨牌式传导。就足部反射区健康法而论，内脏的病理信息可以通过此途径和方式外传各反射区，从而使相应反射区出现敏感、压痛、变色、结节或压之空虚等病理反应。对反射区按压的治疗信息，可以通过此途径和方式内传病变脏腑，从而达到治疗康复的效果。

生物体的极其复杂性，决定了其内部联系的极其广泛性和多样性。故本文所推导出的信息传导途径、方式与原理，和张颖清所说的神经—体液传导及体液泛控原理并不矛盾，而是并存互补的。

上述所论为病理与治疗信息的传导。在生理状态下，经络树中的信息传导也在不断进行着，正由于这种不断进行的信息传导，才使经络树随时保持着自我调整、自我修正的能力，从而保证了人体的健康，此即中医经典所说的经络行血气、营阴阳、调虚实等功能。

中国古代的气功家们，还采取了特殊的身心锻炼方法，以提高经络的调控能力，并以此提高整个健康水平。比如被许多人推崇的“周天功”即是这样。在练功时，先采取意守下丹田（小腹部）的方法（此处是多个经络树交叉重叠之处），即运用不懈的意念诱导，起动丹田部经络网中毛细血管的舒张，使局部供血增加，温度随之升高，于是便产生了丹田温热感。随着功夫的加深，这种温热感逐步提高，当达到一定“火候”时，便可出现热气团沿督脉—任脉运行的感觉，进而还可出现热气团沿十二经脉与奇经八脉运行的感觉，分别称通“小周天”与通“大周天”。此时用红外线热像仪去观察，可以摄得高红外辐射的丹田图与经脉图。由此可以证实，练功行气时，所谓在经脉中的运行，也是毛细血管舒缩性改变（这里主要是毛细血管的舒张）的多米诺骨牌式传导在经脉中行进的结果。只不过这是人体自我的身心锻炼，同时起动了多个乃至全部经络树的主动传导，与病理信息和治疗信息在较少的经络树中被动传导不同。练功者能达到通大小周天的地步，则提示其自控能力提高，全身器官供血改善，如有病痛，还可以意领气直达病所，从而完成自我治疗，最终便达到了健身祛病、精力充沛的效果，这大概即是经络“处百病”的作用吧。

若练功方法不当，或因体质因素及其他外来因素的干扰，亦可造成经气传导失控。如感到强烈的热气窜入内脏，使内脏燥热冒火、跳动不宁；或热气窜入经脉，犹如火蛇乱钻、胀热难忍。神经系统不仅是感觉到了温度的变化，也感觉到了经络中毛细血管极度扩张充血时跨壁压力的提高。当然亦有冷气乱窜，使内脏与经络出现冷痛感的。可见这种失控，主要是经络中微血管舒张和收缩运动失调所造成的，也提示这种异常的“行气”感，同样和毛细血管舒缩性异常改变在经脉中的多米诺骨牌式传导有关。对这种现象，气功家称之为“走火”。

至此，我们大体可以说：经络行血气、营阴阳、决生死、处百病、调虚实等重要功能，与微血管的舒缩性改变在经络树与经络网中的多米诺骨牌式传导相关。足部反射区健康法中的诊断与治疗，在其信息的传导途径与方式上，也毫不例外。因通过足部的经脉主干甚多，故和其他全息胚相比，各种信息的传导也就更为便利了。

三、选区配区法与中医五行说

通过上面的讨论，我们已经了解了足部反射区和内脏之间为什么会有对应关系，也基本明确了对其进行刺激可以治疗疾病的道理。那么在实际应用中怎样选取配区呢？其思路大致有以下几点。

一是选择和病变内脏或器官同名的反射区。如胃病选胃区、目病选目区。这里需要说明的是，尽管理论上讲，任何一个全息胚都是整体的缩影，都有全身器官的图谱，但全息胚毕竟不是人体的照片，故图谱怎样画，反射区怎样定位，还要靠大量的实践去摸索。而国内外无数从事若石健康法实践的同道们，在这方面做出了贡献，不仅确定了基本反射区的定位，也不断有新的反射区发现，这都为后学者选区时提供了便利。

二是按现代医学理论选取配区。比如现代医学在治疗各种急性严重的细菌感染、过敏性疾病、风湿病、血小板减少性紫癜、粒细胞减少等症时，常配合使用肾上腺皮质激素或促皮质激素类药物。若运用足部反射区按压法治疗，就可以配肾上腺区，以促进肾上腺素的分泌，使机体充分利用内源性“药物”来达到康复效果。

三是经验选区。比如在小腿中部的胫骨内侧缘有一个小区，糖尿病患者在此小区多有明显结节与压痛，故有人称之为“糖尿病结节”。而从足部反射区划分的角度看，此处当为坐骨神经区。在坐骨神经区为何出现了糖尿病结节？过去不能解释，故被列入经验选区的范畴。但若从全息胚的角度看，这个小区位于小腿这个全息胚的中部，正好与人体躯干的中部相对应，故人体中部器官如胰、胃、十二指肠的病变，都可以在此处有所反应。糖尿病和胰腺功能失常有关，在此处出现结节也就不奇怪了。所以，所谓经验选区，最终都可以用全息胚理论给予解释。但足部是由众多小全息胚在生长过程中叠加融合而形成的一个大全息胚，这样的叠加和融合使众多小全息胚上全息胚器官的图发生了严重的变形扭曲，以至残缺不全、面目全非。不过有时某些小全息胚的某小区仍然可以表现出诊断与治疗的特异作用，而把这种特异性小区放到整个足部这一大全息胚的图谱中去看时，则其特异作用与其所在部位相比较，就可以出现使人莫名其妙、难以理解的情况，于是就把这种小区归属于经验选区的范畴。可见这种选区法仍属不应放弃的选区方法之一。随着实践经验的丰富，像这样的“新”反射区还会不断被发现，不断增多。

四是依照中医学中相关脏腑与五体五官、心理情感相关的理论选区配区（在临床应用时，上述四种选区配区思路，应互相配合、交叉运用，不应有所偏重或偏废）。这一相关的理论，主要体现在中医五行学说中，这就引出了我将要重点阐述的“选区配区法与中医五行观”这一命题。

人类具有强烈的好奇心，由于好奇心的驱使，就使我们对任何未知的事物进行不懈的研究和探索。像生命的起源、人与自然的关系这类问题，自从出现人类以来，就开始进行了研究，当恩格斯综合了现代自然科学研究成果而得出“生命是整个自然的结果”这样的结论时，实际上在2500年前成书的《黄帝内经》，早已有了类似的论述。《黄帝内经》云：“人生于地，悬命于天，天地合气，命之曰人。人能应四时者，天地为之父母”“人以天地之气生，四时之法成”“天地合气，六节分而万物化生矣”。也就是说，人类与万物都是由天地之气化育而成的，天地是生命的摇篮，人类与万物是天地的子女。所以人类与万物也就必然被打上大自然的烙印，各种生命活动也必然和天地之气的运动规律有着和谐统一的内在联系。正是基于这样的认识，中医学才运用了“上知天文，下知地理，中知人事”（《素问·气交变大论》）的研究方法，去研究人体的生理活动与病理变化及其与大自然的关系。这便是中医整体观的又一重要内容——人与天地相应观，天地人一体观。而五行学说，则是揭示人与自然内在联系的学说之一，也是揭示人体各器官气机特性和相互联系规律的学说之一。

何为五行？通常皆知木、火、土、金、水即为五行。这五个汉字的本义，当然是指五种看得见、摸得着的具体物质，这五种具体物质，古人亦称作“五材”，如《左传》就有“天生五材，民并用之，废一不可”之语。但既言“五行”，“行”和“材”的含义就不应相同。《说文解字》云“行，人之步趋也”，即行是人迈步向前行走的意思。由此可引申为运行、行动、运动。那么，五行就应指五种运行、五种运动。是什么东西的运行、运动呢？汉《白虎通·五行篇》云：“言行者，欲言为天行气之义也。”意思是说用“行”字表述大自然气的运动、运行这样的意义。汉代大儒董仲舒在《春秋·繁露》里说得更清楚：“天地之气，合二为一，分为阴阳，判为四时，列为五行。行者，其行不同，故谓五行。”显然是说，“行”是指天地之气的运行。“五行”既然指天地之气的运行，所以也就可以叫“五运”，而《黄帝内经》在专论天地之气的变化运动时，就专用“五运”一词了。由此可知，木、火、土、金、水这五个字，在“五行”或“五运”中，其含义又是指气的五种不同运动形式，而不是指五种具体的物质材料。

它们各自指的气的运动形式是什么，这种形式是怎样确定的？这就需要用仰观天文、俯察地理、中知人事的方法来探讨了。

由于地球的自转和公转，使生活在北半球的华夏先人，在傍晚仰望星空时，可以观察到北斗七星的周年视运动。他们发现，当斗柄指向东方时，地上则是春季；指向南方时，地上则是夏季；指向西方时，地上则是秋季；指向北方时，地上则是冬季。这就是四季与四方相对应的来历。俯察地理时，又观察到春季微风和煦、万物滋荣，种子生根发芽，草木根须下发、枝叶上展。由此推知，此时自然界气的主要运动方式是展放疏泄，正是这种展放疏泄的气机（即气的运动），控制并主导着万物在春季的生命活动。因树木的根须和枝条皆喜展放条达，故将这种运动方式的气命名为木气。夏季气候炎热、草木繁茂、万物兴旺。由此推知，此时自然界气的主要运动方式是蒸腾上升，正是这种蒸腾上升的气机，控制并主导着万物的生命活动。因火性本喜炎上，故将这种运动方式的气命名为火气。秋季凉爽干燥、草木落叶、养分内收、种子坚实。由此推知，此时自然界气的主要运动方式是收敛密集，正是这种收敛密集的气机，控制并主导着万物的生命活动，因金属密度较大，象征着收敛密集，故将这种运动方式的气命名为金气。冬季寒冷冰冽、草木枯萎、种子深藏、生机潜闭。由此推知，此时自然界气的主要运动方式是沉潜下降，正是这种沉潜下降的气机，控制并主导着万物的生命活动。因水性最善于潜沉润下，故将这种运动方式的气命名为水气。从春到夏，是从木气的展放到火气的上升，为气的阳性运动。从秋到冬，是从金气的内收到水气的下降，是气的阴性运动。其间由阳转阴，须经由夏秋之交的转折过渡，这段时间，中医称之为长夏。在长夏，气候闷热、潮湿多雨，草木总体生长速度减慢，主要是开花结果，化育种子。由此推知，此时自然界气的运动比较平稳，正是这种稳定平稳的气机，控制并主导着万物的生命活动。因土性最为敦厚平稳，故将这种运动方式的气命名为土气。

随着天空的斗转星移和地面季节的依次更替，自然界的气机在一年之中，呈现出展放、上升、平稳、内收、下降这样一个有序的活动规律，于是便用木、火、土、金、水这五个字来分别代表它们的运动特性。所以这五个字在五行中并不是指五种具体的物质材料，而是分别代表着五种不同的气机特征。当然，大自然季节的变化并不取决于北斗七星斗柄的指向，而是取决于地球绕太阳公转时，与太阳相对距离的周期性变动。北斗七星的周年视运动，只不过是仰观天象的一个参照物罢了。

了解了木、火、土、金、水这五个字在无形中的特定含义，现在再谈谈五行相生相克的问题。所谓相生，就是相养相助；所谓相克，即是互相制约、互相抑制。

五行之间，以季节为序，相养相助，便是五行相生次序。春季木气的展放为夏季火候的上升创造了条件。换言之，气候有春季的温暖，才会有夏季的炎热；植物有春季的生根展枝，才会有夏季的繁茂生长。这就叫木生火。秋季金气的内收为冬季水气的潜降提供了前提。换言之，气候有秋季的凉爽，才会有冬天的寒冷；植物有秋季的养分内收，才会有冬季的贮能休眠。这就叫金生水。由夏至秋，是气机活动由阳转阴的过渡阶段，由夏季火气的上升，转为秋季金气的内收，需经由长夏土气的稳定过渡。换言之，气候有夏季的炎热和大量蒸发，才会有长夏的闷热潮湿，有长夏的潮湿，才可渐变为秋季的凉爽，进而逐渐干燥；植物有夏季的繁茂，才会有长夏的开花结果，化育种子，有长夏的化育种子，才会有秋季的养分内收，种子成熟。这就是火生土、土生金。而冬季水气的潜闭，又为次年木气的展放蓄积了能量，创造了条件。换言之，气候有冬季的寒冷，才能迎来次年的春暖；植物有冬季的休眠，才能在次年春天更好地生根发芽。这就是水生木。再打一个不一定恰当的比喻，要想使热气球出现上升运动，必须先使球内气体密度降低，而这一降低密度的气的运动即是展放，故展放是上升的前提。当热气球上升至顶点，必须出现平稳的飘移，故上升最终可达平稳。要想使气球降下来，必须先使球内气体密度增加，而这一增加密度的气的运动，即是收敛密集，故内收是下降的前提。气球下降回收，则为第二次放飞提供了可能性。可见展放—上升—平稳—内收—下降—展放，是依次相养相助的，用木、火、土、金、水五字来表达它们之间的这种关系，便是木生火、火生土、土生金、金生水、水生木（图10）。

五行之间，以季节相间的次序相制约、相抑制，便是五行相克的次序。木气的展放，可以抑制土气的过渡平稳蕴实，并防止其过早地向金气的内收转化，便叫木克土。火气的上升，可以抑制金气的过渡内收，并防止其过早地向水气的潜降转化，便叫火克金。土气的平稳敦厚，可以抑制水气的过渡沉降，便叫土克水。金气的内收，可以制约木气的过渡展放，并防止其过早地向火气的上升转化，便叫金克木。水气的下降，可以制约火气的过渡上升，叫水克火。

可见，五行的生克是指一年之中各种气机活动之间的养助与制约关系。同时还可以看出，木、火、土、金、水五气，虽各旺于春、夏、长夏、秋、冬，但各气在一年之中，时时都在起着作用。以木气为例，木气旺于春，为春季

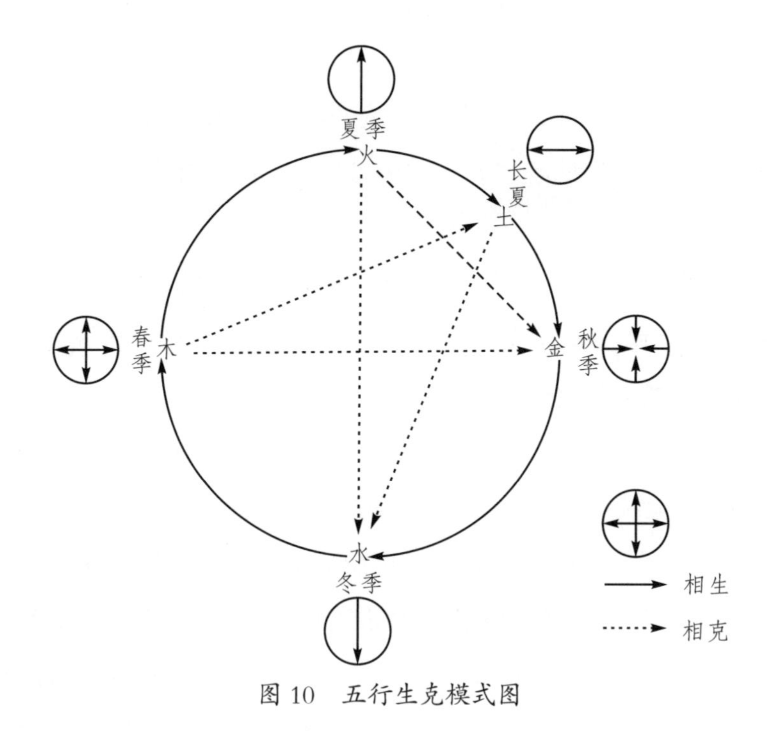

图 10　五行生克模式图

主气，但要受水气的滋养而不至展放不足，受金气的制约而不至展放太过。至夏需其助养火气；至长夏需其制约土气；至秋虽被强大的金气所克制而不得展放，但也以此而抵消了金气内收的部分力量，使之不能内收太过；至冬则渐被水气所养，为次年春季的展放而蓄积能量。他行依此类推。故五行分属五季，每季各有五行。

五行之间，有相生则不至造成某气的不足；有相克则不至造成某气的太过。生中有克，克中有生，生克制化，协调稳定，就构成了大自然气机的内稳态。当然造成气机活动稳态局面的根本原因，仍在于地球绕太阳公转的稳定性。

正是由于五行周而复始地有序运行，年复一年，经历了几十亿年的氤氲演化，才化育了万物与人类。因此，万物与人类就毫无疑问地被大自然深深地打上五行的烙印。这就是《灵枢·阴阳二十五人》所说的“天地之间，六合之内，不离于五，人亦应之”，也是《素问·天无纪大论》所说的“夫五运阴阳者，天地之道也，万物之纲纪，变化之父母，生杀之本始，神明之府也”“天有五行御五位，以生寒暑燥湿风，人有五脏化五气，以生喜怒思忧恐”。就连十分注重临床治疗而不空谈抽象理论的汉代临床医学大家张仲景，在《伤寒卒病论集》中也十分肯定地指出：“天布五行，以运万类，人禀五常，以有五脏。”

可见植物之所以有生、长、化、收、藏这样五个阶段的生命节律，人体之所以有肝、心、脾、肺、肾等五大系统的完整结构，从中国传统医学角度看，这完全是受大自然五行之气有序运行的影响。因此五行学说，既是揭示大自然气机变化规律的学说，也是沟通人类万物与大自然关系的纽带，还可以说是大自然这一生命的摇篮，赋予人类万物的“遗传密码”之一。

既然如此，那么我们若从五行对生命活动所施加的影响这个角度出发，根据五行特性及其生克制化的关系，去研究人体脏腑的气机特性和生理功能，研究五脏六腑、体窍、情感的联系性，研究五脏之间生理的相关性与病理的相关影响规律，研究脏腑与外界事物（如色彩、音乐、食物药物的性味）的相关性，并利用这些联系性和相关性去指导临床诊断和治疗，则既有可能性，也有可信性。这就是中医为什么广泛运用五行学说的道理所在。

木、火、土、金、水五行，对植物的影响，分别和生、长、化、收、藏相对应，明显易见，信而有征。但是五行和人体五脏、六腑、五体、五官、情感心理的对应关系，却并不是一望便可知道的事情，这就必须靠长期的观察、仔细的分析、缜密的推论，才可能得出初步的结论，而且所得出的初步结论还需经受实践检验，并进行不断的修正，才能最终得到比较正确的结论。这就像任何一个全息胚，在理论上讲，都有未来器官的图谱，但这个图谱怎样画才正确，必须靠大量反复的临床实践来摸索和验证一样。所以就使五脏在配属五行的问题上，不同的年代，不同的著作，就出现了不完全相同的记载，这正体现了人类在认识这一问题时，不断探索，不断修正错误认识的过程。但最终在《黄帝内经》中得到了大体统一，并一直沿用到今天。这里根据《黄帝内经》的记载，将五行归类配属关系列表如下（表 1 中“气机特性”一项，为笔者据《黄帝内经》本文所加，但并非原文）

当我们了解了天地五行对人体生命活动的影响、了解了五行归类配属来自大量的实际观察和分析后，再读《素问·阴阳应象大论》中“东方生风，风生木，木生酸，酸生肝，肝生筋，筋生心，肝主目……在色为苍，在音为角……在窍为目，在胃为酸，在志为怒”等原文时，就较易理解其含义。

从《内经》的五行归类配属，我们大体可以认为，天地有木、火、土、金、水五行，化育了人类的肝、心、脾、肺、肾五脏。五脏各配胆、小肠、胃、大肠、膀胱；各合筋、脉、肉、皮毛、骨；各通目、舌、口、鼻、耳；各主怒、喜、思、忧、恐（表1）。每个系统内部，由经络树将各部分联结为一个整体，其气机特性分别与其所属的五行特性相对应，但又同时受其他四行的影响，而表现出气机活动的多样性。这就像每一个季节，以一行为主气，其他四行又背起作用一样。如肝和木气相通，也主疏泄展放，但需受水气的滋养、金气的制约，还要为养火气、制土气而付出。故肝气的疏泄是在五行的生克制化中求得了平衡与稳定。也就是说，每个系统内部皆有五类气机活动，这五者之间，亦是生克制化，从而才保证了该系统气机活动的稳态。但在稳态之中，又保持着系统的总体气机特性与功能，此即五行之中又有五行。五大系统之间在联系上，是互相养助、互相制约、分工合作，生克制化，从而构成了完整的人体，智慧的生灵。

表1　五行归类配属表

天象		地候			气机特性	五行命名	天干符号	人体						其他		
斗柄指向	星宿	季节	五气	五化				五脏	六腑	行体	五官	五液	五志	五味	五色	五音
东	青龙	春	风	生	展放	木	甲乙	肝	胆	筋	目	泪	怒	酸	青	角
南	朱雀	夏	热	长	上升	火	丙丁	心	小肠	脉	舌	汗	喜	苦	赤	征
中	北辰	长夏	湿	化	平稳	土	戊己	脾	胃	肌肉	口	涎	思	甘	黄	宫
西	白虎	秋	燥	收	内收	金	庚辛	肺	大肠	皮毛	鼻	涕	忧	辛	白	商
北	玄武	冬	寒	藏	潜降	水	壬葵	肾	膀胱	骨	耳	唾	恐	咸	黑	羽

中医学运用五行原理认识到的人体五大系统之间的联系和各个系统内部

的联系，不仅提供了人体各器官气机特性和生理功能的一个分类方法，而且更重要的是揭示了各器官之间在时空上的普遍联系性和互相作用。这种普遍联系性和相互作用，既被两千年以上的中医临床所证实，也逐渐被现代医学研究所验证。

如在中医临床辨证时，常见到的木火刑金、肝木乘脾、火旺燥金、火水未济、土壅木郁；在治疗上，常用到的佐金平木、抑木扶土、培土生金、益火生土、滋水涵木、壮水制火，皆是对五行原理的证实与应用。

又如在现代医学研究中，有人用成年人的肝组织移植于原肠胚的囊胚腔中，能诱导双目的形成。用成年人的肾组织，移植在桑椹胚中，则得到耳泡的发生。遗传性肾炎的患者多有耳聋，肾病患者多见骨营养不良……皆为脏腑和五官、五体的联系提供了证据。又如研究发现肺可以通过对肾素——血管紧张系统的调节，影响醛固酮的分泌，而发挥对水液代谢的调节作用；还参与乙酰胆碱、血管活性肽、儿茶酚胺等许多能影响心血管系统功能的生物活性物质的代谢，从而可以在某种程度上证实了金水相生、火金相制关系的存在。心脏分泌利纳激素，参与肾对水纳的调节，而肾脏则分泌红细胞促生成素即血管其他活性物质，在调节血容量和动脉血压的缓慢调节中发挥作用，从而提示了水火既济、心肾相交的不谬。至于临床上常见的肾功能衰竭者的肺功能不良、急性呼吸衰竭者的消化道出血、肝肾综合征等，都为五行学说中脏器相关的理论提供了客观证据。

至此，我们就可以说，根据五行气机特性对人体器官进行归类，运用五行生克原理，阐述人体各器官之间的关系，也就信而有征了。从而我们就可以放心地运用五行原理去选择和配用足部反射区，以达到健康的目的。

当然，把五行看成是木头、火焰、土地、金属、水液，并依照这五种材料之间的关系去谈论五行的生克，固然容易使人感到机械教条。反之如把五行看成是不变的天道，并将其原理泛用于人类社会，以至用来推测说明朝代的更替、社会的变革、命运的兴衰、事业的成败，则又近于荒诞可笑。故而我们仅仅把它限制在对人体脏腑、器官气机特性的认识和相互关系的说明这一论域中使用。

那么我们在选配足部反射区时，如何运用五行原理呢？大体可遵循下述几个原则：

1. 五行归类原则。五行归类原则说明同一类项（即同一系统）的内脏与体窍之间，在构成上，其细胞的生物学性质相似程度较大；在生理与病理上，联系直接而密切，也就是前面所说的同一棵经络树上的根基与枝叶（当然这仅是一部分枝叶，大部分枝叶则是全身众多全息胚上的同名穴区或位点）。故当同一类项中的某器官发生病变时，除在足部选择与病变器官同名的反射区外，还可配合选择同类项中的脏腑区。如凡是胆、筋、目的病变，或泪液分泌异常、心理情感出现烦躁易怒等，皆可配合选择肝反射区（以下某反射区简称某区）或肝、胆区。

2. 五行相生原则。这主要是《难经・六十九难》所说的“虚则补其母，实则泻其子”的原则。在五行相生关系中，生我者为“母”，我生者为“子”。如木生火、火生土，则木为火之母，土为火之子。

“虚则补其母”主要用于虚证的治疗。某脏患虚证（凡精气不足，功能低下者皆为虚证），可以单选其母脏的反射区，或母脏与本脏反射区同时选用。但皆用补法（通常以较轻的刺激手法，使患者感到轻度疼痛并有舒适之感，为补法；以较重的刺激手法，使患者感到较剧烈的疼痛，为泻法。特殊补泻手法详见若石健康法专著）。如肝阴不足者，可选肾区补之，称滋水涵木；肺阴不足者，可选脾、胃区（中医所说的脾，指消化道的呼吸系统，故这里所说的脾胃，实即胃、小肠、大肠等整个消化系统）补之，称培土生金；肺肾阴亏者，可同时选肺区与肾区补之，称金水相生。

“实则泻其子”主要用于实证的治疗。某脏患实证（凡邪气偏盛或有形病理产物如痰饮、瘀血、虫积、食积留滞，以及功能出现病理性亢进的征候，皆为实证），在选本脏反射区的同时，皆可选择子脏区，或单选子脏区，但皆用泻法。如遇肝经实火，可选心区以泻之，即泻心火有助于泻肝火；或心、肝区皆用泻法。

无论是单纯子病，或是母病及子、子盗母气而出现母子同病，都可按照“补母泻子”的原则来论治。在针灸治疗中，有单补母或单泻子的，在药物治疗或按摩治疗中，则多用母子同治法或治母为主兼顾其子，或治子为主兼顾其母。

3. 五行相克原则。在五行相克关系中，当出现异常的病理变化时，主要有相克太过、相克不及和反克之不同，但总的来说，可分为强与弱两个方面，即克者属强，表现为机能亢进；被克者属弱，表现为机能衰退。因而在治疗上往往采取抑强扶弱的手段，也即泻强补弱之手法，并侧重在制其强盛，以便使弱者易于恢复。若一方虽强盛而尚未发生克伐太过现象时，也可预先加强被克制者的力量，以防止病情的发展，同时在力量对比上，也就相对地使强盛者的力量得到卸却。故在实际应用五行相克原则时，则根据具体情况，或抑强，或扶弱；或抑强为主，扶弱为辅；或扶弱为主，抑强为辅。从矛盾双方的力量对比来考虑补泻手法的应用。

在此举肝木与脾土、肺金的关系为例，来说明相克原则的具体应用。

如肝气郁结、横逆犯脾，木本克土，今以上欺下，克制太过，则叫“乘”，故此证称木旺乘土。治当以泻法按压肝区为主，以补法按压脾胃区为辅。

如脾气太弱，肝气与太弱的脾气相比较，则显得力量强一些，因而就出现了土虚木乘的现象。治当以补法按压脾胃区为主，以泻法按压肝区为辅。

如脾胃湿热或寒湿壅滞，反而抑制了肝气的疏泄条达，木本克土，合土盛反克肝木，凡以下犯上之反克，则叫“侮”，故此证黏土壅侮木。治当以泻法按压脾胃区为主，但不一定辅以补肝。

如肝气太弱，脾胃仅有轻度壅滞，即出现了土来侮木之象。治当以补法按压肝区为主，以泻法按压脾胃区为辅。

如肺家邪实，抑制了肝木疏泄，则叫金实乘木，治当以泻法按压肺区为主，不必补肝；若肝气太虚，致木虚金乘，治当以补法按压肝区为主，兼以泻肺。

如肺气太虚，不能抑制肝气，致使肝气疏泄太过，反克肺金，叫金虚木侮。

治当以补法按压肺区为主，以泻法按压肝区为辅。

如肝火太旺，反克肺金，习称木火刑金。治当重点以泻法按压肝区，不辅以补肺，或稍稍配合补肺。

如单纯肝气旺，尚未出现明显的乘、侮现象时，当以泻法按压肝区为主，亦可考虑兼用补法按压肺区，以加强金气对木气的制约。还可考虑兼用补法按压脾胃区，既防止木来乘土，亦能借此卸却一点木气的力量，同时又可以考虑配用泻子法。

如单纯肝阴、肝血不足或肝气虚疏泄不及，尚未出现明显的乘、侮现象时，则以补法按压肝区为主，亦可考虑兼用泻法按压肺区，以减轻金气对木气的抑制；或兼用泻法按压脾胃区，以防止土来侮木，并减轻木气制约土气的负担。当然亦可考虑配用补母法。

他脏病证选区配区法以此类推。

遵循五行归类配属原则选区配区，其目的主要在于通过经络树这一信息传导通路，调整优化本系统的气机和功能。遵循五行生克关系选区配区，其目的主要在于通过调整优化多系统的气机和功能，进而达到协调优化各系统之间的生克制化关系，使整体气机恢复到内稳态，使整体功能实现优化，从而使人体达到良好的健康状态。因此，在临床实际应用时，往往根据病位之所在，病情之虚实，将上述三个原则综合使用，这就为足部反射区健康法的选区配区和补泻手法的选择使用，提供了切实可行的思路。

中医五行学说，在若石健康法文化中，不仅仅可以为选配足部反射区与选择补泻手法提供思路，而且还可以指导膳食的调摄、居室环境色彩的布置、着装颜色的选择，甚至音乐健康法的应用等。如根据五味所入的原则和五行生克规律，合理调配饮食，以达到食疗、食补、食养的目的；根据五色所属的原则和五行生克规律，合理选择着装与居室环境的色彩，以达到色疗的效果；根据五音所通的原则和五行生克规律，合理制订音乐疗法方案，以达到改善心理状态、激发情感效应、优化脏器功能的效果等。可见诸多传统健康方法的综合应用，皆离不开五行学说的指导。由于篇幅所限，有关这些方面的具体应用则不再赘述。

四、修身养性法与中医养生观

作为系统健身文化的若石健康法，除了强调足部按摩、膳食调养、起居的调摄等主要有关行体方面的保健养生方法之外，还特别提出了气功修炼、道德涵养、爱心普施等主要关于心理、情绪、道德方面的保健修养方法，这也是十分重要的。

因为人体的健康，包括形体健康与心理健康两个方面，且二者密切相关，不可分离又相互影响。形体健康而心理不够健康，或心理健康而形体不够健康，都不能称作健康。更何况伴随着现代社会的发展，人们在快节奏、高紧张度的工作和生活环境中，身心所受到的压力日趋沉重，这就使社会心理因素所造成的疾病迅速增加，于是学者们也就把有关这方面的研究提到了极其重视的高度。

研究发现，许多疾病的发生或好转，与心理因素特别是情绪因素有着密切的关系，如支气管哮喘、胃及十二指肠溃疡、高血压、冠心病、糖尿病、湿疹、某些肿瘤以及某些妇科疾病等，因而就把这类疾病称作“心身疾病”或“心理生理性疾病”。实际上即使是过去所认为的非心身性疾病，其好转与恶化也多与心理和情绪因素有着密切关系。

长期的不良情绪，可导致心身性疾病，短时期的剧烈的精神刺激，更能造成巨大的伤害。有人做过这样的实验，把老鼠或山羊分别与猫或豹同关在一个笼子里，中间用铁丝网隔开，使它们能清楚地看到猫或豹的形象、嗅到猫或豹的气味、听到猫或豹的呼吸与吼鸣。虽然猫或豹并不能直接伤害它们，但它们却在近在咫尺的凶猛天敌的威慑下，极度恐惧，不吃不喝，不久便衰竭而死。其实人类也有类似情况，如在遇到极度险恶的环境时，那些心理素质好，意志坚强者，往往能战胜不可战胜的困难，奇迹般地存活下来；而那些心理素质差，意志薄弱者，往往首先在精神上发生崩溃，随之便导致生理功能的严重障碍，甚至可导致死亡。这类因剧烈的精神刺激所造成的疾病，则属于“应激反应性疾病”的范围。

因此，提高心理素质，改善不良情绪，不仅在日常工作中，对强身健体、防止心身疾病有重要意义，而且在万一遇到特殊的险恶环境时，对战胜环境，减少伤亡，防止应激反应性疾病的发生也有重要价值。心理与情绪为什么可以影响形体健康，怎样提高心理素质，改善不良情绪，中国传统气功学和传统医学都有大量论述可以借鉴。

中国传统气功学把人的心理、情绪、思维、意识、记忆等功能，称为“识神”，把人体所具有的对内环境的谐和性和对外环境的适应性的自动优化调节的本能，叫“元神”。从现代生理学角度看，识神属于大脑皮层的高级功能，中国传统文化把这一功能归“心”所主。像《黄帝内经》所说的“心主神明”“心者君主之官，神明出焉”，孟子所说的“心之官则思”，汉语通常所说的“心心相印”“心连心”，中国气功所说的“调心”“修心”，都是这个意思，以至“心理学”的名称本身，仍然摆脱不了这一影响，用“心”理学，而不用“脑”理学。而人体对外环境的适应性、对内环境各系统和各器官间谐和性的自动优化调节功能，则是各器官和整体都具有的本能，从这个意义上来讲，元神是无处不在、无处不有的形体功能。但元神的中枢仍在大脑，故明代医家李时珍曾说“脑为元神之府”。

通常情况下，元神养护得当，则人体对外环境的适应能力强，内环境的谐和程度高，形体健康状况佳良。这就为识神畅快地发挥提供了良好的基本条件，也就容易使人有较高的才智。但识神活动不当，如长期思虑过度、精神紧张、焦虑郁闷、情绪不良，故孜孜汲汲追名逐利，处心积虑唯利是图，使识神超负荷工作，就会对元神的自动优化调节功能造成强烈的干扰或抑制，从而使内环境失调、脏器功能紊乱，使人体对外环境的适应能力降低，各种疾病也由此产生。上述心身疾病及部分应激反应性疾病的形成，大体就是这样的原因。因此，无论中国传统气功学还是中医养生学，在重视形神兼养的同时，尤其强调养神或调心，故有“调形先调神”“养身先养心”的论述。也就是强调与重视对识神的调摄与养护。

那么怎样养神、调心呢？就一般养生气功而论，首先要求使识神减少活动并逐渐安静下来。当然要让平时杂念纷纭、心猿意马、易放难收的识神一下子安静下来，做到什么也不去想，谈何容易？故而在入手时往往采用意守或作念的方法，先把注意力集中在一个目标上，就像把猿、马拴在一个固定的桩柱上，使其逐渐安静下来一样。这样仅使大脑皮层的某一很小的局限部位处于兴奋状态，而其他大部分区域则渐渐转入抑制，于是杂念也就逐渐减少了，这就是“以一念代万念”的道理。随着大脑皮层抑制的进一步扩散，则意念所守的目标也逐渐模糊起来，留下的只是由意念目标诱导出来的感觉体验。如意守丹田者，只留下一个丹田处的热感；默念“松静”二字者，只留下一个全身沉浸在松静感觉中的体验。随着皮层抑制的再扩散和加深，感觉体验的强度也逐渐减弱，就连入手时因意守或作念而兴奋起来的很小的局限部位，也转入了抑制，于是便进入了“物我两忘”的境界，这就叫“忘心”。由调心而转入忘心，就叫“入静”，或叫“进入了气功态”。此时大脑各叶处于广泛的保护性抑制状态，内部分解代谢相对减少，合成代谢相对占优势，使脑内神经元得以充分地休整和恢复，从而保证其旺盛的活力，这也就使识神得到了最好休息与养护，自然就达到了养神的效果。

此时识神处于最大限度的宁静状态，大脑皮层没有主动的思维活动，但仍接受脑干网状结构—丘脑网状系这一上行激活系统的非特异性信息的传入，而处于觉醒和警觉状态，与昏沉入睡并不相同，这就是所谓的“意气具静，无无亦无，一灵触觉”。在这种气功态下，从间脑到整个脑干不但没有受抑制，反而表现为广泛的易化，即广泛的兴奋性增高。此时周围神经、感受器官及肌肉的兴奋性、反应性也明显增高，使人体对各种外部或内部的刺激，都会产生灵敏、快速、准确的反应。这正是大脑皮层的思维意识活动抑制后，对皮层及皮层下各级中枢的控制力下降，于是这些中枢便进入了自动调控功能活跃的表现。而进入睡眠状态，则达不到这样的效果。也就是说，只有在气功态下，元神才可以解脱识神的羁绊而得以彻底解放，其自动调控机能和优化选择生理状态的机能，才可以得到充分发挥，从而也就可以达到健身祛病以养形体的效果。这就是中国传统医学气功从调心入手，进而就可以实现神形兼养的道理所在。医生在哪里？高明医生即自身；药物在哪里？灵丹妙药在体内。人人生来可自疗，无须身外另求医。

但一般人都不是专门的修行家，都有工作和生活的重担在肩，不可能有太多的时间去练功。倘若仅在有限的练功时间内使识神的活动稍稍得以收敛，而不练功时，杂念私欲依旧，不良情绪纷至，诸多贪婪、嗜欲、愤怒、气恼、不满、怨恨、嫉妒、焦虑、抑郁、忧愁、悲伤、委屈、惊慌、恐惧、思虑等一如既往，那么即使用更多的时间去练功，也不可能收到较大的效果。因此就必须把练功的基本原则和工作、生活结合起来，使人在日常工作与生活中，始终处于接近气功态的境界。这就是时刻保持轻松愉快的心情、专注集中的意念和豁达大度的胸怀。轻松愉快的心情，类似于练功的放松；工作的专注，类似于练功的意守；豁达的胸怀，类似于练功所要求的虚、无、空的境界。无论行走坐卧、工作生活，时时刻刻不离才能达到较好的效果。有许多书法家、画家、音乐指挥家和科学家，他们并不一定专门去练气功，同样年享高寿，这和他们对事业的无限热爱，对艺术与学术的专注追求，对未来的高瞻远瞩，以及性格上的开朗豁达密切相关。要做到把练功原则融合到工作和生活中，就必须培养健康的思想、高尚的道德、高洁的情操，所以无论是儒家、医家或是道家，凡言养生者，都强调道德的涵养和心性的修炼。

儒家祖师孔子有言“大德必得其寿”。孟子则提倡“收信”“寡欲”，并提出“富贵不能淫，贫贱不能移，威武不能屈”的道德修养标准。

医者经典《黄帝内经》云：“恬淡虚无，真气从之；精神内守，病安从来。”“嗜欲不能劳其目，淫邪不能惑其心，愚智贤不肖不惧于物，故合于道。所以能年皆度百岁而动作不衰者，以其德全不危也。”唐代医家孙思邈亦云：“性既自善，内外百病皆不悉生，祸乱灾害亦无由作，此养生之大经也。”道家宗师老子强调“恬淡虚无”“少乱寡欲”，修道必重德，故云“道德”，并著有《道经》《德经》传世，合称《道德经》。

可见中国传统养生大家，无一不重视道德。只有道德高尚、心灵纯净、胸怀博大，才能有良好的心态、稳定的情绪。这样在练功时，则易于入静而少杂念；在平常时，则恬然愉悦而少忧患。从而使识神得养、元神得健、性命双修、形神兼练，实为养生之要妙。

若石健康法文化所提倡的气功修炼、道德涵养与爱心普施，和中国传统养生观中的修心、养性、修德、养神思想一脉相承。若与足部按摩、膳食调养、起居调摄相配合，则形神兼养、身心同调，必能达到优化健康状况的效果。

若石健康法的全息生物学基础

徐旻、翁宗奕　原广州医学院教授

一、绪论

若石健康法是通过对足部各个特定反射区的有效刺激来达到治病、防病、保健的一种有显著效果的外治方法，在保健事业和防治疾病中有着重大的意义。若石健康法具有简便易学、效果显著、经济安全、无副作用的特点。1990年7月在日本东京举行的世界若石健康法学术研讨会上，联合国世界卫生组织执行委员温贝尔格女士在致辞中指出：足部反射区健康法的努力方向与世界卫生组织对健康的广义概念是一致的；每个人应该对自己的健康负起责任；应通过合作研究将传统医学与现代医学更紧密地结合起来。由此可见，若石健康法具有广阔的发展前景。

无数的事实证明，若石健康法在防治疾病和强身保健中是卓有成效的，甚至一些令现代医学和传统医学都无能为力的疾病，通过足部按摩都能得到缓解以至治愈。然而产生这样的效果的基本原理是什么呢？

究其原理，在国内外医学界目前尚缺乏统一的认识，存在一定的差异，所提出的各种原理，都有一定的不足之处或限制性比较大，未能从根本上阐明若石健康法的基本原理。

当前比较流行的、有代表性的是神经反射作用原理、改善血液循环原理、阴阳平衡原理与经络学原理等。

神经反射作用原理。这是由美国医生菲特兹格拉得博士（Dr. Wiuiam Fitxgerald）提出来的。他经过长时间的研究，于1913年发表了他的反射治疗理论《区域疗法》。他以和地平线垂直的线把人体分割为10个区域，再用和地平线平行的线把人体分割为另外10个区域。由此，将躯干各器官的相关位置分割至双脚。后来人们发现头部反射区应在颈上部交叉，于是产生了垂直区域在延髓交叉的情况（见图11、图12）。

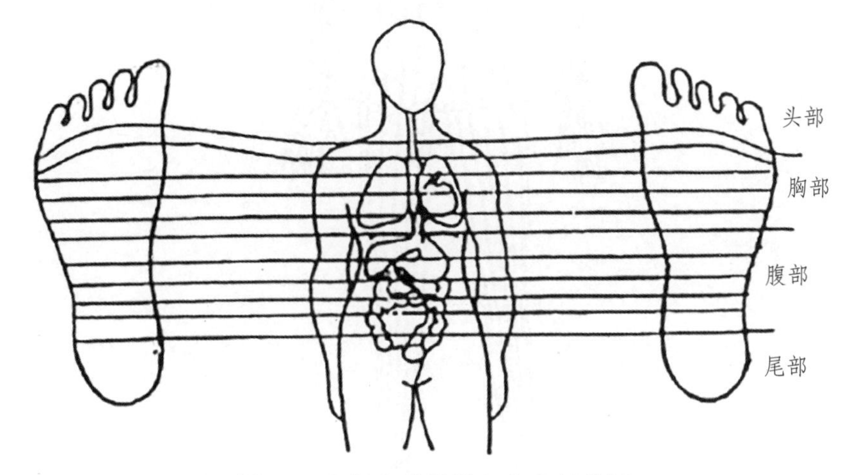

图11　足部反射区横行分布规律图

按照上述划分，足部与人体各器官都有相关联的反射区或敏感点。任何组织器官有病变都可以在相应的反射区和敏感点发生变化。于是认为按摩足部某一反射区时，通过神经反射弧与相关的组织器官发生联系。当在足部反射区进行按摩时，所产生的较为强烈的刺激传入中枢，阻断了相应器官原有的病理冲动，导致病理信号被人为按摩所产生的信号所取代、遮掩，通过反射作用使相应的器官做出必然的反应，并且刺激足部反射区时，其相应的器官有双向调节作用，通过神经反射作用使机体向着接近正常水平的方向变化。

神经反射作用原理存在这样的问题：

由于对反射区的划分缺乏有效的科学依据，即没有阐明其划分的机制，因此神经反射作用原理并没有阐明足部反射区疗法的机制。

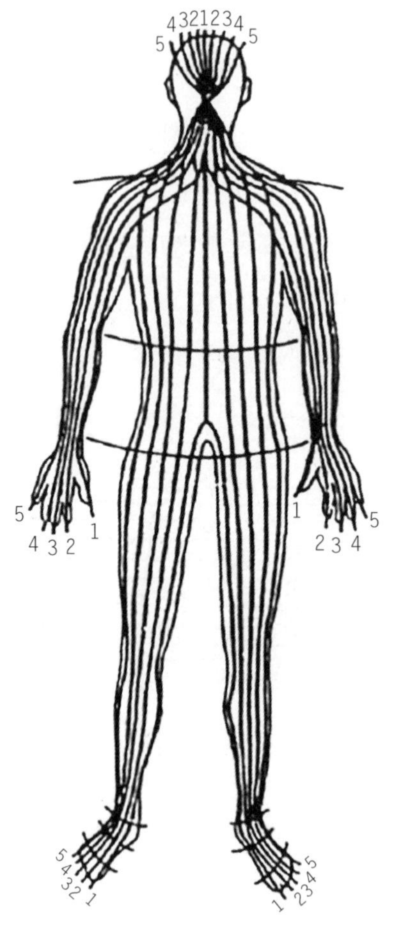

图 12　人体神经分布规律示意图

人体的生理病理过程是一个由多个系统参与的过程，是一个相当复杂的过程。同样，通过刺激反射区后，相应器官部位的自愈过程也是一样的。显然，已经很难用简单的神经反射作用原理来解释这一过程了。

改善血液循环原理。①足部离心脏最远，血流明显减缓，按摩足部可使其血流加快，流量加大，从而改善全身的血液、淋巴循环，提高心脏机能。②通过按摩泌尿系统反射区，以促进该系统的血液循环，提高排泄功能，排出体内的有毒物质，有利于相关器官的功能恢复正常。③通过按摩呼吸系统反射区，改善该系统的血液循环，提高该系统的机能，即提高肺内氧与二氧化碳的交换率，从而促进组织新陈代谢，增加细胞活力。这三点作用合在一起即可以通过改善血液循环，促进全身各部的机能，提高各器官系统的水平。

这个原理的第一、第二点显然是不成立的，因为要解决的问题就是为什么若石健康法具有包括第一、第二点在内的作用，这是用概念来解释概念。原理的第一点虽然成立，但无法从根本上圆满解释若石健康法的种种作用，有很大的局限性。

阴阳平衡原理与经络学原理。这两个原理有着密切的关系。中医学认为人体内只有达到“阴平阳秘”，人体才算是真正的健康。如果阴阳失去平衡，出现阴阳盛衰的情况，人体就会生病。经络是体内运行气血的通道，内联五脏六腑，外络皮肉筋骨，上下贯通、遍布全身、循环无端。阴阳平衡就是通过经络对气血的调节输布来实现的。

阴阳平衡原理与经络学说原理是在人体的经络系统中，有 76 穴位分布在双足部，每侧 38 个，并且它们与足部反射区的位置有惊人的一致性，对足部反射区的按摩通过经络这个通道起作用，可以疏经活血，使气血畅通，协调脏腑，达到平衡阴阳的作用。

阴阳平衡是人体的一种理想的动态平衡（至于阴阳这一概念，并不是本文所要阐述的）。经络是客观存在的，但是经络在解剖学上没有形态学基础，它的实质是什么？为什么没有形态结构的经络系统能够起作用？单凭经络系统就能对复杂的生理过程进行综合性调节吗？这一原理披着一层神秘的外衣，因而在揭开经络实质之前，也无法阐明若石健康法的机制。

综上所述，目前这几个具有代表性的原理，只能在表面上、在一定范围内说明若石健康法的作用。若石健康法作为有显著效果的防治疾病方法，是有其自身的科学原理的。

张颖清教授的全息生物学为我们探索若石健康法的基本原理指明了方向。

若石健康法是以全息生物学为基础的科学方法。全息生物学是研究全息胚生命现象的科学。

二、相关理论

全息胚学说是关于生物个体的新的整体观，即生物由处于不同发育阶段的具有不同特化的全息胚组成。

在我国针灸疗法中，有许多特殊的针刺系统，已发现了耳针穴位系统、头皮针穴位系统、鼻针穴位系统、面针穴位系统、足针穴位系统等。这些系统都是在一个特定的区域内进行针刺以治疗全身的疾病，也就是在人体的局部区域反映着整体的生理病理信息，是穴位全息律的特例。

（1）全息胚概念

由于 DNA 的半保留复制和细胞的有丝分裂，从而使许多细胞生物体的任何体细胞都具有与原初的受精卵（有性生殖过程中）或起始细胞（无性生殖过程中）相同的一整套基因。既然受精卵或起始细胞可以以新整体发育，那么由受精卵或起始细胞复制而来的体细胞也不例外。正是由于体细胞在动植物个体本体这样的天然培养基上自主发育，才使全息胚有了整体缩影这样的胚胎性质。

全息胚是生物体上处于向着新整体发育的某个阶段的机能单位。因为任何部分的体细胞都有与受精卵或起始细胞相同的一套基因，所以处于向着新个体发育的某个阶段的胚胎，就不只限于在哺乳动物的子宫或植物的种子中，而是在机体的任何部分都存在着。当然，这样的胚胎都已有了不同的特化（即差异化），从而不见得能够发育成新个体。因此全息胚在生物体上是广泛分布的，任何一个结构和功能上有相对的完整性并与周围的部分有相对明确边界的相对独立部分都是全息胚。例如，人体上肢的肱骨节肢，下肢的股骨节肢等都是全息胚。真正的胚胎是能够发育成新整体的全息胚，是全息胚的特例。

（2）全息胚的发育性、滞育性和生长性及重演性

成体中的全息胚一般处于向着新个体发育的某个阶段而不再向前发育。这个在发育时间轴上停止发育的位置，称为该全息胚的滞点。在高等动物包括人类，全息胚的滞点一般位于发育时间轴的偏左段，全息胚的发育一般停止在较早的发育阶段。

全息胚的发育在到达滞点之前，具有发育性。达到滞点之后，则具有滞育性。在滞育的时候，全息胚在结构上不复杂化了，但其体积和重量却会有

不同程度的增加，即全息胚在滞点上有单纯的生长性。

一般全息胚的滞育性通常是终生滞育，即一直到整个生物体的生命终结，或一直到全息胚的生命终结，某个全息胚只保持某个发育水平不变。全息胚发生滞育后，单纯性的生长仍可进行，使体积和重量得到很大增加。

全息胚既然是处于向着新个体发育的某个阶段的胚胎，那么其必然重演了个体的由受精卵或起始细胞达到这个发育阶段的全部过程；而生物的个体发育也是其系统发生的重演，从而全息胚到其发育时间轴滞点的发育过程，也重演了从单细胞生物到与滞点相对应的进化阶段的系统发生过程。这就是全息胚的重演性。

如图 13 所示，全息胚的发育历程，有助于对以上各种特性的理解。

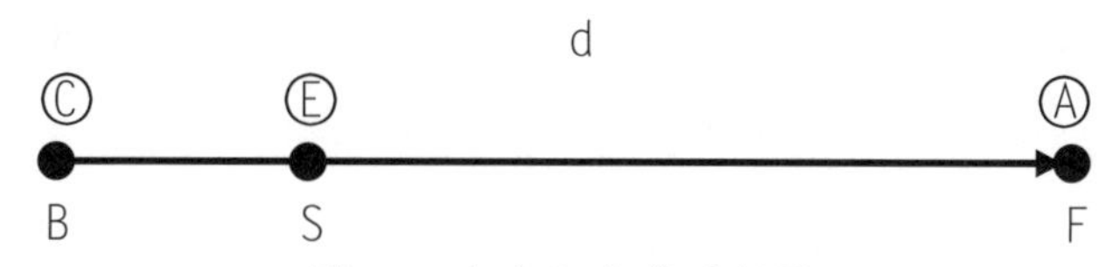

图 13　全息胚发育历程图

B：发育时间轴 d 的起始点；F：发育时间轴 d 的终点；
S：全息胚 E 的滞点；C：受精卵或起始细胞；A：成体；
线段 BS：全息胚 E 的发育历程

在某一生物的发育时间轴 d 上设 S 点为某一全息胚 E 的滞点，则 E 经过了发育时间轴 d 上从起始点 B 到滞点 S 发育过程，即线段 BS 代表的发育过程，同时也经过了与线段 BS 所相当的系统发育过程。在发育时间轴 d 上，起始点 B 到某一全息胚滞点 S 的线段 BS 可以称为该全息胚的发育历程。

以上全息胚的三种特性，对全息胚的性质起很大的决定作用。

（3）全息胚的镶嵌性和全息胚的性质

一般全息胚的镶嵌性是指一个全息胚如果能够发育成新个体的话，全息胚上的某个部位要确定性地发育成为新个体的对应部位，从而全息胚已经有了未来器官的图谱，未来新个体的器官就像预先镶嵌在全息胚的对应部位上一样。全息胚在发育时间轴上滞点以前的发育是镶嵌型的，发育停止在滞点上的全息胚，这种镶嵌性仍然存在，即全息胚上分布着与整体相对应的未来器官图谱。全息胚的性质包括两个方面，一是全息胚有两个生命，一个是向着新个体自主发育的全息胚自己的，另一个是属于整体的；二是全息胚具有双重身份，它不仅是整体控制下的结构单位，而且还是一个相对独立的自主发育单位。

整体本身是发育程度较高的全息胚。例如，人体相对于肱骨节肢这种低发育程度的全息胚。

（4）生物全息律与穴位（区）全息律

生物全息律是揭示生物部分与整体及部分与部分之间关系的规律，也即是全息胚与整体之间及全息胚之间关系的规律。其关系是全息胚的各部位都分别在整体或其他全息胚上有各自的对应部位，全息胚的每一个部位相对该全息胚的其他部位，与整体或其他全息胚上其所对应的部位生物学性质相似程度较大，各部位在一全息胚的分布规律与各对应部位在整体或其他全息胚的分布规律相同；在生长轴线连续的两个全息胚，生物学相似程度最大的两端总是处于相隔较远的位置，从而总是对立的两极连在一起的。

特别要指出的是生物学性质包括广泛的形态学、生理学、病理学、生物化学、生物物理学、遗传学等。

生物全息律事实上是以全息胚这种结构和功能单位的真实存在为前提的，而且在此基础上已研究了全息胚与整体之间或全息胚之间的联系和关系，揭示了在生物体上全息胚与整体之间及全息胚之间的全息对应和全息相关的关系。

生物全息律已经走完了孟德尔定律所走的道路。因为在现代，对DNA的自我复制、染色体的复制、细胞的分裂已经有了较充分的研究。从这些事实出发，已经足够可以为生物全息律提供机制方面的说明了。

穴位（区）全息律包含于生物全息律之中，是生物全息律在人体的一种表现形式，表述如下：人体任一节肢或其他较大的相对独立部分的穴位，如果与其对应的整体部位的名称来命名，则穴位排列的结果使每一节肢或其他较大的相对独立的部分恰像是整个人体的缩影，并且每两个生长轴线连续的节肢或每两个较大的相对独立的部分，总是对立的两极连在一起（图 14、图 15）。

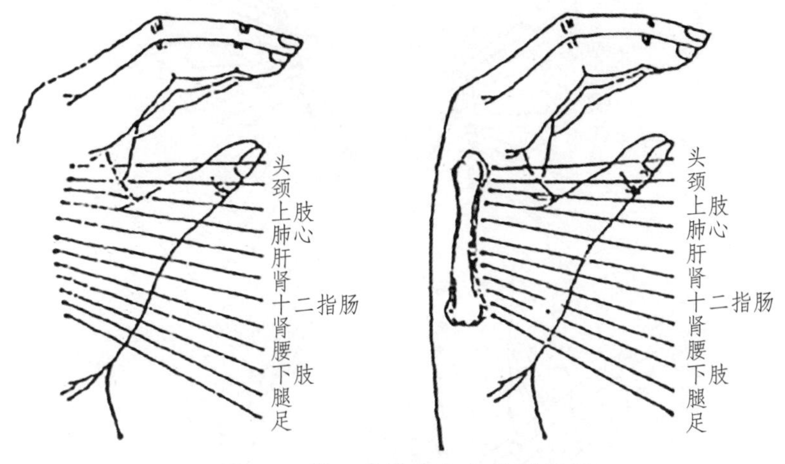

图 14　第二掌骨全息穴位群详图

穴位全息律包含双重意义：一方面画出了高发育程度的全息胚与整体或其他高发育程度的全息胚在生物学特性上相关的位点分布的全息图谱；另一方面又画出了每一个高发育程度的全息胚的未来器官图谱。根据生物全息律，每一个高发育程度的全息胚因为已是一个小整体，从而未来器官图谱是整体缩影式的，而且全息胚的发育程度越高，其未来器官图谱就越细致地与整体相关部位对应。

已经发现的耳针穴位系统（图 16）、面针穴位系统（图 17）、头针穴位系统（图 18）、鼻针穴位系统（图 19）、足针穴位系统（图 20）等局部区域的穴位系统，就被包括在穴位全息律这一总规律之内，并成为穴位全息律的证据。

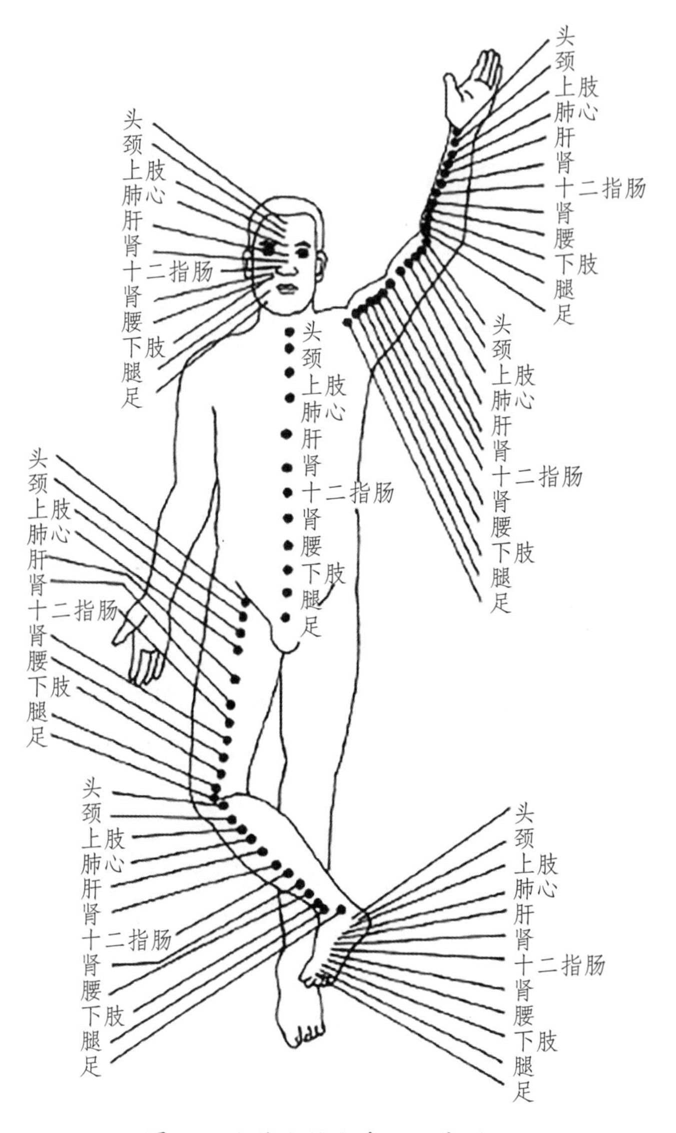

图 15　人体穴位全息胚示意图

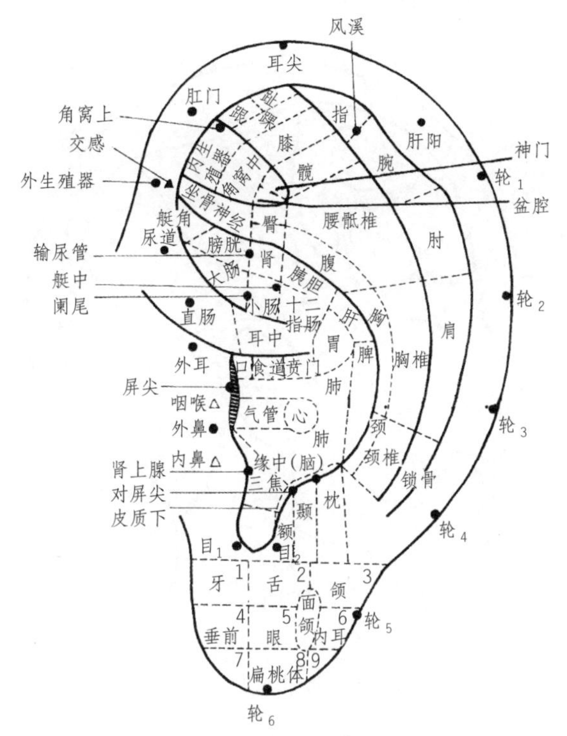

图 16　耳针穴位系统图

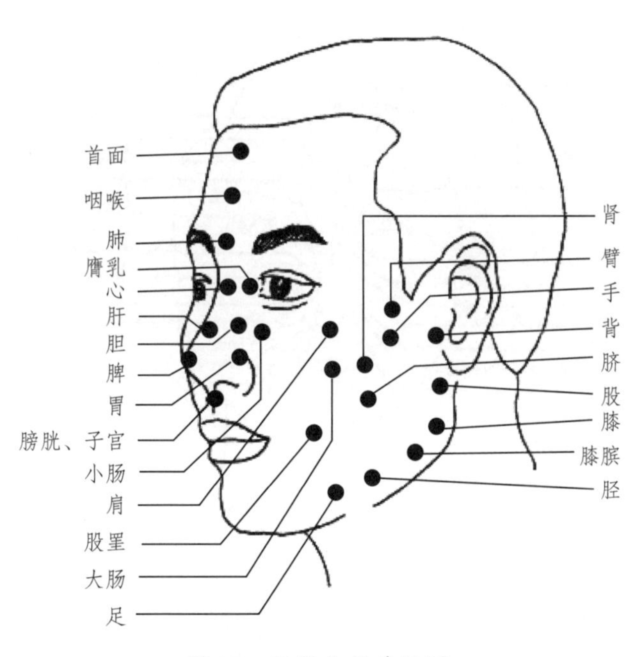

图 17　面针穴位系统图

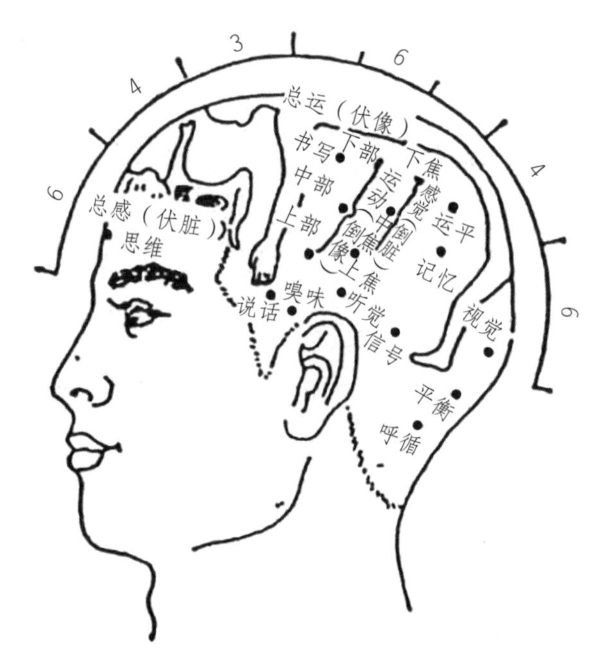

图 18　头针穴位系统图

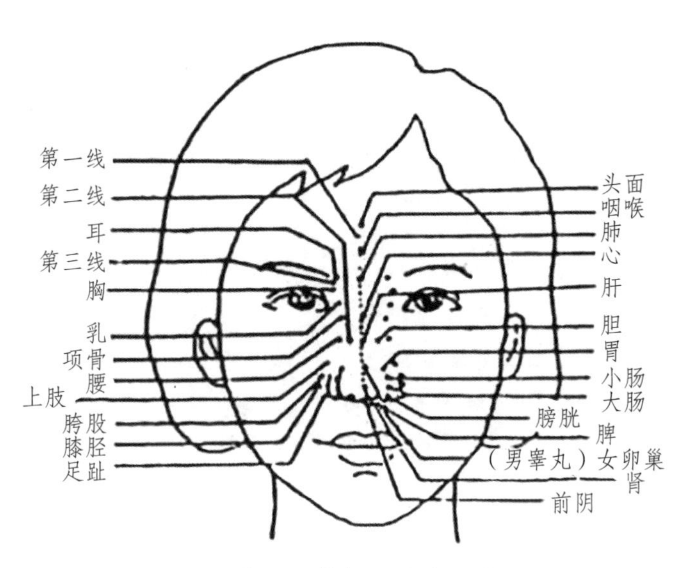

图 19　鼻针穴位系统图

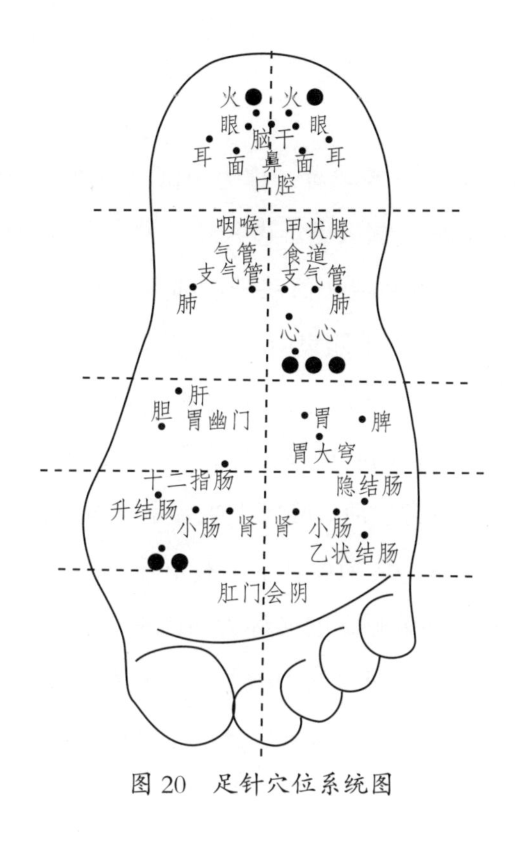

图 20　足针穴位系统图

失眠新区的探讨和治疗失眠的疗效观察

田洪镇　主任医生、南足部反射区健康法培训学校校长、

中国全息医学研究会常务理事

人的一生中有 1/3 的时间是在睡眠中度过的。睡眠正常，人就精神饱满、体力充沛、思维活跃、反应敏捷。每天 24 小时中的睡眠时间（包括午睡），随年龄的增长而逐渐减少，儿童一般 12 ～ 14 小时，青壮年 7 ～ 9 小时，老年人 5 ～ 6 小时，且每个人并非完全相同，个体差异很大，有的人每天睡 4 ～ 5 小时就够了，有的人却要睡 10 个小时。临床上，睡眠时间过多或过少对机体的健康都不利。调查资料表明，每天平均睡 7 ～ 8 小时者寿命最长，每天睡

眠超过 10 小时者，死亡率比睡眠 7 ～ 8 小时者高 50%，每天睡眠不到 4 ～ 5 小时者，死亡率比前者高 2 倍多。

在睡眠的时间不能安静入睡者，称为失眠。失眠多为精神因素而引起。轻者难以入睡，睡后易醒，醒后更难再入睡，常常乱梦纷扰、睡眠不深、晨醒过早。重者彻夜难眠，失眠者白天头晕、脑涨、头痛、健忘、记忆力减退、精神萎靡、情绪不佳、注意力不能集中、疲乏无力、心悸、易激动和烦躁不安、体力不支、思维迟钝、反应缓慢。又因自主神经紊乱而心律不齐、食欲不振、便秘或腹泻、耳鸣、脱发、四肢畏寒、月经失调、面色不华，个人反应不同，严重地影响身心健康和日常生活。临床上主要是靠内服安眠镇静药物控制。

研究证明，调节睡眠的区域就在脑干和下丘脑等某些神经细胞群处。从脑脊液中提出的一种可导致睡眠的简称为 MP 的糖蛋白，是一种强力的可以引致睡眠的化学物质。当血液里的 MP 达到一定浓度时，就会刺激脑干和下丘脑的细胞引致睡眠。它还有刺激淋巴球产生淋巴活素，增强免疫系统的功能。MP 的释放并随血液循环到达脑垂体，促使肾上腺皮质激素的释出，并作用于肾上腺而分泌类固醇，抑制睡眠。内分泌系统在体内有规律地分泌，睡眠也就有规律地进行。如果自主神经紊乱造成内分泌失调，也就打乱了睡眠的规律。因此，长期失眠者，大多体质衰弱，抵抗力降低。

一、资料来源

笔者久闻按压小脚趾可以调整睡眠。在接触足反射法的早几年中，在多例失眠和无失眠者的小脚趾上得到了证实。因此自 1989 年开始向培训班的学员们传授，并于 1990 年编写的《足反射区健康法教材》的图中标明，以便让学员们在临床实践中进一步验证。我和几百名学员经过大量病例证实，此“失眠区”在诊断和治疗时比足跟部的“安眠点”要灵敏得多。它的准确位置在脚掌面小脚趾第一横纹和第二横纹之间靠内侧面的 2/5 处。其敏感点多在近脚趾转弯处。

本组病例试验时间为 1989 年 3 月至 1996 年 3 月，接受治疗的共 322 人，其中男性 121 人，占 37.6%；女性 201 人，占 62.4%；年龄最小的 16 岁，最大的72岁；病程最长的38年。随机选取48例作为对照组，不用小趾的失眠区，而用足跟安眠点。观察组用小趾失眠区，而不用足跟安眠点。

二、治疗方法

（1）10次为1个疗程，每日治疗1次。个别有条件者，每日治疗2次。

（2）治疗开始就停止使用任何安眠镇静剂。

（3）全部病例均不做全足按摩，除基本反射区外，根据每人病症的不同，主要是选区配方，一般着重加强小趾失眠区（或足跟安眠点）、脑垂体、肾上腺、大脑、脑干、肝、胆、腹腔神经丛、甲状旁腺、生殖腺、脊髓等反射区的按摩，每次治疗30分钟左右。

（4）按摩的力度和手法因人而异。在春秋季使患者出汗、口干为度。小趾失眠区，用拇指指腹由外侧向内侧横推至脚丫子中。

（5）从治疗开始至结束，饮用温开水300～500毫升。

（6）令患者回家后尽快使用热水泡脚十几分钟，以扩张血管，促进血液循环，排出沉积物。最好晚上睡前用热水洗脚，可促使其尽快入睡。

三、疗效观察

（1）判定标准。痊愈：能自然入睡7小时以上（老年人6小时），头痛、头晕、多梦等伴随症状消失。显效：能自然入睡6小时以上（老年人5小时），伴随症状基本消失。好转：能自然入睡4～5小时以上，伴随症状减轻，但醒后较难再入睡。无效：经两个疗程（20次）治疗，无好转。

（2）疗效观察。从疗效统计表（表2）中可以看出，用小趾失眠区的疗效明显高于足跟安眠点。

表2　疗效统计表

项目	痊愈		显效		好转		无效		合计	有效率	
	例数	比例%	例数	比例%	例数	比例%	例数	比例%	例数	例数	比例%
观察组	224	81.8	32	11.7	18	6.5	—	—	274	274	100
对照组	32	66.6	8	16.7	6	12.5	2	4.2	48	46	95.8

四、典型病例

苏女士，58 岁，退休职工。该患者失眠 30 多年，难以入睡，每天睡眠不足 4 小时，下半夜醒后，更难入睡，白天头晕、头痛、健忘、记忆力明显减退、易激动、烦躁不安。后病情加重，出现明显的自主神经紊乱，常突然脸红、出汗、口角眼角抽动，特别是上身“发热”，下身畏冷。南方的 10 月，一般人还穿单裤时，她已穿上了两条毛裤和毛袜等冬装。30 多年来曾用中西药物治疗，无效，常靠镇静药控制。1995 年 11 月 5 日接受足部反射治疗，停用一切药物，除基本反射区外，主要取小趾失眠区和大脑、脑干、胆、肝以及调整自主神经、内分泌、脊髓等的反射区进行配方治疗，同时手部选择重点反射区按摩，并刺激耳朵的脑、神门、交感和耳尖。第一次治疗后，当晚神奇地熟睡 10 小时，称“30 多年来第一次睡了一个好觉”。从此天天正常睡觉，一次而愈。第四次治疗后，脱下了毛裤和护膝，睡觉也不再穿袜子了。一个疗程（10 次）后，双足由原来的发凉怕冷转为发热。再做 10 次巩固治疗，从未复发。患者感到足反射法的神奇，参加学习班的培训，并召回在外地工作的女儿回来治疗和学习。

黄小姐，33 岁，公园职工。该患者从 13 岁读初中开始失眠，已 20 年，每晚要到下半夜方能“迷糊”两三个小时，白天头晕、脑涨、记忆力减退、长期食欲不振、贫血、口唇苍白，治无疗效，已失去信心。其母因用足反射法治疗心脏病而受益，强迫患者接受治疗。笔者按上例的治疗原则，结合患者的具体情况配方，于 1992 年 9 月 10 日上午进行第一次治疗，她 20 年来第一次中午熟睡了 40 分钟，而且当晚通宵安眠，第二天早上 7 点半才被家人喊醒。次日患者一早主动跑来接受治疗。第二次治疗后，因上节育环导致 8 个月的子宫出血也停止了。15 次治疗后，贫血好转、面色红润、口唇泛红。患者一次治愈失眠，二次治愈子宫出血，此后经常早上要保姆喊醒起床，至今未复发。

郑女士，61 岁，退休教师。该患者因眼底出血，住院 3 个月后，视力下降为 0.5，血压高过 190/110 mmHg，精神紧张、失眠多梦，通宵不眠 8 个月，恐惧不安、心率过速、便秘、头晕、头痛、食欲不振。靠服安眠镇静药物维持睡眠，一次服安定20片依然无效后，只靠进口药物控制。1992年3月11日接受足反射法治疗，根据其病情配方综合调理。第一个疗程中，情绪不稳，仍坚持要服安眠药，疗效不明显，经过反复进行心理诱导，使其树立战胜疾病的信心，解除思想顾虑，安定情绪，向其说明服用安眠药物的害处和影响足反射法的疗效。在取得家属的配合下，坚决停用药物以后，迅速取得明显疗效，停药两天后，可连续睡眠6小时以上，中午也可入睡，早晨参加体育锻炼，情绪稳定。再进行第三个疗程巩固疗效，睡眠正常，未再复发。

五、体会

（1）失眠是由于人体内、外致病因素的影响，致使中枢神经产生病理兴奋灶和自主神经紊乱而造成内分泌系统失调，打乱了正常的生物钟。通过对足、手、耳反射区的按摩，刺激末梢神经感受器，通过上行传导，产生神经冲动，形成新的兴奋中心。使已形成的病理兴奋灶被抑制，从而恢复机体兴奋与抑制的生理功能平衡。在治疗中加强了脑垂体、肾上腺的刺激，促使了肾上腺皮质激素的释出，而调整类固醇有规律的分泌。类固醇有抑制睡眠的作用，因而使睡眠有规律地进行。自主神经的调整使全身症状好转，内分泌的调整使机体免疫功能增强，衰弱的体质得以迅速恢复。

（2）小趾部的失眠区，对失眠的诊断很灵敏。一般有阳性反应者睡眠不深；中度反应且常见有气泡者，多梦易醒不易入睡，轻度失眠；反应明显者且疼痛拒按，或有沙粒沉积物者，为较重的失眠患者，或有几年以上的病史；无反应者睡眠质量很好。治疗中随症状好转，其阳性反应逐渐减轻，直至消失而痊愈。足跟部的安眠点，因质硬肉厚，诊断不灵敏，疗效比小趾区缓慢而差。

（3）失眠患者多采用药物控制，但安眠药并不能治好失眠，且有一定的毒副作用，尤其易造成肝、肾和脑的损害，甚至有慢性中毒的危险。长期服用安眠药的患者，容易产生对药物的依赖，成瘾后不服药就不能入睡。药物的用量也越来越大，形成恶性循环。而采用反射区的按摩，使中枢神经通过传出神经引起神经调节和体液调节，使睡眠中枢的机能得到调整而恢复正常，是治本的措施，且不存在药物的毒副作用。笔者在临床治疗时，均令患者坚决停用一切安眠镇静药，以恢复机体反射功能，效果较逐渐减量更快更好。

（4）失眠患者都有各自不同的致病诱因。在治疗中，必须注意患者的心理变化，争取家属的配合，消除致病因素，树立对反射疗法的信任和信心，使其内心世界得到调整和平衡。养成规律的生活习惯，参加体育锻炼。晚餐清淡不喝酒，睡前不喝浓茶和咖啡、不吸烟、不看紧张刺激性强的电影和电视。

（5）在全面检查的基础上，根据患者的具体病情，选择适当的反射区，进行合理的配方，辨证施治，并且在治疗中随病情变化随时调整配方。在每次 30 分钟左右的时间内，把功夫集中在配方的反射区上，保证治疗的重点，才能取得满意的治疗效果。

（6）以足部反射区为重点，配合手、耳区的治疗，能更快地提高疗效。耳区主要是加强交感、神门、脑、心、内分泌的点压，必要时用三棱针在耳尖点刺放血。

研究“若石健康法”的快捷方式

陈茂松　国际若石健康研究会总会会长

国际若石健康研究会自 1988 年开始，在台北举办“若石健康法学术研讨会暨 88 台北世界大会”后，引发全世界各地有心国际若石健康法的人士开展研究的浪潮。近几年来，根据“若石健康法自学手册”（1986/1 初版）来研究出版的书籍，如雨后春笋，用“百家争鸣、百花齐放”来加以形容毫不为过，充分展现了人们对易学、易行、速效的“若石健康法”的喜爱。

但是在众多发表的文章和出版的著作中，由于各人研究的方向不同，况且一些转载的资料并不正确，以至以讹传讹，陡然增加了负面的影响。虽然瑕不掩瑜，然而浪费了那么多对“若石健康法”有兴趣的人士的研究精力，终归是一件遗憾的事。

事实上，国际若石健康研究会自1982年3月成立以后，仓促地将几年来所搜集的资料整理成《自学手册》，于1986年初推出，其中错漏之处，在所难免；自1988年创立若石的“世界大会”后，更能集中众人的智慧来研究，使“若石健康法”的内涵更为完美。在“97香港世界大会”中，特别提出有关“研究捷径”的报告，以利有心研究的人士，共同努力，能节省精力，避免走上歧途。

一、探讨

鉴于“若石健康法”这一陌生的名词在“保健界”中崛起，是非常短暂的，只有10多年而已，况且出自国际若石健康研究会本身的著作也很少，真正能表达出其确切含意的译文，亦不容易获得（这个语言上的缺陷，正是妨碍“若石健康法”在全世界发展的原因）。因此，有兴趣研究“若石健康法”的有心人士，只能依凭既有的些微线索去摸索。综合起来，目前大致有下列几个方向，让我们分别加以探讨分析。

1. 根据吴若石（Fr. Josef Eugster）的“病理按摩”去研究

这是很自然的一个趋向，因为国际若石健康研究会，是由创会人陈茂雄先生与本人（忝为执行会长）在1982年匆匆忙忙地成立，当时亦系吴若石赴耶路撒冷（Jerusalen）进修，仓促离开台湾之时；也是他推出《病理按摩法》（译者：李百龄，1982年3月初版），为他1980～1982年在台湾推广所谓“脚底按摩”“病理按摩”等作一个注脚的时候。因为他“确信这种病理按摩法源自古老的中国”（病理按摩法：序言），并且“发愿要将这中国的遗产归还给每一个中国人”（若石健康法自学手册：序一）。这份伟大的情操，促使了陈茂雄先生创立国际若石健康研究会，以表示一份“饮水思源”的心意。虽然吴若石没有参与任何有关“若石健康法”的研究工作，却被尊崇为“荣誉会长”，可惜于1992年，因自认为“足部反射区健康法”系其个人的崭新发明，提出专利主张，故辞去这一头衔，这是始料不及的事，所有“若石人”都引以为憾。

至于《病理按摩法》这本书，实际上是根据“Good Health for the Future”（Hedi Masafret RN 著，1976 年出版）这本书的中文译本，其内容虽然强调能治疗疾病，并研究如何对症按摩，可是并没有反映出吴若石于 1980 ～ 1982 年在台湾推行所谓“病理按摩”（或称脚底按摩）的特质，（当时极力主张能医百病，愈痛愈好），这点特质曾经误导了许多人，企图走入民俗疗法的途径。可是他在序文中强调此法系源自古老中国，使得我们初期的研究工作颇为迷茫，经过研究会集体研究后，终于确立了“若石健康法的理论基础”，作为今后研究发展工作的依据（图 21）。

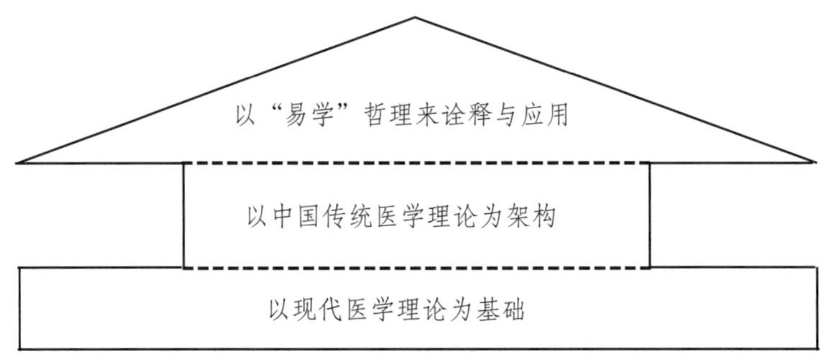

图 21　若石健康法的理论图

可是《病理按摩法》含有丰富的现代医学知识，而且在“足部反射学”（Foot Reflexology）方面涉猎颇深，故解释了研究会在讨论如何确立“若石健康法的理论基础”时，为什么要“以现代医学理论为基础”了。

总而言之，若石健康法足部反射区运动与吴若石的病理按摩或脚底按摩，在内涵上，确有许多不同之处，用表列出其显著者作为比较（表 3）。

表 3　若石健康法足部反射运动与病理按摩法之比较

吴若石—病理按摩	若石健康法
主张：能医百病，愈痛愈好。 操作上，快速表面刺激。 慎选反射区，以治疗为重点。 认识个人崭新发明。	主张：提升体质，适度疼痛。 操作上，缓进深入施压。 呼吁全反射区运动后，再重点加强，以保健为诉求。 汇集众人智慧研究。

2. 根据足部反射学（Foot Reflexology）的内容去研究

谈到现代反射学（Reflexology）的理论，应该推崇美籍医师 Dr.William Fitzgerald）在 1913 年所发表的区域反射治疗理论（Zone Therapy），他主观地将人体的头部、躯体、手、脚，用假想的垂直线及水平线平均地划分为 10 个区域（Zones），这些特定的反射区（Reflex Zone）大部分在相对应的脚掌上，能显示出特定的反射点。这些成就，促使一部分医疗人员对其发生兴趣，才引发足部反射学的专业研究，难以避免地形成了反射学者（Reflexist）的专家心态。

可是这种划分反射区的人为理想，实在缺乏“学理上的背景”。假如吴若石《病理按摩法》所强调“此法系源自古老中国”确系真实，反而有了古代的中国哲理作为依据，因为它认为“宇宙是一个大太极，人体是一个小太极，人体的一部分也可视为一个小小的太极”。因此脚掌被认为是人体的缩影，古代称为“伏象”，已为世人所接受的一种说辞。所谓“若石健康法”的无痛诊断，亦不过是指观察足部（特别是脚掌）所显示的“异常形象”而已。

因此“若石健康法”自始就采用足部反射学作为基础，以后所有内容细节及运用，都采用中医原理及易学来诠释。有关若石健康法足部反射运动与足部反射学的比较，其比较显著者列表如（表 4）。

表 4　若石健康法足部反射运动与足部反射学之比较

足部反射学（Foot Reflexology）	若石健康法
认定是辅助疗法之一，希望能纳入医学范畴。 轻度刺激反射区，以放松肌肉组织为主。 个别派系甚多，且过分强调“专家技术”（Professional Technic），大多以医疗人员自居。 人体用假想的垂直及水平线划分为 10 个区域，称为反射区（Reflex Zone）。	认定是保健养生运动方法之一，希望能成为生活习惯。 适度刺激反射区，以达成“反射功能”为主。 在认同“若石精神理念”下人人可学，人人可行，希望借此进行社会工作。 脚掌为人体的缩影，中国古代称之为“伏象”，分别为各种“反射区”。

3. 根据中国传统医学“经络学说”做研究

“若石健康法”既然是采用中国传统医学理论架构，因其运动方式有点像“指压”或“针灸”，所以很多人都认为遵循同一的“经络学说”来进行研究，应该毫无问题，事实上适得其反。虽然二者皆奉行以中医原理的“阴阳学说”“五行学说”来诠释，但是“若石健康法”与十二经脉、十四经脉够不上关系，是毋庸置疑的。举其显著的差异性来比较（表 5）：若石健康法不过有 64 个反射区，其主要分布位置以脚掌为主，仅在脚底就有 30 余种反射区，而在经络穴位的分布而言，在 360 个穴位中，在脚底的只有足少阴肾经的“涌泉穴”（国际编码 K1）而已。再者，经络所讲究的是“穴位”，是“点”，无论针灸、指压，所讲究的是认穴要准，经验要丰富，下针愈少愈好，所以必须依气血流注选穴。

表 5　若石健康法足部反射运动与经络学说之比较

经络学说	若石健康法
构成经络的穴位是“点”，讲究认穴准确，经验要丰富。 操作时是依气血流注，选穴配穴，选用穴位愈少愈好。 整个脚底只有足少阴肾经的涌泉穴（国际编码 K1）。	划分反射区是“立体”的，要求整个反射区都能接受到刺激。 操作时是顺组织纹理，整体刺激，局部加强，希望体质能整体性提升。 反射区的分布是以脚底为主，共有 30 多个反射区。

二、捷径

根据以上的探讨，我们应该了解到国际若石健康研究会的苦心，是在于如何证明“若石健康法是合乎医理的运动之一”，让绝大多数的人在争取自身健康方面，能够有自由发挥的空间，绝不希望被纳入所谓“民俗疗法”“自然疗法”等，被少数自认为“专家”者所控制。须知全世界的医疗卫生单位，都不能容忍没有受过“正式医科训练”的人员，从事医疗行为，所以“生病的时候找医生治疗”是绝对正确的做法。而在“健康”的时候，个人采用“若石健康法”来争取“广义的健康”，一种身心合一的“真正的健康”，也是我们“若石人”一贯的追求。

因此，我们为了更多的有心人士能为“若石健康法”贡献心力，特将研究若石健康法的“捷径”罗列如下。

（1）“若石健康法”集中众人的智慧经过10多年研究，遵循中国的“易学”哲理来诠释，并不断运用最新科技来加以证明，使这一古老的人类文化遗产，在中华文化的滋润下，得到重新评价。假如要作为一门新科学来研究，我想近年重新崛起的“全息胚学说”（ECIWO THEORY）可以作为它的理论基础，使近代人较易了解和接纳。

（2）“若石健康法的足部反射运动”，希望众人不要将其神秘化，单纯地把其作为“运动”来看待（切忌视为“疗法”），况且这种运动是最适宜现代生活的，由于它不分男女老幼，不论行住坐卧，都能够随时应用，并且能够获得立即效果（本次世界大会提出的ARDK检测研究，已证明“运动后”脏腑间的立即反应）

（3）若石“足部反射运动”的作用机制，不仅具有神经系统的“线向传递”（Linear Transmit），而且同时具有“无线传递”（Wireless Transmit）的特质（钟杰医师曾多次提出“无线传递”的概念）。在“92年吉隆坡世界大会”时，曾有日本岐阜大学的长屋宪医师（Ken Nagaya MD.Of GIFU University.Japan）对胃神经注射阻断剂，再于若石健康法的胃反射区施以刺激，结果胃部恢复蠕动，可以间接说明“无线传递”现象的存在。

（4）“若石健康法”规划的反射区共有64种，对一般老年人或少年人而言，学习起来似乎是稍多一些，但是双脚是人体的缩影这一概念存在，使学习变得容易一些。

然而，在“若石健康法”的研究中，人们常常会在足部发现一些具有特殊效果的“反应点”，可以暂时解决我们身体上的某些问题。如在经络方面的研究中，亦常有许多“经外奇穴”一样，值得我们珍惜，但我们不会随时在十四经脉中增添“穴位”，使后学者在基础研究上增加困扰。

以上几点认知后，我们对“若石健康法”的研究便方便了许多，无论如何，国际若石健康研究会盼望有更多人加入研究，使“若石健康法”对人体的健康福祉有更完美的保障。

帕金森病与若石健康法

朱奕群　清华大学校医院康复理疗科主任

本文综述了帕金森病 PD（Parkinson's dis-ease）的西医研究和中医认识，重点阐述了若石健康法在治疗 PD 中的突破。

自 1817 年英国医生 Jams Parkinso 在伦敦发表的文章中首次描述这种疾病以来，已经 200 多年。西医从病因学、症状学和病理学等方面进行了深入研究，在治疗学上也取得了可观的成就。但是，这种疾病仍然困扰着几千万患者，尤其是高知识层和强脑力劳动者人群，治疗问题没有突破。

原发性 PD 的病因尚不明了，大约有 10% 以上的患者有家族史。继发性 PD 则由于感染（脑炎特别是甲型脑炎）、中毒（一氧化碳、锰、二硫化碳、氰化物、甲醇等）、药物性（吩噻嗪类、丁酰苯系、萝芙木生物碱及 x- 甲基多巴等）、脑血管性病变、脑肿瘤（特别是脑部中腺肿瘤）、脑外伤、中脑空洞症、代谢性（甲状旁腺功能减退、基底节钙化、慢性肝脑变性等）而产生类似症状，统称为 PD 综合征。经我们治疗的 PD 患者除个别被疑为家族史外，多数属于脑动脉硬化，少数有明显的脑外伤史（如陈景润）和一氧化碳中毒史，尚未遇到因药物中毒引起的 PD 患者。

PD 的主要病理变化是锥体外系黑质、纹状体系统的病变，近年来研究证明患者黑质内的细胞变性，黑质内色素性神经元减少、萎缩和空泡形成，胞浆内有同心形的包涵体等，神经胶质增生。蓝斑、网状结构和迷走神经背核也有类似变化。近年来发现：本病患者的黑质和基底节内多巴胺含量减少，尿及脑脊液中多巴胺或其主要代谢产物高香草酸减少。现在一般认为乙酰胆碱是锥体外系的黑质纹状体通路的兴奋性介质，而多巴胺是抑制性介质，多巴胺含量减少而乙酰胆碱含量相对增多时，即可引起本病。奥地利维也纳 BIRKMAYER 帕金森治疗研究所的 Birk-mayer 教授于 1960 年第一个对 PD 食用多巴胺进行治疗，后来 Dr.George Cotzias 改进了多巴胺的使用，而 10 年后在全世界成为一种很有效的治疗方法。这给该病的病因学和治疗学的研究提供了新的线索。

PD以50～60岁患者多见，我们遇到的PD患者多数自40余岁出现症状，至50余岁逐渐恶化进入晚期。而60岁以上的患者则多数先出现脑血管病变如脑动脉硬化、腔隙性脑梗死之后数年方出现PD的主症。PD的主要临床症状是震颤、少动、僵直和位置性反射障碍四个典型表现中的两个或两个以上。多数患者出现震颤，震颤也可能是最早出现的症状，但亦可无震颤。我们遇到的PD患者由于伴有小脑损害，震颤不是典型的静止性的，而是动作性的，但幅度大又说明主要病变仍是大脑基底节。晚期PD的全身僵直是造成患者失去工作能力和生活不能自理、“瘫痪”在床、最后危及生命的主要原因。因面肌僵直而面部表情呆板、眼球不能转动、很少眨眼，形成所谓面具脸；因躯干四肢强直而形成特殊固定的PD姿态：头部前倾几乎抵达胸部、上身前屈不能伸直、肘屈曲使上肢置于胸前伸展不能，两手握拳状僵挛，下肢膝及髋间节呈半屈曲状僵硬。横纹肌的普遍肌张力增高，最后累及舌肌、咽部诸肌而造成语言不清、吞咽咀嚼困难，常伴发吸入性肺炎，或不得不插胃管，最后因呼吸肌强直造成不能呼吸而死亡。约有一半患者出现精神症状，少语、发呆或多疑，个别在固定时间出现幻听幻视，为了驱赶幻视中看到的“站在床旁的侵入者”，患者每晚大喊大吼，并踢腿挥手，还有个别患者每晚发生全身剧烈痉挛从床上摔至地上。约2/3中期至晚期患者有唾液增多、皮脂腺分泌增多。几乎所有患者都有视力下降。我们遇到的患者2/3有骨关节病变，其中多数是因患病后摔跤造成骨折，合并或单独存在颈椎病、强直性脊柱炎、风湿性关节炎的也不少。几乎所有的中晚期患者均因进食困难和卧床不起而营养不良和全身横纹肌废用性萎缩，在我们施治前，这些患者个个都是极度消瘦成皮包骨形同恶病质。

西医认为PD是人体的多巴胺减少和乙酰胆碱的相对增多使二者平衡失调引起的，他们就从这两方面入手对PD进行治疗：一是用左旋多巴（L-Dopa）为代表的一类药物来补充多巴胺，另一是口服抗胆碱能药物（其代表性药物是金刚烷胺 Amantadinum）来抑制乙酰胆碱的兴奋作用，我们称这种西药治疗为替代（多巴胺）与抑制（乙酰胆碱）化学疗法。这种疗法是 20 世纪 50 年代后期发现的，早期 PD 患者服药后工作能力和生活自理能力能大部分恢复正常，中期患者能恢复部分活动能力，在过去 30 年里，这种疗法成了治疗的主要依靠，但是据我们观察有明显的副作用。美国多个中心的研究说明，应用左旋多巴（或其复方制剂美多巴）对 PD 的病程没有影响，用药数年后病情仍然逐渐恶化。重症晚期 PD 患者病危时还在服药，却仍然濒临死亡。药物的明显作用仅维持 3 ～ 7 年，以后作用逐渐减弱至不能达到生活自理的程度。我们遇到的晚期 PD 患者一般在服药 3 年左右全部出现上消化道出血和溃疡，大便潜血阳性或柏油样便，严重贫血，最严重的一例血色素低达 2 ～ 3 g/L，各大医院拒绝收治。其中至少有 1/4 患者不得不进行胃十二指肠切除术以挽救生命。其余患者及手术患者全部要停止服药 1 年以上，然后才试探性地服用大约每日 1 片的维持量，并且严格观察血色素和大便潜血，一旦有出血倾向便立即停药。我们观察用药 3 年以上的患者中约 1/2 经 CT 证实为小脑萎缩，并有小脑损害体征。替代与抑制疗法药效渐减直到失效的原因，我们认为是由于在 PD 患者的黑质和基底节中多巴胺并没有消失，仅仅是减少，用替代方式补入多巴胺可使患者自体产生的多巴胺更趋减少，或者补入的多巴胺对多巴胺受体的作用有递减的趋势，患者垂危之际可能是自体不再产生多巴胺，也可能是多巴胺受体对人工合成的多巴胺类药物不再有反应。使用中枢性抗胆碱药可使血液中乙酰胆碱浓度降低，这是否是小脑萎缩的原因值得研究。1942 年起，有关锥体外系的外科手术延续了 10 年，虽然取得了一定效果，但由于要在脑部进行大手术而不易推广。20 世纪 60 年代以来，出现一种将颅骨钻一个小孔，用一个小电极通过小孔深入大脑进行手术的方法，但不适合于每一个患者。在 20 世纪 70 年代瑞典和挪威的神经外科医生产生了把生成多巴胺的细胞移植到 PD 患者的大脑中的想法。1987 年，在墨西哥有两例成功的手术，他们从肾上腺取出生成多巴胺的细胞植到患者的大脑里，明显改善了患者的症状。很多的中心抢先仿效这种手术，但因有

10% 的死亡率使这种手术变得不受欢迎。目前国际研究的一些其他方法，其中有希望的是连续地向脑实质注入药物，这种研究比较初步。

中医关于痿证的论述中有部分症状与 PD 相近。传统医学把痿证分为肺热伤津、湿热浸淫、脾胃虚寒和肝肾亏虚四型，肝肾亏虚型与 PD 的证侯最为接近。其主证：起病缓慢，下肢痿软无力，腰背酸软，头晕目眩，耳鸣，遗精，或二便失禁，或筋伤肉胭，或舌咽呛咳，言语不清。兼证：或见肢体肌肉萎缩，舌肌颤动。舌脉：舌红少苔，或舌体瘦小，舌面少津，脉细数或沉细。《素问 · 痿证篇》是痿证的专门篇章，对本病的病因病机、临床表现、分证方法和治疗原则都进行了讨论。文中指出“五脏使人痿”，指出肺热者则生痿躄、心气热下脉虚则生脉痿、肝气热则胆泄口苦筋膜干，筋膜干则筋急而挛，发为筋痿，脾气热则发为内痿，肾气热则腰脊不举，骨枯而髓减，发为骨痿。而且突出了肺热叶焦，五脏得不到营养。内经的这些论述，尤其是“肢体无力，兼有震颤，走路摇晃，精细动作差，说话不清，是兼有风痱。可称痿痱并病。”更是对于 PD 的直接描写。这种描写比英国医生 Jams Parkinson 在 202 年前的描述要早得多。清代叶天士《临证指南 · 医案 · 痿 · 邹滋九按》明确指出本病为“肝肾肺胃四经之病”，肝肾肺胃、气血津液的不足，是形成痿证的主要原因。他说：“痿证之旨，不外肝肾肺胃之病，盖肝之筋，肝伤则四肢不为人用而筋骨拘挛。肾藏精，精血相生，精伤不能灌溉四末，血虚不能营养筋骨，肺主气为高清之脏，肺虚则高源化绝，化绝则水涸，水洞则不能濡润筋骨。阳明为宗筋之长，阳明虚则宗筋纵，宗筋纵则不能束筋骨以流利机关，此不能步履，痿弱筋缩之证作矣。”这些论述，是对内经关于痿证的基本病因病机的进一步阐述和补充，形成了一个比较完整全面的病因学说。我们用电子经络穴位测量仪对患者体表经穴进行检测，证实“五脏使人痿”是有科学根据的。关于痿证的治疗，内经提出了“治痿独取阳明”的基本治疗原则。这个原则在痿证的其他类型中的治疗很有效，而对 PD 的效果也许要待用先进的仪器去实施阳明才能看到。就是说，要待更先进的诊疗工具去发掘。

我们遇到的PD患者，全部都经过多次住院，经过西医系统治疗，又吃过中药，做过针头及针灸至少连续3个月，出院后经过推拿、按摩至少半年左右，其中一些人还经过气功师、氧气针等特殊治疗，三分之一患者说所有治疗都没有效，三分之一患者说开始任何一个新疗法的头一个月都好像有效，症状改善，但以后就又退回到治疗前，所以几乎所有疗法都试过了，病情没有减轻，还有三分之一患者说在面部表情和“写字过小症”方面略有改进。所有患者最后都放弃了各种疗法，只保留每个月到医院取一次西药，被迫地等待最后日子的到来。敢于向脑性瘫痪、心血管病、癫痫、精神病、癌症等顽症进行挑战的中医师和针灸师们，对PD都感到棘手和缺乏信心。一位国内针灸大师曾告诫说:“不可轻易碰（治）PD，不然会砸牌子的（意即名誉扫地）。”

1990年6月，国际若石健康法研究会香港分会会长陈鹤友先生来北京举办足部反射区按摩师资研习班，陈先生精湛丰富的讲解示教和足部反射区彩图使我们大开眼界，激动不已。我们立即领悟到这是一种非常好的方法。若石健康法中的足部反射区按摩法一经陈先生倾心教授，我们立即感到它饱含强劲的生命力，认识到它具有以下特点。

足部反射区属于人体全息律之一，但它的脏腑对应处是面不是点，不仅面积大、分区细而全，而且由于集中在两足，皮肤坚韧结实，可用稳准和多种手法短时间内机械按压扫描全身十大系统，整体作用明显，优于耳部、眼部等全息区。

足部反射区所包括的内分泌系统、免疫系统、神经系统、五脏六腑、四肢百骸的种类完全，部位明确，范围清楚，共60余个，算上左右则90余个区域，大大补充和丰富了经络穴位学说，疗效和适应证超出了单纯使用经络穴位。临床证实：由于免疫系统区域完全，因而治愈过鼻咽癌，这为进一步攻克癌症提供了可行性；由于神经系统区域完全，曾经治愈过植物人。这是足部反射区极大的优越性。

与经络穴位作用相同：双向作用，可治心动过速，又可治心动过缓；可治遗尿、尿崩症，又可治尿毒症、少尿或无尿；可以保胎、又可流产；可治实证，又可治虚证。就像经络能够调节人体脏腑气血的功能，从而达到治病的目的。

无任何副作用，非侵入、无损伤，无交叉感染。

基于以上认识，我们毫不犹豫地把足部反射区按摩法用于疑难杂症综合诊疗中心。在这之前，一例重症晚期PD患者的家属向我们详述了患者长达13年的病史，以及目前进入晚期的极端困苦状况，我们当时还不敢贸然给这位患者治疗。事实上许多书上都写着头针治疗PD的方法，一些广告性的医疗信息也宣传说能治PD，而经临床实践却收效甚微。学习了足部反射区按摩法后，我们有了充分的信心。当时患者全身僵硬瘦得皮包骨瘫在床上，因吞咽困难而发生吸入性肺炎，命在旦夕，连多年为他操劳的家属也不再抱什么希望。我们认真检查他的足部，仔细判断他的内脏器官的状况，发现他的脑系统反应强烈，脑定位反应正确指示了西医对PD的病理认识，这使我们大为惊讶并增强了信心。足部检查还告诉我们，这位患者除神经系统、泌尿系统、免疫系统和部分内分泌系统有强烈反应外，所有的重要脏腑都处于健康完好的状态，这与西医对PD的认识有极大的吻合。而脑系统、免疫系统、泌尿系统、部分内分泌系统的强烈反应又同时说明足部按摩法所说的反射原理、循环原理的客观符合性。我们决定，一方面按陈鹤友先生要求的“老老实实、原原本本地按摩”；另一方面应用我们研制的电子医疗仪器进行患者体表扫描，提取体表相关信息，根据临床症状、足部检诊结果、体表相关信息等多种数据排比法，进行经络穴位、体表反应区和全息穴位选择与物理刺激种类选择，开始给这位重症晚期PD患者进行医治。治疗第一次后的第二天，患者咬紧的牙关和嘴就能张开，吞咽动作大部分恢复正常，一顿吃了两碗大米稀饭。治疗第六次后全身肌肉明显放松，上下肢可进行小范围的主动运动，眼球开始转动，有了眨眼动作，发出了声音，并初步能组成3个字的语言。治疗第十次后上身挺直了许多，手能握笔写字，足能脱鞋，夜间剧烈痉挛抽搐消失，面部出现表情，经常微笑，情绪明显高涨。治疗两个多月后，面部表情与正常人基本一样，常带笑与人交谈，语言明显清楚，常常愉快地大笑出声，上下肢能做较大范围的主动运动，每天按要求在床上做操，或坐在轮椅上活动，由人搀扶可以走几步路。3 个月后患者明显长胖，家属亲友和同事对疗效都惊叹不已。接着我们又治疗一例病史长达 19 年的 PD 患者，其人濒临病危，情况与第一例非常相似，各医院拒绝收治，神经科大夫在病历上明白地写着“死只是早晚的事”。患者求生的欲望强烈，积极配合我们的治疗。治疗第一次后当天晚上患者就拿笔写下这样一行字：“1990 年 10 月 5 日清华的大夫来给我治病，我很高兴，我的病有希望了。”写字过小症明显改善，字体增大、整齐、清楚，使其夫人惊奇不已。治疗第三次，自诉感到全身松一点了。治疗第四次后竟然能由人牵着手站起来走几步路了。治疗第七次吞咽功能完全恢复正常，喝水不呛，能吃大米饭和炒菜。治疗第十次手足震颤明显减轻。治疗第十二次，已能自己接电话，对答基本清楚。治疗第十六次自主运动明显增多，走路已成为每天的锻炼内容，可以不需人从旁协助而自己每天连续走 30 多米。治疗第十七次美多巴（Madopar）开始减量，自此逐渐减量，治疗近 3 个月时停服美多巴，此时家人说他长胖了。治疗 4 个半月安坦（ARTANE）减量一半，治疗 5 个月金刚烷胺（Amantadinum）减量一半。在治疗过程中，我们曾停止治疗 16 天，病情没有逆转。患者的夫人说：“病情的好转就像是奇迹，每天都有好消息。”以后接诊的 PD 患者在足部检诊方面与上面两例 PD 相似，区别仅在于有些患者的消化系统反应强烈。

足部反射区与经络穴位全息综合疗法在每一例 PD 患者身上个个见效，屡试不爽。出现疗效的时间较快，与患者十多年的病程和每况愈下无好转希望的病情比较常常令人有“奇迹”的感觉，而且病程越长，疗效越明显。出现疗效的部位大体与患病部位的先后次序相反。例如首先解除的是呼吸困难（呼吸肌强直状态缓解）和吞咽困难（吞咽诸肌强直状态缓解），然后解除面具脸（面部各肌群强直状态解除），使眨眼、眼球转动、微笑、咀嚼等动作恢复，说话变清楚（舌肌强直状态缓解），流涎减少、皮脂腺分泌过多也减轻（自主神经功能紊乱好转），最后躯干前屈强直状态缓解，使上体能向后伸直，四肢自主运动及手指精细动作恢复（各横纹肌紧张与松弛基本恢复平衡）。也就是说，病变对于横纹肌的损害过程是向心性的，越到晚期损害的肌群越关系到人的生命体征（呼吸功能、吞咽功能），因而危险性越大。而我们应用足部反射区与经络穴位全息综合疗法进行治疗之后，横纹肌的功能恢复是一个离心过程。首先产生治疗效应的是致命的肌僵直（呼吸与吞咽困难，头部五官面部诸肌的功能），然后逐步扩展到躯干及最外围的四肢、手指的横纹肌功能。正因为如此，当PD患者垂危之际，各大医院都拒绝收治理由是："我们解除不了呼吸困难和吞咽困难，治不了PD。"而我们却可以不犹豫地说："我们专治呼吸困难和吞咽困难，我们能治PD。越没人肯治的，越是我们的收治范围。"这是因为我们对上述这套可以统称为中医医学物理技术治疗方法有实践的成功经验，因而有充分的信心。这也使全国各地的PD患者逐渐知道了我们，向我们求治的患者越来越多。

为什么以足部反射区、经络穴位、穴位全息律为诊疗依据的这套医学物理技术对顽症PD会有显著疗效？我们经过研究探讨，提出一些论点，与同道共切磋。

（1）经络与足部反射区

经络内属脏腑，外络于肢节，沟通于脏腑与体表之间，将人体脏腑组织器官联系成为一个有机的整体，并借以行气血，营阴阳，使人体各部功能活动得以保持协调和相对的平衡。经络的主要组成部分是十二经脉及奇经八脉中的任、督二脉，全称十四经脉，其中的6条足经及阳维、阳跷脉、阴维、阴跷脉与足部直接联系，而6条足经与6条手经又对应组成同名经，互相流注、息息相关。因此，对足部反射区的物理治疗就可以作用于十四经脉所联系的五脏六腑和四肢百骸。如足底反射区肾上腺、肾脏就是足少阴肾经的起点涌泉穴及其周围扩大区域，按摩该处自然能起到补肾的作用；而按摩足部反射区的腰椎又恰是作用了肾经的然谷穴，同样起到补肾的作用。下面我们以图表（图22、图23，表6）来进一步阐明。

表6　十二经流注走行与起止总表

走行部位	经名	手足起止穴	脏（阴、里）	腑（阳、表）	手足起止穴	经名	走行部位
上下肢内前侧（小腿内中侧），侧胸、侧腹部	太阴经	拇指桡侧：少商（止） 拇指内侧：隐白（起）	肺← 脾←	大肠 ↓ 胃	商阳：食指桡侧（起） 后兑：二趾外侧（止）中趾外侧及大趾外侧	阳明经	上下肢外前侧 鼻外侧、上齿龈、环口、耳、前额、人中……
上下肢内后侧，胸部、腹部	少阴经	小指桡侧：少冲（止） 小趾内侧：内至阴（代涌泉）（起）	心←手 ↓ 肾←足	小肠 膀胱	少泽：小指尺侧（起） 至阴：小趾外侧（止）	太阳经	上下肢外后侧 内眦—头顶部—后头部两侧，脊柱两侧
上下肢内中侧（小腿内前侧），侧胸、侧腹部鼻咽—目系—前额—与督脉会于巅顶	厥阴经	中指桡侧：中冲（止） 拇趾外侧：大敦（止）	心色←手 肝←足 （↑ 肝→肺）	三焦 ↓ 胆	关冲：四指尺侧（起） 足窍阴：四趾外侧（止）	少阳经	上下肢外中侧 外眦—侧头部—过绕—后头侧部—侧胸、侧腹部

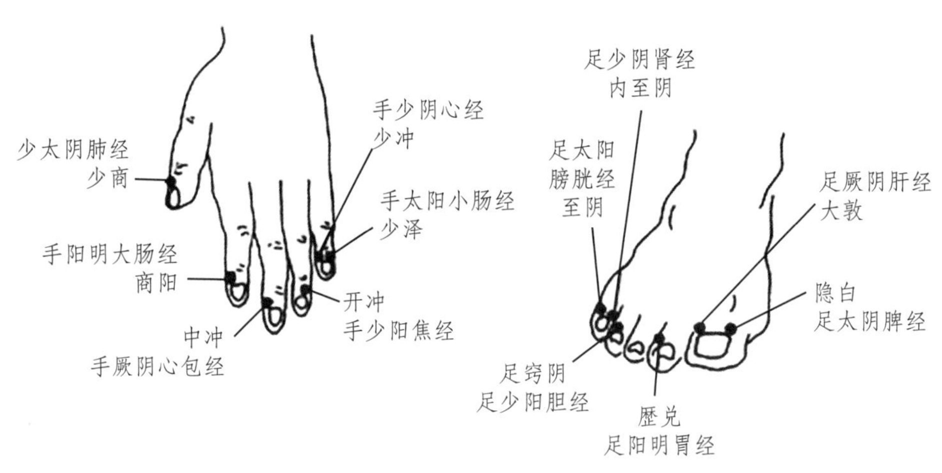

图 22　十二井穴图

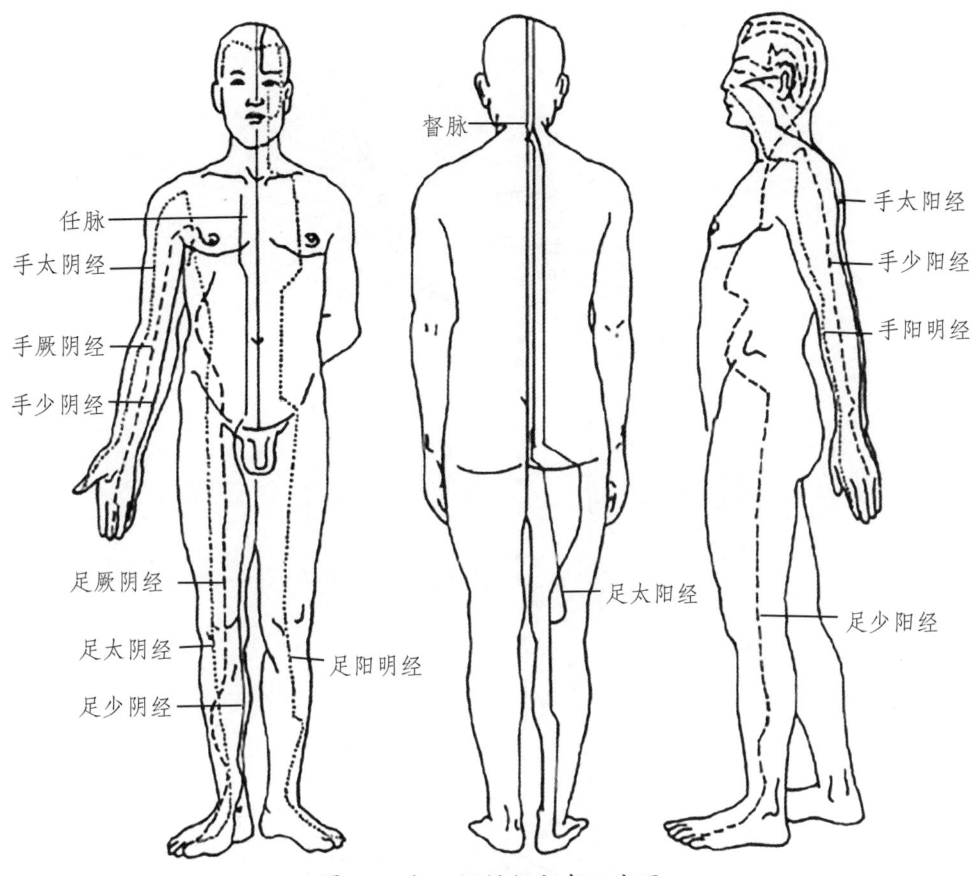

图 23　十四经循行分布示意图

以上充分说明了经络与足部反射区的结构关系。那么在诊疗疾病的实践中这种关系是如何证明的呢？我们以最常见的由各种原因引起的头痛治疗为例，来进一步说明。

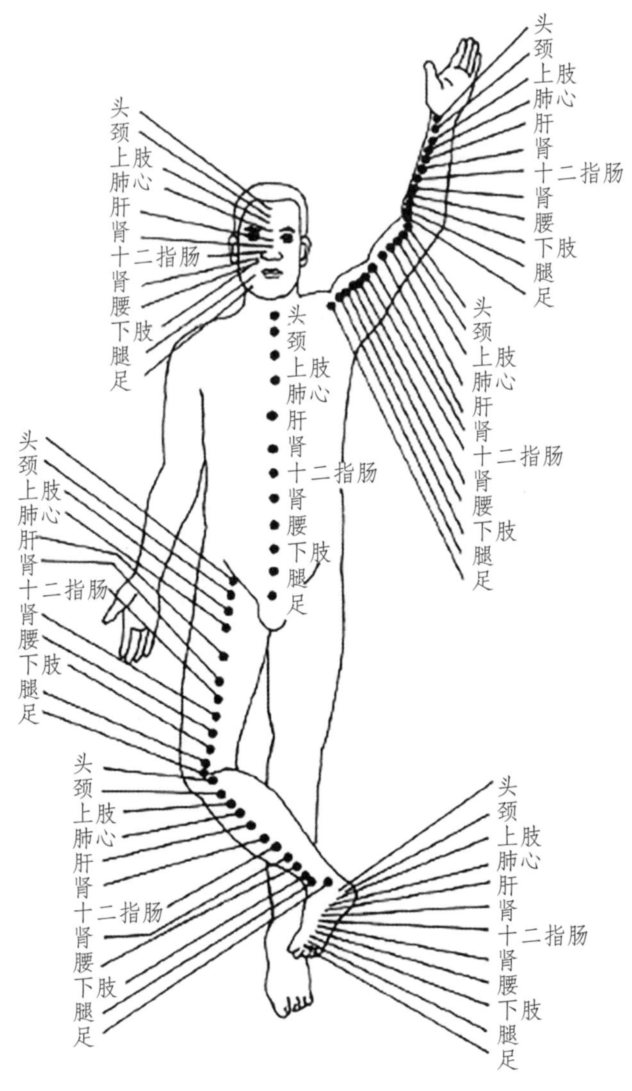

图 24　穴位全息律概图

我们将张颖清的定位论述用线段表现出来（图 24）。

据作者介绍，中国已有 24 个省（市、自治区）的医生运用生物全息疗法。经对数万名患者 80 多种疾病进行诊疗，总有效率达 90% 以上，并多有奇效。作者认为，由于 DNA 的半保留复制和细胞的有丝分裂，从而使多细胞生物体的任何体细胞都具有与原初的受精卵（有性生殖过程中）或起始细胞（无性生殖过程中）相同的一套基因。正是由于体细胞在动植物个体本体这样的天然培养基上的自主发育，才使全息胚有了整体缩影这样的胚胎性质。

我们从实践中体会到，在与患者感到疼痛的脏器所对应的全息穴位上进行顺时针指压按揉，可以迅速止痛，这对腰痛、胃痛、四肢痛常有奇效。而按揉足部反射区的内尾骨也可以迅速止头痛，其原因之一恰是足部反射区的内尾骨区与穴位全息律的“头穴”在足跟内侧的同一个部位（图 25）。这样的组合，在穴位全息律与足部反射区两者之间还有不少。

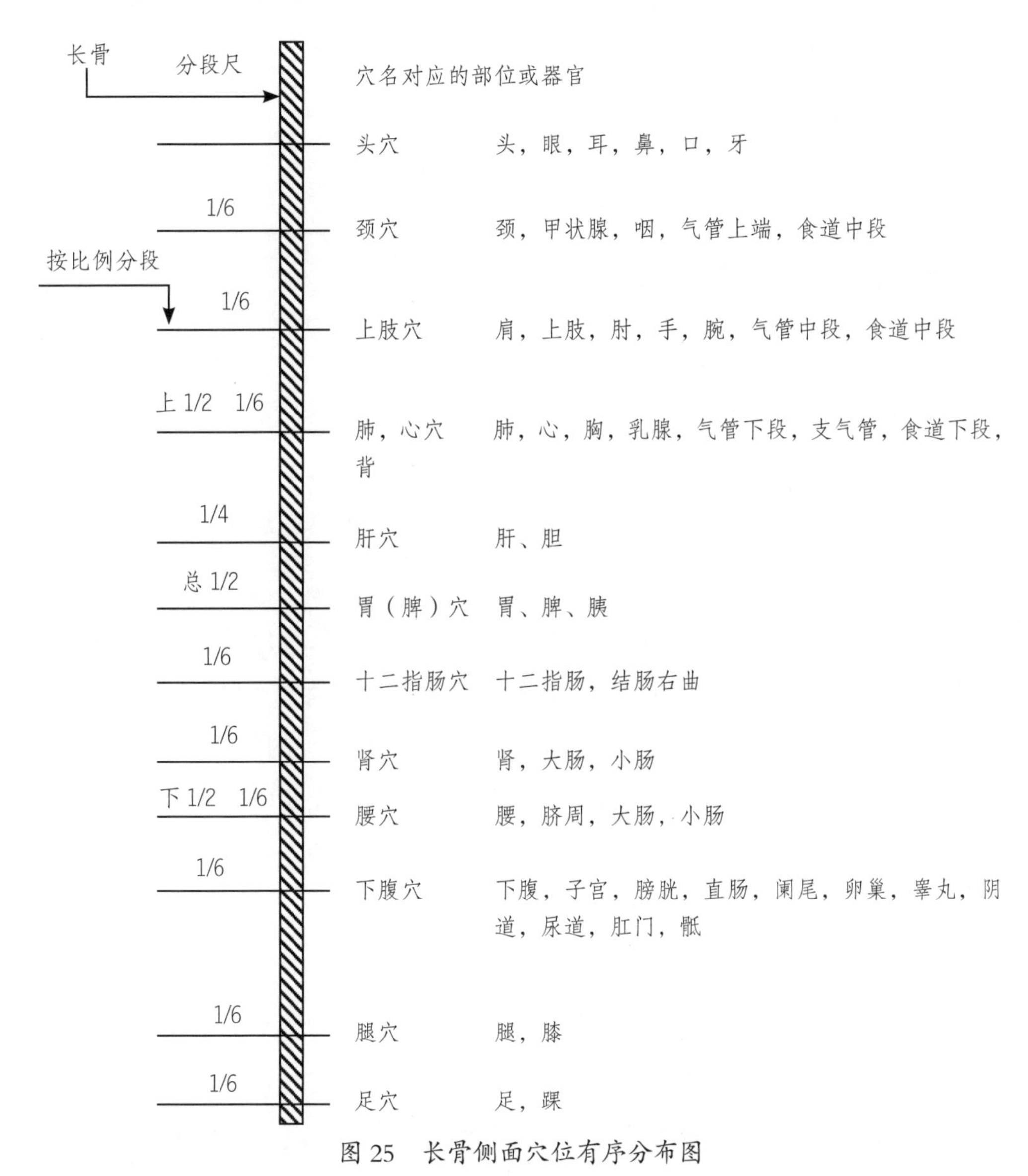

图 25 长骨侧面穴位有序分布图

从图 25 可以看出，诊疗表内左侧的病症时，取全息穴位与取足部反射区是在同一个部位。如果寻找和验证下去，“全息胚”的理论也可以部分地用到足部反射区上来。

表7　部分疾病诊疗中穴位全息律与足部反射区的对应关系

可以诊疗的病证	穴位全息律诊治的有效穴位	足部反射区诊治的有效区域
头痛	头穴	内尾骨
腿痛	腿穴	股关节
下腹痛	下腹穴	腹股沟
胃、脾、十二指肠、肝、胆、肾等脏器病变	肝胆、胃脾、十二指肠、肾	腰椎
颈椎病或颈项痛	拇趾第一趾骨侧的“颈穴”	颈椎
感冒鼻塞	拇趾第二趾骨侧的“头、颈、上肢、肺心火”	鼻

（2）经络的独特性能

对足部反射区的机理和临床研究必将随着电子仪器的发展而深入。尽管已有反射原理、循环原理、与经络腧穴的相关原理、阴阳平衡的理论，但足部反射区能够诊疗疾病的机理仍待进一步研究。其中，经络实质的研究将可能真正揭开足部反射区的秘密。

我们从祝总骧等人用生物物理的方法对经络的研究中得知，人体体表普遍存在 14 条和古典经脉线相吻合的高度敏感的隐性感传线（LPSC 线），这就是经络，它具有低电阻（LIP 线）、高振动声（PAP 线）的特性。在解剖上，经络的低阻抗特性的物质基础是经脉线皮肤的角质层比非经脉线皮肤的角质层薄，在低阻线和隐性感传线下方表皮层和真皮层的神经和血管的密度大于非经脉线，经脉线下方的皮下组织中肥大细胞相对集中是经脉线具有高度敏感性的物质基础，而高振动声与肌层中特殊的结缔组织有密切联系。祝总骧的实验证明经络系统是和神经、血管有联系却又有区别的独特系统。他们为上述结论付出了 16 年艰辛的研究。

《科技日报》刊登上海两名年轻的物理研究工作者和医生张绍光、张绍明，在对经络实质的研究中，通过解剖实验，利用经过浓度处理体液样品做激光散射实验，观察到具有液晶特征的散射花样，证明经络的实质是一种液晶态的物质。这种液晶态的物质是以体液的形式存在于肌肉、骨骼、皮肤及内脏等组织的一种间隙通道之中。实验表明，中医所说的经络穴位就是液晶的富集点。这种液晶与其他经络现象包括低速性、低电阻性、可阻断性等相符合。

陕西中医学院以蝾螈胚胎经过组织分离培养，确定出传导组织并影响其功能，通过电镜观察，看到了“缝隙连接”的六蛋白量子结构，其构象由许多“连接子”组成，每个“连接子”由六子“缝隙连接”蛋白围成，其中有一个可以启闭的孔道，为“缝隙连接”通道，内径为20Å，可随传导状况而舒缩，传导速度平均约为3.08 cm/s，与经络传导速度相近。他们认为，人体的经络本质就是胚胎“表皮传导”缝隙连接六蛋白同道的特化形式，其结构已被电子显微镜的图像解析法等所阐明。他们研究的结论是经络—特化的胚胎“表皮传导”量子系统。

上述基础研究都向我们提示了医学物理技术的临床研究方向。经络的实质究竟是什么？为什么足部反射区经络穴位全息综合疗法对PD这个顽症的危象有如此神效？多巴胺是络氨酸的中间产物，由于中脑黑质内缺乏β转化酶使络氨酸不能转化为去甲肾上腺素而变为多巴胺。PD的多巴胺缺乏究竟是什么原因？前述医学物理治疗技术是否促使多巴胺增多？还是对受体起了作用？机理是待研究的课题，治疗方法也待进一步优化。在与西药、头皮针等疗法对比疗效有了明显突破后，我们根据专家们对经络实质研究的进展，从一个新的角度设立了新的疗法，并已开始新疗法的动物实验和人体实验。愿有志有识之士伸出支持的手与我们合作奋斗。

经络规律是生物全息律的特例

徐旻、翁宗奕　原广州医学院教授

（1）经络、穴位的实质

根据全息胚的重演性，我们终于发现了经络和穴位的实质。在此之前，中医学理论给经络的定义是经络是体内气血运行的通道；给穴位的定义是穴位是经络脏腑之气输注于体表的部位。让人非常费解，它们在解剖学上没有任何形态结构，而客观上又确实存在。

经络是人体神经胚时期由生物性质相似程度较大的细胞群组成的纵向器官或构造的痕迹图谱，或者说，经络是人体的过去器官图谱。就经络的现状来说，某一经络以该经线以外的部分为对照，是生物学性质相似程度较大的细胞群的连续。这就从经络的原因和现状阐明了经络的实质。而遵循经络规律的穴位的实质是以经外部分为对照，穴位是与同经的部位生物学性质相似程度较大的细胞群。穴位全息律的穴位实质是以非对应部位为对照，穴位是与对应的部位生物学性质相似程度较大的细胞群。经穴与全息穴在实质上是一致的。

（2）经络规律是生物全息律的特例

经络规律也是生物全息律在人体的一种表现形式，或者说经络规律是生物全息律的一种特例。经络规律注重的是高发育程度的全息胚与主体之间的经线对应关系。经络规律揭示的是：每一个大节肢这样高发育程度的全息胚上，有着与主体同样的顺着生长轴线的生物学性质相似程度较大的经线，主体的经线数目与各大节肢的经线数目相等，不同节肢的对应经线之间生物学性质相似程度较大。

全息胚的多型性与全息胚之间联系的多样性

徐旻、翁宗奕　原广州医学院教授

（1）全息胚的多型性

同一整体内的全息胚既可以是同型的，也可以是异型的。人体的全息胚故而可以是同型或异型的。如左右肱骨节肢、左右股骨节肢之间是同型关系。肱骨节肢、股骨节肢、各指骨节肢、各趾骨节肢是同型全息胚，而头部全息胚与第二掌骨节肢则是异型全息胚。

同一整体内的全息胚，既可以是极其复杂的，也可以是极简化的。因此人体的全息胚既可以是一个简单的指骨节肢，也可以是复杂的有着内部脏器的躯体主体。

（2）全息胚间的联系

整体中全息胚之间的联系既可以是松散的，也可以是紧密的。人体一些全息胚之间的联系是松散的，如红细胞、白细胞等是在体内游离的，而各节肢和主体之间却有着高度密切的联系，有着神经、体液、经络、肌肉等的联系和精巧的协调性。

整体内全息胚间的联系既可以是暂时的，也可以是长久的。人体特殊的全息胚——真正的胚胎与整体的联系是暂时的；而一般全息胚与整体及其他全息胚的联系却是永久的。

全息胚器官

徐旻、翁宗奕　原广州医学院教授

一个全息胚的发育或分化也就是全息胚内部各部位的差异化即特化。全息胚各部位的特化是全息胚存在的形式。有序的全息胚内部各部分的差异才使全息胚成为胚胎。全息胚内部各部位的各自特化，才使全息胚有了未来器官图谱。既然在个体本身这一发育程度最高的全息胚上，有这样特化了的部位——器官存在，全息胚的器官就称之为全息胚器官。其定义是全息胚上具有某种特定功能的相对特化了的部位。虽然这些器官有的是极不发达的，有的已经有了明显可见的发达形式。在通常情况下，全息胚的发育过程与该全息胚的全息胚器官的特化过程是同步的，是协同的。全息胚器官的特化程度即发达程度随全息胚发育程度的不同而有差异。发育程度越高的全息胚，全息胚器官的特化程度或发达程度越高，这样的全息胚器官与个体本身的器官越相似；发育程度低的全息胚，全息胚器官就不发达或只有潜在的形式。

同名的全息胚器官分布在全息胚未来器官图谱的同名部位。一个高发育程度的全息胚上各种特化程度较高的全息胚器官的存在，才使这一全息胚在许多情况下呈现出直观的、可见的胚胎性质，即显示出是一个小的新个体。

全息胚器官作为一个相对特化了的部位，在功能与结构上，与周围的部分有着相对明确的边界和内部的相对完整性，从而一个全息胚器官本身也是一个全息胚，这一全息胚同时又是上一级别全息胚的全息胚器官。

全息胚是应激单位

徐旻、翁宗奕　原广州医学院教授

根据生长的相关性可知，全息胚不仅是生物体的结构功能单位，也是对某种作用进行反应的应激单位。因为一个生物个体是由全息胚组成的一个无性生殖系或克隆体，从而各个全息胚有着本质上的统一性。如果性状的变化在一个全息胚中处于某一确定部位，则在其他全息胚中是各自未来器官图谱中与此确定部位同名的部位发生相关的性状变化。穴位全息律揭示的人体某部位疾病与各高发育程度全息胚对应部位的相关性，就属于有确定部位的性状变化的相关性的范例。如当主体的心肺有病时，在各节肢未来器官图谱的心肺区就会出现相关的病理生理学的性状变化，如皮肤电阻降低、痛阈降低等。

一、足部全息系统

足部是由多个全息胚构成的具有多个在不同程度上与整体精确对应的全息信息结构所组成的全息系统。

（1）足是一个全息胚

足部有其自身特定的功能和结构，对于下肢是具有相对明确的边界的独立部分。根据全息胚的定义，足是一个全息胚，因而足部具有全息胚的一切性质特征和功能。因此，整个足部的全息胚早在其向着新个体发育的过程中已经确定了与整体相对应的未来器官图谱。当足部形成后，它就具有了人体的整体缩影。因此在人的双足上就按人体各部分的排列顺序分布着一系列全息穴区，也就是现在我们所称的“反射区”。

（2）足是人体的“超级”全息胚

人体本身就是一个最复杂最完善的全息胚。足部相对于人体其他节肢或其他部位，是一个非常复杂的“超级”全息胚。

（3）足部的结构功能复杂

足部的组织结构较完全，有复杂的骨骼支架、肌肉、肌腱、韧带等，并构成了不同的层次。根据局部解剖学的统计，人体双足的骨骼有 52 块，占全身的 1/6；双足的关节共 66 个；双足的韧带共 214 条；双足的肌肉共 38 条；双足的体表面积占全身的 7%，并有由众多骨骼构成的形态结构复杂的足弓；足部趾骨据解剖和 X 线所见，左右侧共 92.6%。足部关节活动正常范围：①踝关节：背屈 20 ～ 30°，跖屈 40 ～ 50°。②全足活动：内翻 30°，外翻 30 ～ 35°，内收 25°，外屈 25°，跖屈 30 ～ 40°，跖伸 45°。足部所有的活动，都与全身活动的功能有关。由此可见，足部是一个非常复杂的结构功能单位。足部的复杂结构，符合全息胚的多型性原理，使它更适合人体的缩影，即更接近实际的人体。

（4）足部的形状不规则

由于足部的骨骼多数是不规则的，虽然呈有序的排列分布，仍然导致整个外形的不规则，呈复杂的形状，不像其他大节肢那样是单一或接近单一的形状，手部也没有足部那么复杂。足部外形的这种特点，造就了足部可以分为界线明显的足面（背侧面）、足底（腹侧面）、内外侧（体侧），这样可以让反射区分布在各个部位，更接近于主体结构。因此，足部比身体的任何全息胚更具优势。

从足部的复杂结构和不规则外形可知，足部是一个高发育程度的全息胚。

（5）全息胚信息结构的多样性与区域集中性

由于构成足部的骨骼众多，多数骨骼呈不规则形（由全息胚的多型性决定的），况且每一块骨就是一个全息胚，具有全息胚的一切特性。另外，足部还有众多的肌肉、韧带、肌腱等软组织这样的全息胚结构。众多的全息胚，各自的发育程度高低不一，故各全息胚器官的发达程度也参差不齐。在这里，我把足部每一块具有全息胚一切特性的骨骼或其周围的软组织全息胚称为足部全息胚信息结构。从足部骨骼复杂的分布情况看，每一块骨的发育程度、形态及大小，决定了足部全息胚信息结构的多样性，故足部全息穴位（区）的排列是复杂的，与一个长轴性节肢上的排列比较是完全不同的，而且有不同层次的分布，各层次的应激反应量和强度均有差异（图 26）。由此，也造成了在足部各横断面方向上各全息胚信息结构的各区域的信息量与强度分布的不均衡，以骨骼全息胚信息结构占优，在这种情况下，各种不同性质的信息叠加在一起，量多和强度大的信息就显示出优势，这个区域信息就集中代表了某一器官或部位的信息。信息叠加的具体过程，以后再做深入的探讨。反过来说，在足部任何一个代表某器官或部位的全息穴区，也同样包含着其他器官或部位的信息，只不过很微弱而已。因为全息胚发育程度的整体性和构造的可简化性，众多的小全息胚相对足部这一整体来说，在结构上会被简化，但不是在同一个部位被简化。不同的全息胚会有不同的部位被简化或整个全息胚被简化，从而使该全息胚只有若干个到一个部位与人体相对应，但它对于其对应部位的生物学相似程度非常高，因而对应部位十分精确，成为上一级别全息胚的发达程度很高的全息胚器官。

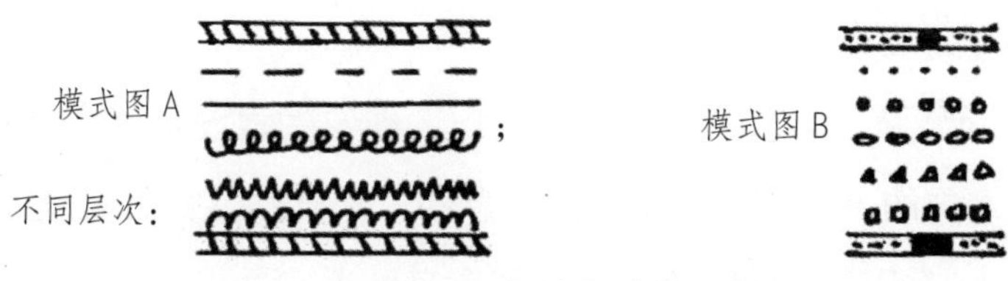

图 26　全息胚发育模式差异示意图

正是以上的种种情况，造成了全息胚信息结构的多样性与区域集中性，所以在足部也就出现了如足针穴位系统、足象针系统（图 27）等不同的全息穴位（区）规律的特例。

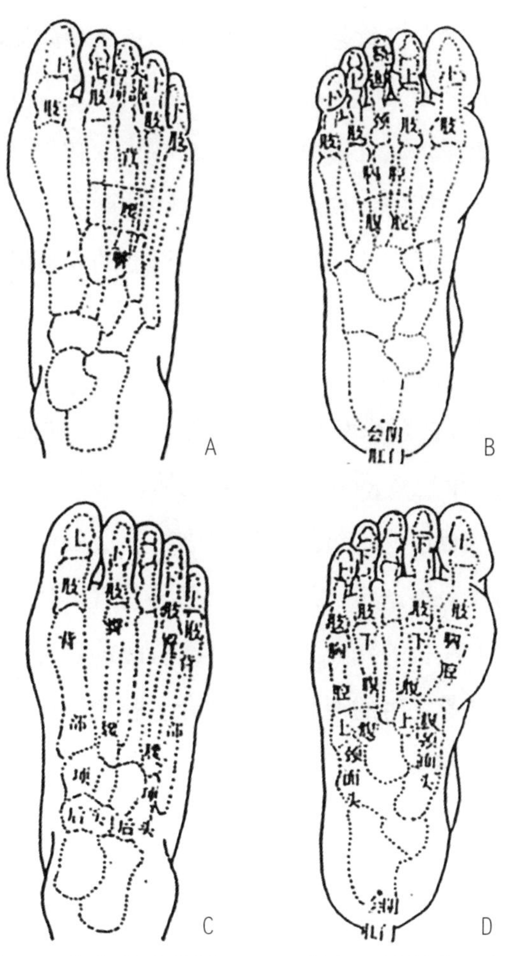

A. 足伏象示意图，B. 足伏脏示意图，C. 胫倒象、腓倒象示意图，D. 胫倒脏、腓倒脏示意图

图 27　足像针系统图

（6）具有高发达程度的全息胚器官

在通常情况下，全息胚器官的特化程度即发达程度是随全息胚的发育程度不同而有差异的。发育程度越高的全息胚，全息胚器官的发达程度也越高。足是一个高发育程度的全息胚，所以其全息胚器官的发达程度也很高，与其所对应的身体的器官和部位的生物学相似程度也就更大。

同名的全息胚器官分布在足部这个高发育程度的全息胚未来器官图谱的同名部位，使得足部在许多情况下呈现出直观的胚胎性质，即显示出一个小的新个体。所以当身体某一器官或部位发生病变时，在足部均可找出异常反应区。因为全息胚器官本身就是一个全息胚，是一个应激单位，就会出现与身体相对应的同名部位相关的病理生理学的性状变化，故在该异常区域出现痛阈降低、电阻降低等，而且可触摸到像泥沙状、颗粒状、索状的异物。这就是全息胚器官高度发达的表现。因为全息胚的同名部位（指在其未来器官图谱中）与整体是相关对应的，足部高发达程度的全息胚器官精确地对应着整体中的同名部位。

（7）足部具有丰富多样的应激通道

足部与其他全息胚的联系和与整体的联系是永久性的，有着神经、体液、经络、肌肉、血管、淋巴等的联系和精巧的协调性。由于全息胚不仅是生物体的结构功能单位，而且也是对某种作用进行反应的应激单位。因为人体是由全息胚组成的无性生殖系统，从而各全息胚有着本质上的统一性。如果人体某一确定部位发生性状的变化，则在足部与此确定部位的同名部位发生相关的性状变化，而二者发生的变化是通过全息胚之间的联系来沟通的，即通过应激通道沟通（图 28）。

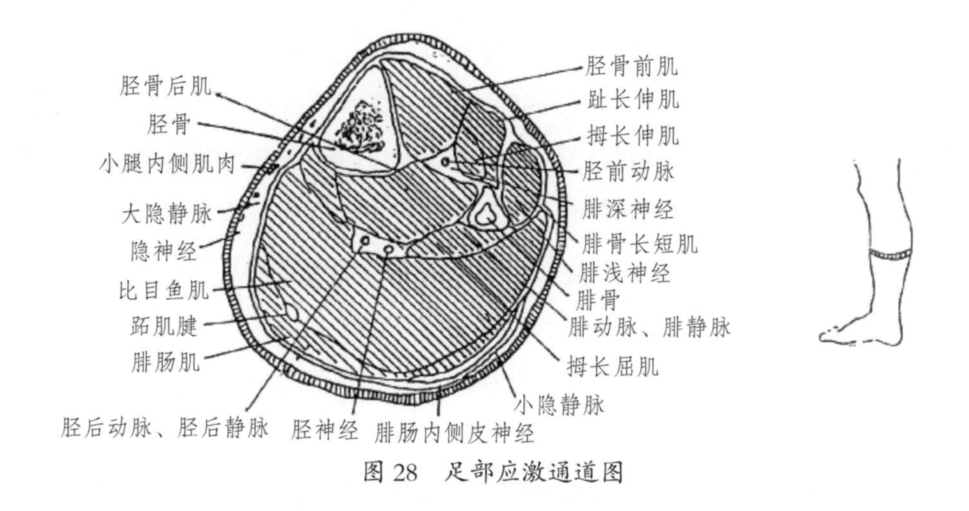

图 28　足部应激通道图

如图 28 所示，足部有着丰富多样的应激通道。根据解剖学和经络学的统计，在人的双足上，共有 12 条经脉（一侧 6 条）、76 个经穴（占全身的 1/10），有敏感区点 72 个，还有 3 条不同名称的神经：腓深神经、腓浅神经、胫神经，又分若干细小微纤维。双足共有 50 条大小血管及大量的毛细血管，双足的微细血管及淋巴管约占全身同类型管道的 7%。浅淋巴管口径为 0.1 ～ 0.2 mm，深淋巴管口径为 0.3 ～ 0.6 mm。足部血管内血流速度（均值）女性 12.5 cm/s，男性 14.0 cm/s；足部动脉压高于上肢的 1/3 静脉压站立时比平卧时高出 90 mmHg；足跖掌小汗腺约 620 个 /cm^2；足部皮肤温度：趾尖部 20 ～ 22 ℃，足掌部 28 ℃；足皮肤的吸收率为 1 ～ 2%；双足体表面积占全身面积的 7%；足汗液含乳酸量为 220 ～ 370 mg。这些统计数字表明，足部的物理指标多数高于其他肢体，具有丰富多样的应激通道，使足部与整体及其他全息胚之间的联系沟通更加快捷，并进行精巧的协调。

综上所述，足部是人体的“超级”全息胚。

（1）全息信息结构的统一性

足部信息结构的多样性，并不意味着它们的应激反应是混乱的、无规律的，而是各自按一定的规律排列分布进行应激反应的，如前面讲过的足针穴位系统、足象针系统。前面已经讲过的区域集中性在足部横断面方向上集中代表一个器官或部位的优势信息，这说明在局部多种信息是可以在一定的程度上通过复杂的叠加、转化后集中代表某一占优势的信息。作为足部整个全息胚与整体之间的关系必然遵循生物全息律，在穴位全息律下，由于全息胚加成性的作用，使足部区域集中性的分布成为对应着全身各器官、各部分的全息穴区，构成了足部全息系统，是穴位全息律的特例。这些全息穴区，就是我们所说的“反射区”，各个全息信息结构有一部分就是足全息胚的全息胚器官。这就是足全息信息结果的统一性。

因此，足部各系统既有相对的独立性，又有高度的统一性。这也就是足部系统的双重性。

足全息胚信息结构的统一性决定了“反射区”精确地对应人体各部位，其应激反应非常灵敏，比其他全息系统具有更大的全息信息优势，故足反射区的疗效优于手、耳等系统，况且手系统的应激反应要通过大脑的“中转”才能与对应的同名部位发生相关的性状变化。

（2）足反射区的特点

由于反射区相对于穴位来说，其面积较大，是全息穴区，服从于生物全息律，在穴位全息律下进行应激反应。对照一般的全息穴来说，反射区的特点是呈立体地、有序地分布在足部各个方向的不同部位，比较容易准确地反应全身的各种变化。应激反应的信息量大、强度大、传递速度快，直接作用于相对应的器官或部位，与身体的同名器官和部位生物学相似程度大，引起相关的性状变化显著，故疗效好，保健作用好。

（3）足全息系统的运作

任何全息系统，不仅是一个全息的接收、记录和贮存系统，而且也是一个全息的发送系统。

全息接收和全息发送，是任何全息系统都具有的两种性质，两者是对立统一的。全息系统的这两种性质，是由全息胚间的联系决定的，表明各全息系统之间具有双向的联系。

由于足部的应激通道丰富多样，在生物全息律下，体内的某一器官或部位，如果发生病理变化，就会传到足部的同名反射区，使该反射区出现异常，在该异常反射区施以适当的刺激，这种良性的刺激就会由应激通道经过精巧的协调后传回体内的同名器官部位，改变其相关的病理生理学性状，提高该器官系统的机能，使体内的阴阳平衡，治愈或缓解疾病。

二、结论

通过上面大量的分析论证，已经从根本上阐明了若石健康法的基本原理，消除了当前各种有关若石健康法原理的不足与局限性，同时也消除了中西医学之间对该健康法认识的差距。

若石健康法系统即足部反射区系统，是以全息生物学为基础的遵循生物全息律原理的具有高度全息信息优势的全息系统，是穴位全息律的特例。

因此，若石健康法是以全息生物学原理为基础的科学方法。在人类防治疾病的保健事业中具有重大意义。随着对若石健康法的深入研究，必将对人类的健康事业做出更大的贡献。

附录二 病历表

（1）病历表

国际若石健康研究会病历表

年　月　日　　　　　　　　　　　　　　　　编号：________

姓名		性别		年龄	
病历					

日/月	处理	反应	签名

（2）病历表的填写

①在有痛的反射区上打叉。

②总结判断出重点。

③ 64 个反射区依次按摩，再加上重点按。

④重点按的反射区写在病历表格上，每次按摩时要看一看，温习一下。

⑤每次填表时，要询问患者较上次有什么改善，哪些好点，还有什么反射区不足。

⑥填写的表格可随意增加，填好日期，一个疗程 7 ～ 10 天，因人而异。

⑦学会问疹。问诊时应详细了解患者的症状，愈详细愈能看出有否进步。

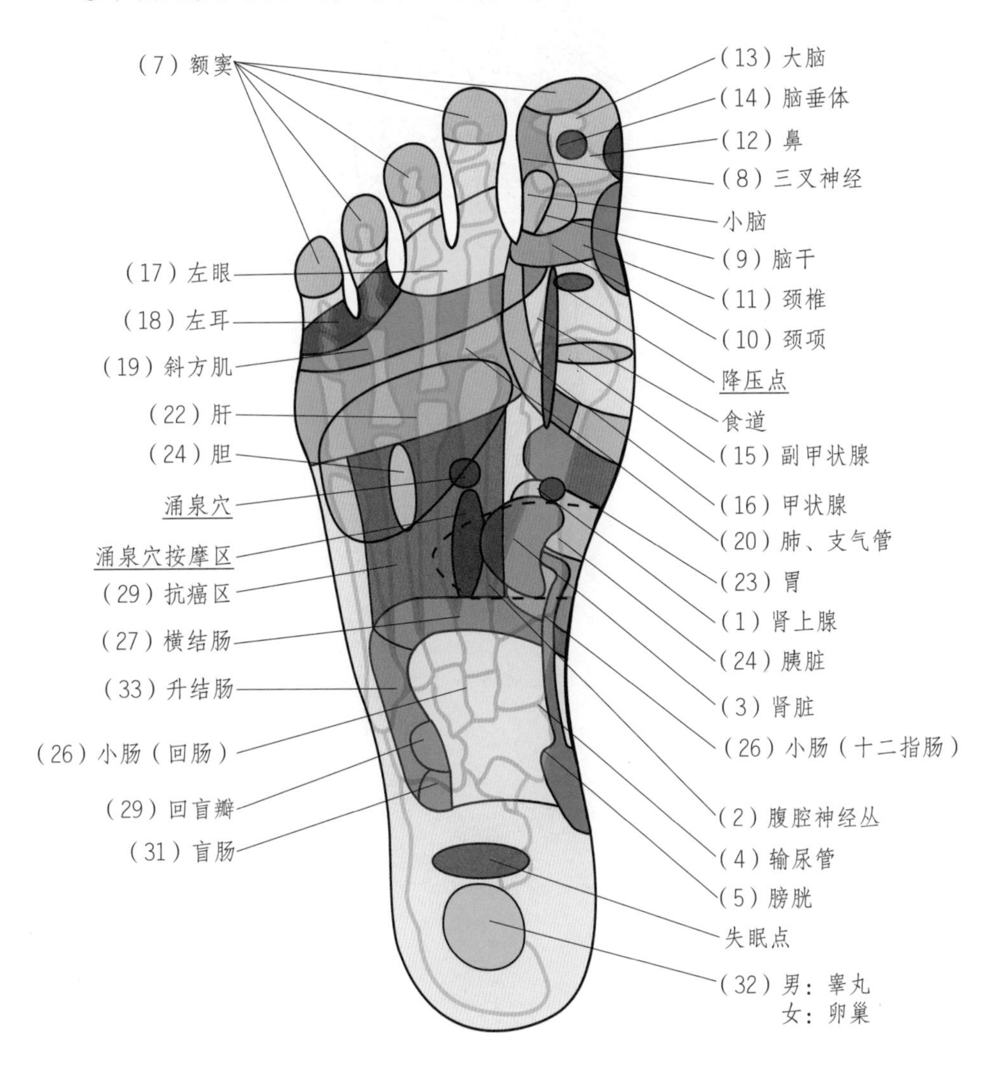

右脚反射区示意图

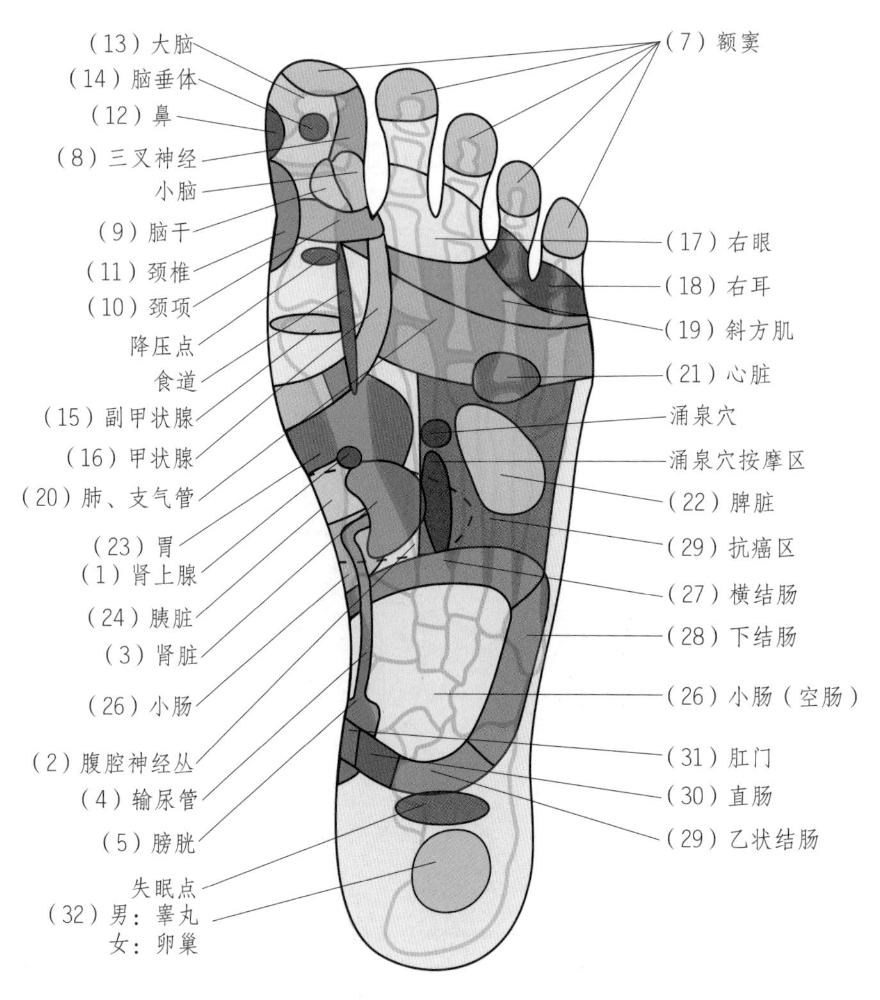
（13）大脑
（14）脑垂体
（12）鼻
（8）三叉神经
小脑
（9）脑干
（11）颈椎
（10）颈项
降压点
食道
（15）副甲状腺
（16）甲状腺
（20）肺、支气管
（23）胃
（1）肾上腺
（24）胰脏
（3）肾脏
（26）小肠
（2）腹腔神经丛
（4）输尿管
（5）膀胱
失眠点
（32）男：睾丸
女：卵巢
（7）额窦
（17）右眼
（18）右耳
（19）斜方肌
（21）心脏
涌泉穴
涌泉穴按摩区
（22）脾脏
（29）抗癌区
（27）横结肠
（28）下结肠
（26）小肠（空肠）
（31）肛门
（30）直肠
（29）乙状结肠

左脚反射区示意图

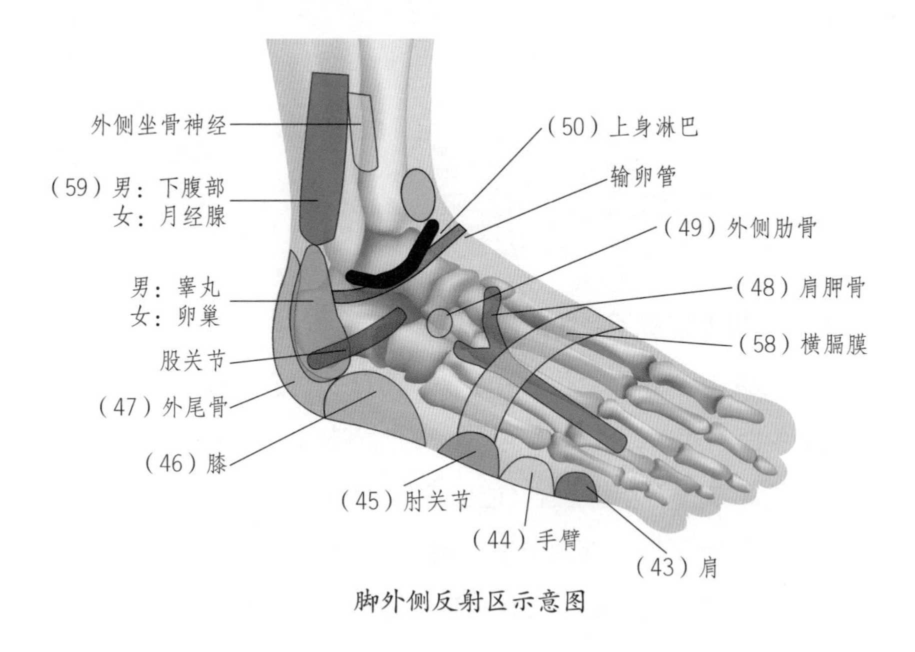

脚外侧反射区示意图

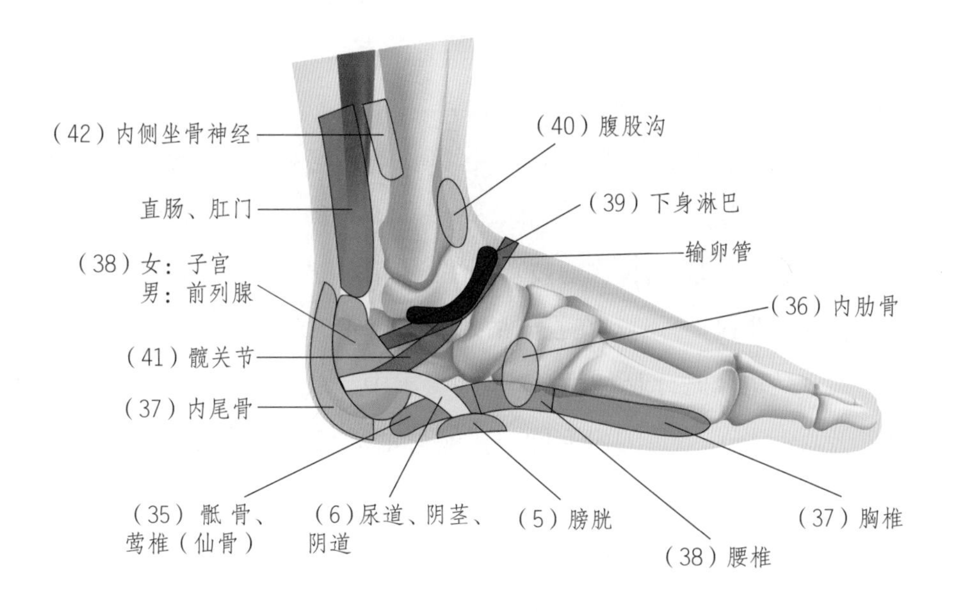

脚内侧反射区示意图

附录三 课程内容参考

（1）初、中级课程班（最新课程）

A：64 个反射区、次序、位置、手法、力度、功能和适应证。

B：基础中医、西医，11 大系统，阴阳五行及 40 个西医配方。

C：施力方式方法（力道适合又能保护自己）。

D：用体温计测量脚内部的温度，判断按摩后血液循环是否加快，新陈代谢是否加快，用量化的办法来实际观察保健治病的效果。

（2）高级班课程

A：温习提高初中班内容。

B：有痛诊断、无痛诊断（量化）和若石诊断。

C：进一步学习配方，中医、西医两种配方。

D：如何保护手，如何少受病气影响。

E：用磅秤来测量按摩的力度，区别保健力度和诊断力度，才能更准确适当地为患者服务。

F：加强学习和患者的沟通技巧（注意生活方式）。

（3）专训课程（暂时只在香港举办）

专训班是培养此行业专家的。不但要求中、低级班基础好，高级班诊断治疗还要好，并有一定的研究能力，能写论文与大家分享，在工作中不断前进。

（4）教学有关资料及设备等

讲义图文若干，每名学员 1 份。

诊断健康表 2 张（会诊用）。

新若石足部反射区总图中文、英文各 1 张。

上课用笔记本和笔各 1 份。

毛巾每人 2 条。

Vaseline 凡士林高樽装每 2 人一只。

独立靠背椅子每人 1 张（不要有扶手的）。

2 人之间有一张放脚的无扶手的椅子或高凳。

讲台 1 张，放教具和点名册（写好号码和名字、电话、年龄、性别；成绩记录表：一行一行，留 10 行记考查分数）。

黑板 1 块，写东西、挂足部反射区图。

银幕备投影 CD 或 U 盘，用来解释解足部反射区图和反射区位置。

备温开水和纸杯。

纸巾若干。

附录四　辅助教具

（一）爱心棒

利用杠杆原理，省时、省力、速效，可随身携带方便。

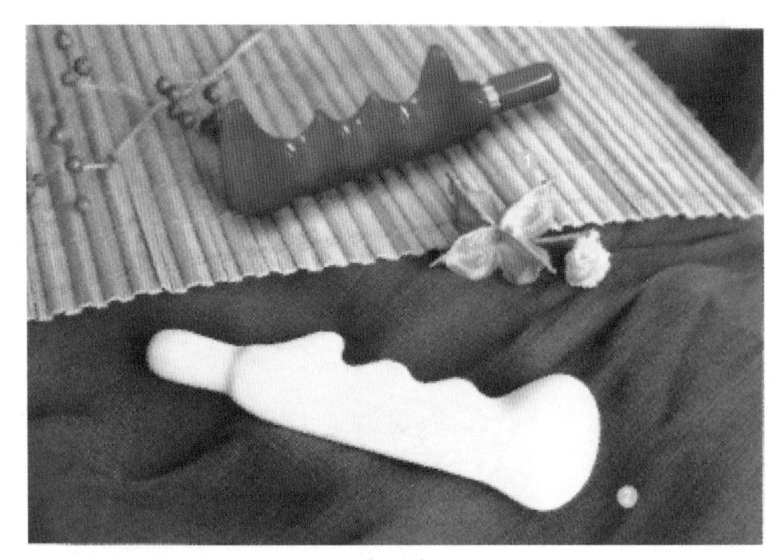

爱心棒

（二）八福踏板

人的体重与保健力度有着密切的联系，体重是按压身体的较好力度。每天踩十几分钟，先踩泌尿系统，再踩头腔、胸腔、腹腔、骨盆腔反射区，学会若石健康法知识后再学踩其他反射区。踩腰椎、肩和膝关节反射区时，手要扶椅背，防止摔倒。

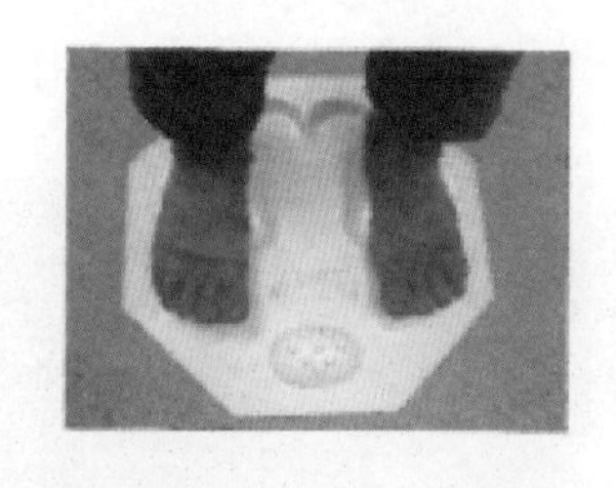

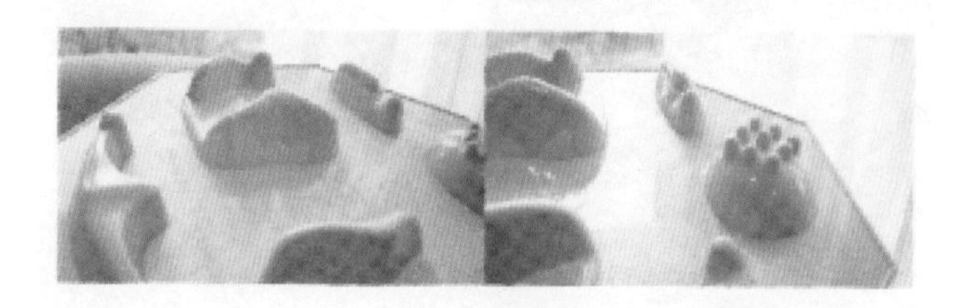

八福踏板

（三）健康鞋

健康鞋是一种可以呼吸的鞋，鞋底是由德国制造，可进空气不进水，可以呼吸；鞋底有反射区装置（台湾）；材质为意大利小牛皮，通气性强；采用奥地利制鞋工艺。该鞋有各种男女款式供选择，每天工作和休息都可穿。

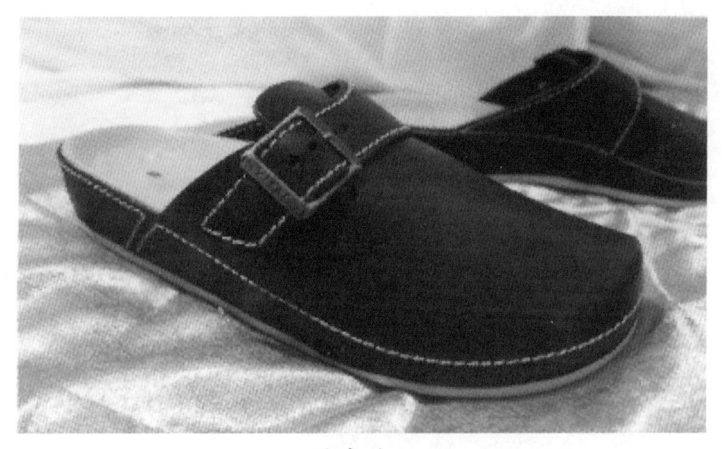

健康鞋 A

（四）松玖膏、松精油

按摩膏非常实用，除气味芳香外，还很耐用，比其他按摩油省事很多。松玖膏（按摩油）和松油精（安罗曼）按摩时使用可起到杀菌、促进血液循环的作用，且有松树的清香味，可用于泡脚和抹脚。

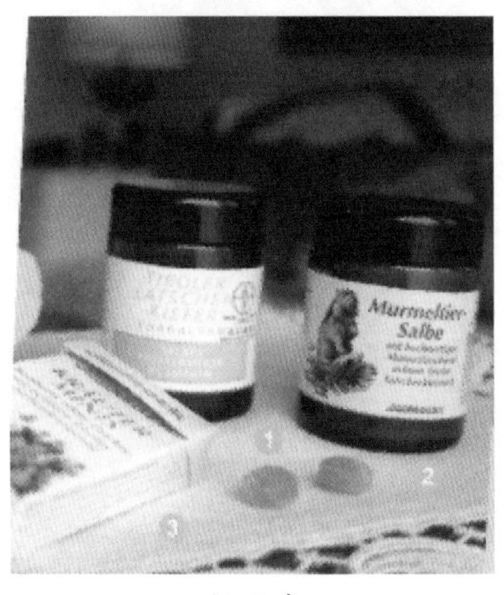

松玖膏

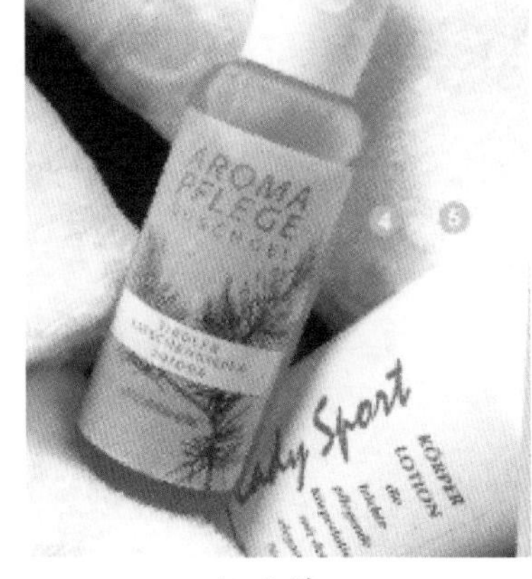

松油精

（五）泻毒棒

（1）必须置于右手使用。（能量从左手进入，从右手释放）

（2）右手七握三放，连续做 3 次。

（3）不可将泻毒棒置于太阳下猛晒或置于高温处，避免失去功效。

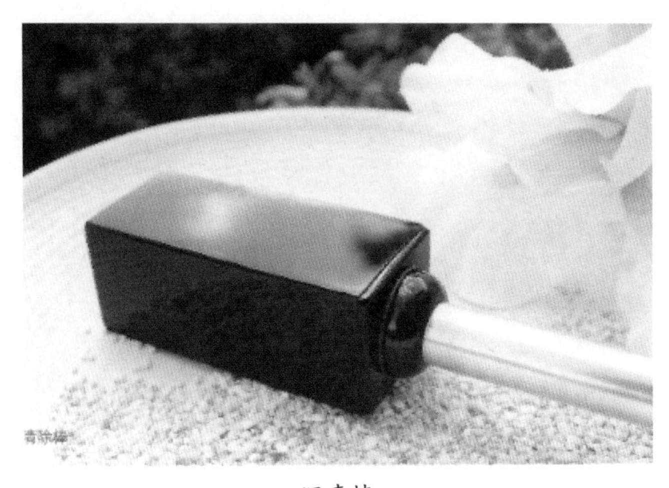
泻毒棒

（六）知足满意

（1）水晶手链中有能量珠，可保护体内正能量。

（2）吊坠，可挂于胸前，另外领带夹也很实用。

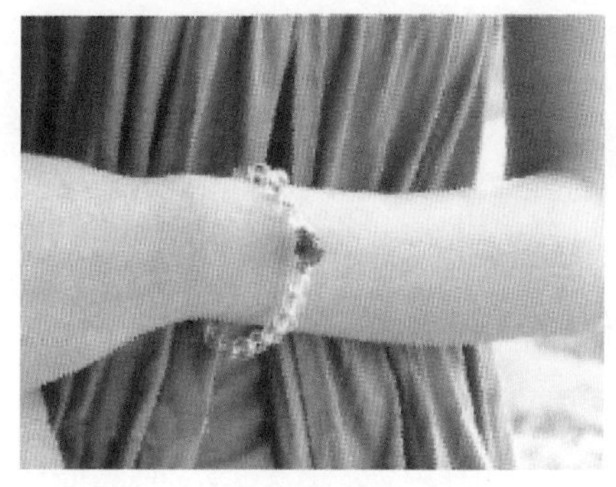

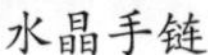

水晶手链

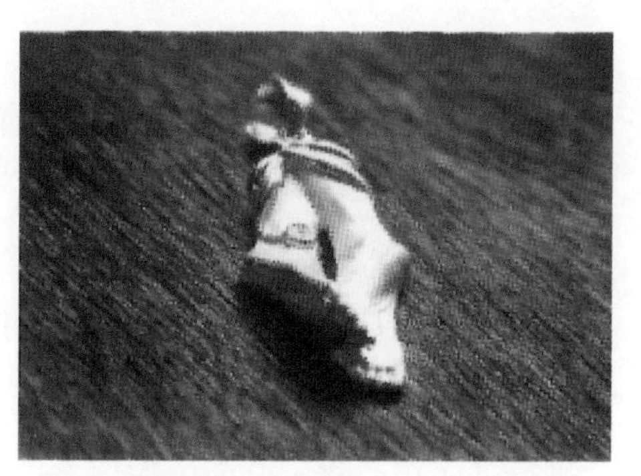

吊坠

（七）健康袜（五趾袜）

由于脚趾分开，脚趾间不易留下汗水，保持干燥，避免产生细菌。

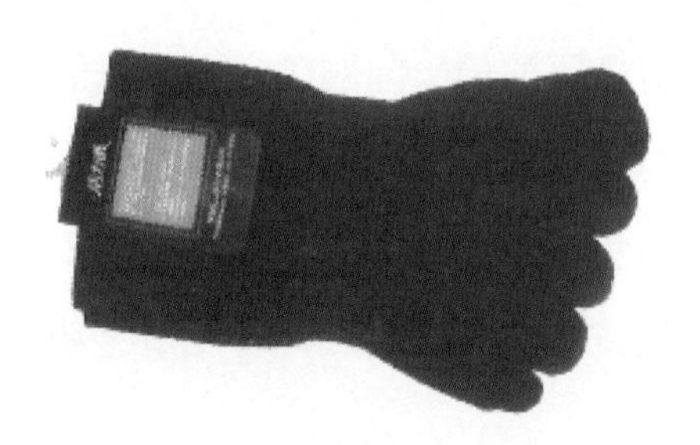

健康袜

（八）频谱保健服

开始我不相信频谱保健服的保健功能，后来我的学生李远芳让我试穿。在试用期间减少按摩量及八福踏板的使用量，一直保持成套着装。不久我排队到医院去动小手术，临去前我发现胳膊下的小脓包消失了，可能被吸收了。该产品还有减肥作用，使肚腩变小，性功能也有所增强。后来我穿上频谱健康袜连续五天五夜，结果小腿水肿也消失了。

附录五　最新配方研究

若石健康法从足底按摩慢慢发展而来，先是休闲，后是保健，再进一步是治病。目前香港暂未认定该健康法能治病，只承认其保健功能。

进行足底按摩时，全面依次序按摩 64 个反射区，效果较好；但要取得更快、更好的效果，需要加上重点按摩。加上重点按摩则要用到配方。

配方分为两种：西医配方和中医配方。

西医配方：

（1）全面依次按摩 64 个反射区。

（2）直接配方：针对主要的健康问题（主要要保健的器官）。

（3）近亲配方：针对与主要器官同系统的器官。

（4）远亲配方：针对免疫系统或泌尿系统。

（5）生活方式：生活方式要配合保健，才能事半功倍。

中医配方：

（1）依次按摩 64 个反射区。

（2）君：主要需要保健的器官（夫妻关系）。

（3）臣：与之配合的器官（夫妻关系）。

（4）佐：将需要保健的器官和与之有联系的器官处理成母子关系。

（5）使：生活方式同西医配方。

为方便理解，在此举一实例说明。

患者张三的健康状况有两大问题：胃痛，其次是睡眠较差。

先用第一配方帮助他改善胃痛的毛病，再用第二配方解决睡眠的问题。

对张三的处理意见：

先依次全面按摩 64 个反射区。

全面按摩能令身体充分发挥自我调节的功能，自动去修补受损坏的机体，促进血液循环，改善内分泌，神经反射令器官功能正常，达到活化细胞，提高免疫力的作用。

全面依次序按摩 64 个反射区，有助于身体状况好起来；加上重点按摩，身体状况就可能好得更快一些。

重点按摩要讲究配方，分为西医配方和中医配方两种。

西医配方按 11 大系统来研究处理直接关系、近远亲关系和现代生活方式的关系；中医配方通过按里表关系、母子关系来研究处理“君、臣、佐、使”的关系。

例如对患者张三，西医配方和中医配方的处理方法如下。

西医配方：第一配方先要解决这个问题（其他问题可依次再用第二配方处理，要根据患者的需要和身体状况来决定其先后处理次序）。

（1）先依次序按摩 64 个反射区，达到最佳自我调节的功能，令胃感到舒服。

（2）直接配方：按摩胃反射区（重点选择要改善的器官）。

（3）近亲配方：根据 11 大系统，胃属于消化系统，和它有密切关系的同一系统的器官有肝、胆、胰、小肠、大肠等。按哪个器官的反射区要根据诊断结果，如肝、胰、大肠痛，就按肝、胰、大肠的反射区。

（4）远亲配方：与胃也有关系，不过是另一种关系。如是消炎关系，要按肾上腺（类固醇）、脾脏（增强抵抗力）、淋巴（杀菌）的反射区；又如是排毒的关系，就按泌尿系统的肾、输尿管、膀胱、尿道的反射区。

以上写出的器官最好不超过 10 个，否则就不是重点按摩了。因此，有时要删去一些不太重要的器官。

（5）生活方式：

①每天步行 30 分钟；②每天喝 8 杯水（一点一点喝）；③细嚼慢咽；④少

食红肉（牛肉、猪肉、羊肉等），多吃蔬菜、鸡肉、鱼肉等。

中医配方如下。

（1）依次按摩64个反射区，这是最重要的一步。如果按西医配方已按摩过，这里就无须重复按。

（2）君：（找最主要的问题）（↑代表补，↓代表泻）泻胃。

（3）臣：（找次要的问题）（先里表关系）补脾。

（4）佐：（再母子关系）泻大肠，补心。

（5）使：生活方式同西医配方。

以上情况写入以下的配方诊断表：

香港国际若石足部反射区健康法研究会（诊断表）

<table>
<tr><td>姓名</td><td>张三</td><td>性别</td><td>男</td><td>年龄</td><td>56</td><td>电话</td><td>××××××</td></tr>
<tr><td>类别</td><td colspan="7">西医配方：（第一次解决胃的配方）</td></tr>
<tr><td>全面按摩</td><td colspan="7">（1）依次按64个反射区，发挥最大自我调节功能。</td></tr>
<tr><td>重点按摩</td><td colspan="7">（2）直接配方：胃
（3）近亲配方：肝、胰、大肠
（4）远亲配方：肾上腺、脾、淋巴</td></tr>
<tr><td>生活方式</td><td colspan="7">（5）生活方式：
①每天步行30分钟　　③细嚼慢咽
②每天喝8杯水　　④少吃红肉（牛、羊、猪），多吃蔬菜</td></tr>
<tr><td>类别</td><td colspan="7">中医配方：</td></tr>
<tr><td>全面按摩</td><td colspan="7">（1）64个反射区，依次序按摩，发挥最大自我调节功能。
（如果按西医配方已按摩过，这里就无须重复按）</td></tr>
<tr><td rowspan="4">重点按摩</td><td colspan="7">（2）君：泻胃</td></tr>
<tr><td colspan="7">（3）臣：补脾</td></tr>
<tr><td colspan="7">（4）佐：泻大肠，补心</td></tr>
<tr><td colspan="7"></td></tr>
<tr><td>生活方式</td><td colspan="7">（5）使：同西医配方</td></tr>
</table>

配方效果记录表1

次数	日期	配方	效果	主任
1	2018年3月19日	第一	一般	
2	2018年3月20日	第一	胃舒服一些	
3	2018年3月21日	第一	一般	
4	2018年3月28日	第一	好一些	
5	2018年3月29日	第一	时好时坏	
6	2018年3月30日	第一	一般	
7	2018年3月31日	第一	好一些	
8	2018年4月1日	第一	更好一些	
9	2018年4月2日	第一	好一些	
10	2018年4月3日	第一	较好	
11	年　月　日			
12	年　月　日			
13	年　月　日			
14	年　月　日			
15	年　月　日			

保健的次数：一般按摩一个疗程才会有明显的改善。每天1次，连续按摩10次为一个疗程。按摩一两次，作用太小，就如吃药，也要吃够疗程才有效。

如果实在没时间或经济上有困难，可每周按摩一两次，长期坚持下去，也有保健的作用。

一年的病痛，要按摩10次；两年的病痛，要按摩20次。以此类推。也许不需要那么多次就能见效，因为如今的技术已经提高，效果也有明显的提升。

假设经过10天的按摩，以上患者张三的胃有了明显改善，接着再给他写第二个配方，处理头（失眠、头痛、记忆衰退）的问题。

张三的第二个配方如下。

西医配方：处理头的问题。

（1）依次序按摩64个反射区。

（2）直接配方：额窦、脑垂体、肾上腺反射区。

（脑垂体、肾上腺能产生一种MP糖蛋白，作用于脑干、小脑，能起到很好的催眠作用。）

（3）近亲配方：大脑、脑干、小脑、小指（改善睡眠）。

（4）远亲配方：肾、输尿管、膀胱、尿道（排毒）。

（5）生活方式：①每天步行30分钟；②每天喝8杯水（下午6点后少饮水）③早吃晚饭；④睡前不看刺激性的东西。

中医配方：处理头的问题。

（1）依次按摩64个反射区，激发患者的自我调节的功能。如果西医配方按摩过了，可不必重复按摩。

（2）君：心（代表头，说一个人心坏，指的是他心眼坏，思想坏。心反射区突出来的、心率快的都是实症；心的反射区凹进去的、心率慢的都是虚症。前者要泻，后者要补）。

（3）臣：小肠（心和小肠互为里表关系，心如果要泻，小肠就要补；心如果要补，小肠就要泻）。

（4）佐：泻脾，补胆（这里讲母子关系，心是实症，实者泻其子，心的子是脾，所以要泻脾；小肠是虚症，虚者补其母，小肠的母是胆，所以要补胆）。

（5）使：生活方式同西医配方。

将以上情形写入以下配方诊断表。

香港国际若石足部反射区健康法研究会（诊断表）

<table>
<tr><td>姓名</td><td>张三</td><td>性别</td><td>男</td><td>年龄</td><td>56</td><td>电话</td><td>××××××</td></tr>
<tr><td>类别</td><td colspan="7">西医配方:（第二次解决头的配方）</td></tr>
<tr><td>全面按摩</td><td colspan="7">（1）依次按 64 个反射区，发挥最大自我调节功能。</td></tr>
<tr><td>重点按摩</td><td colspan="7">（2）直接配方：额窦、脑垂体、肾上腺
（3）近亲配方：大脑、小脑、脑干、小指
（4）远亲配方：肾、输尿管、膀胱、尿道</td></tr>
<tr><td>生活方式</td><td colspan="7">（5）生活方式：
①步行 30 分钟　③晚饭早吃　⑤晚上少喝水
②每天喝 8 杯水　④睡前不看刺激性的东西</td></tr>
<tr><td>类别</td><td colspan="7">中医配方：</td></tr>
<tr><td>全面按摩</td><td colspan="7">（1）64 个反射区，依次序按摩，发挥最大自我调节功能。
（如果西医配方已按摩过，这里就不必再重复了）</td></tr>
<tr><td rowspan="3">重点按摩</td><td colspan="7">（2）君：泻心</td></tr>
<tr><td colspan="7">（3）臣：补小肠</td></tr>
<tr><td colspan="7">（4）佐：泻肝，补胆</td></tr>
<tr><td>生活方式</td><td colspan="7">（5）使：同西医配方</td></tr>
</table>

配方效果记录表2

次数	日期	配方	效果	主任
1	2018 年 4 月 4 日	第二	一般	
2	2018 年 4 月 5 日	第二	一般	
3	2018 年 4 月 6 日	第二	好一些	
4	2018 年 4 月 7 日	第二	不太痛（头）	
5	2018 年 4 月 8 日	第二	一般	
6	2018 年 4 月 9 日	第二	睡得多一些	
7	2018 年 4 月 10 日	第二	睡多 30 分钟